Secondary Traumatic Stress

二次的外傷性ストレス
臨床家、研究者、教育者のためのセルフケアの問題

Self-Care Issues for
Clinicians, Researchers,
& Educators

Edited by
B. Hudnall Stamm, Ph. D.
B. H. スタム 編

小西聖子
金田ユリ子
訳

誠信書房

SECONDARY TRAUMATIC STRESS:
Self-Care Issues for Clinicians, Researchers, & Educators
edited by B.Hudnall Stamm
copyright © 1995, 1999, The Sidran Press. Published 1995. Socond Edition 1999.
Japanese translation rights arranged with The Sidran Foundation
through Japan UNI Agency, Inc., Tokyo.

初版へのまえがき

　同僚何人かと相談もしてかなり考えた末，私がトラウマ・ワークをしている動機や，特にトラウマ・ワークを行うケア提供者をサポートする動機づけについてのごく私的な小文を載せることにした。この小文は世に言う科学的な文章ではないが，二次的外傷性ストレスがまさに私たちに必須とすること，すなわち，科学的態度や「白衣」に包まれていれば他人の痛みは他人事としておけるといった幻想と決別することを表していると言えよう。客観性をなおざりにしろと言うのではない。私が言いたいのは，この仕事へ，そして訓練や良質なスーパービジョン──臨床活動，調査研究，授業内容のスーパービジョン──へと私たちを駆り立てる個々人の情熱があってこそバランス感覚や客観性が養われることを知ろうではないかということである。客観的であることや無情であることが熟達の証ではないし，そうであってもいけない。この職業をこなす力の中核となるものは，人を思いやり感情移入できるような能力であり，私たちの能力の中核はその仕事をするがゆえに傷つくのであるとされている (Figley，本書)。

　このような考えが本書を編もうと思い立った核心である。私の考えは科学的概念ではないが，科学の原動力となる情熱から生じた考えである。また，ケア提供者グループとして発見したことの多く，すなわち，トラウマに脅え不安に身も細る思いをすることがあるかもしれないが，こういった体験は良い機会を与えてくれるということが伝わると私は信じている。仕事としてトラウマの支配力に取り組むうち，私たちは変化する。トラウマには，狭い閉ざされた空間で取り組んでいては害になる支配力がある。しかしこの仕事は，私たちを人間としての極限状態へと引き寄せ，人生における普遍的な苦悩を超えるものを垣間見せてくれる。そのようなものがあることを知り，私たちは自分の体験のなかで言葉に言い表しようのなかったものを扱うことができるようになるのだ。

　この本を読んでいる人は強い志を持ち，それぞれの研究の場に，臨床の場に，個人的な場にその志を向けてきていることだろう。これは賞賛すべきことである。真実を受け取るのは個人の目と耳であり，そのような目や耳を無視し

たり過小評価したりしてはいけない。しかしながら，ある段階では個人だけではどうにもできないこともあると私は言いたい。このところ私は個人とコミュニティとの間の葛藤に翻弄されている。こういった場合に，個人的自己観察の意義を見失うことなく，苦痛のさなかにいて圧倒されていると自ら認めることで，自分は刀折れ矢尽きた状態であることに気づかされるのである。トラウマ・ワークには，一人の人間としての限界を思い知らされる。世の中は死に満ち，憎しみに満ち，暴力に満ち，悪徳に満ちあふれている，という事実に私が直面するのだ。

この5年ほど，私の家人はワイオミングのウィンド・リバー・インディアン居留区創設についての記録編纂に携わっていた。1878年から1900年のあいだに，合衆国政府政策により，ショショネ・インディアンの総人口は30％強，アラパホ・インディアンの総人口は15％減少していた。1873年の政府からの配給食料は1人1日当たり推定2,300カロリー，1893年には1人1日当たり250カロリーの配給であった。と同時に，猟の獲物の減少や居留区外での狩猟規制で，居留区内での捕獲量も底をついていた（Stamm, 1994；Stamm & Stamm, 1995）。

10年近く前，私の町では南米の戦乱のひとつに巻き込まれていた18歳の青年を保護した。彼はローマ・カトリック教会の侍祭で，14歳のときに目の前で家族を殺害されていた。そのうえ拘束され，教会活動の情報を引き出す目的で拷問されたのであった。

私の本棚にはアフリカの美しいスパイス籠がある。あるトラウマ・セルフケア・ワークショップで教えたお礼にもらったものだ。これをくれたのは，かつてアフリカで救援ワーカーとして働いていた女性である。自分や子どもの生命の危険が迫ってきたため，今はその職を退いている。彼女が働いていた村は，こういった伝統的な籠を編む手技の宝庫であった。惜しげもなく彼女が素晴らしいものをくれたのにも驚いたが，もはやこのような籠が編まれることもないと聞いてさらに感無量となったものだ。この地域で起こった血塗られた戦闘で村のすべての人が殺された。私はこの籠を毎日眺めるたびに，私たちの世界のなかで武力によってふみにじられている美しさについて考えざるを得ない。

このような経験の意味を理解しようとするとき，私の意志だけで私を支えることはできない。この世のどこかに存在する希望に出会うには，私個人という

枠を超える必要があることは歴然としている。

　苦悩だらけのこの世界で，どうしたら希望を見出せるというのか。私はコミュニティに支えられるなかで個人を大切にすることが鍵だと信じている。私はこれまでの経験から，個人の力量を超えた事態が起こったときに，コミュニティがいかによくその構成員をケアし，支えるかを知っている。コミュニティの奥行きを深めることが，その構成員全員に癒しや前向きな変化を個人にもたらすのである。こういったコミュニティのリーダーや，彼らの個人的能力の限界を超えての献身には頭が下がる思いである。だが，リーダー個人すなわちコミュニティではない。コミュニティとは彼らが人を率いていく力を支える，先人の知恵の集大成なのである。リーダーは未来像を持っていよう。だが，その未来像にたどり着くためのエンパワメントを行うのがコミュニティなのである。相互依存はあくまでプロセスである。相互依存は，個人にとっての集団にとってかわることはできない。しかし相互依存で，個人と集団の両方の生きることのつらさへの耐性を高めるために個人は集団としてまとまる。コミュニティのプロセスへの参加という個人的なかかわりが，個々の構成員の，またその家族と友人の，さらには世界そのものの必要を満たすようになったときこそ，その個人的なかかわりがコミュニティを維持し，変容させるのである。T. S. エリオットも書いている。

　　ともに歩む者なくして何の人生か？
　　コミュニティに交わらぬ人生などない

　私たちは——教師，臨床家，研究者として，癒しを生業とする者として——しっかりとした自主コミュニティを作るべきである。私たちがそれぞれ自分の道を進むことを促してくれるようなコミュニティを。みんなでなら，世界をよいほうに変えていくことができると私は信じている。前進するためには，見る意志を持って見，聞く意志を持って聞き，不毛な考えにとらわれない英知をもって考え，そして，変革に伴う一時の痛みにも耐えようという魂で感じ取るべきである。これは一人だけでまっとうするには重すぎる荷だと思う。それは，コミュニティによってではなく，コミュニティの文脈のなかでまっとうされるのである。個人の熱意が真実に触れる。しかしそれは，社会にとっては真

実の一端を見たにすぎず，変化のきっかけにすぎない。

　この道程は，喜びに，希望に，笑いに，期待に満ち満ちていることだろう。力を合わせれば，世界を変えることができる。しかしその前に，今自分が何をやっているのかを把握する必要がある。力を合わせれば，私たちの臨床で得た知識，調査，研究，忍耐，寛容，それぞれの人の尊厳を土台とし，社会の新しい未来像を掲げることができる。確かに，トラウマ，もしくはその温床である憎しみ，悪徳，暴力をなくすことはできないだろう。けれども，これらとの遭遇を，自分自身の成長のための，また私たちが癒すべき人びとのための機会に変容させることができるのである。

B. ハドノール・スタム

文献：訳者補遺

Stamm, H. E. (1994). Starvation by Civilization : Eastern Shoshones, 1885-1990. Presented at annual meeting of the International Society for Traumatic Stress Studies. Chicago, IL : November, 1994.

Stamm, H. E. & Stamm B. H. (1995). Creating Healing Commuinities : An Historical Native American Perspective. Invited presentation at the Trauma Loss and Dissociation Conference. Washington, DC : May, 1995.

第 2 版へのまえがき

　1995 年の初版まえがきに，私がこの本の誕生についての話を初めて書き印刷物にしてから 5 年以上が経った。あのまえがきは，最初に書いたとき同様，私にとって今でも興味深く，また悩ませるものである。科学者のはしくれとして，私は論理的思考の持ち主であると自負している。しかしながら，外傷性ストレス分野で仕事に携わっていると，時として，自身の感情と思考とを区別することが困難なことがある。ふと気づくと，私は寄せては返す波のような希望と失望，私たちの仕事の大半を占める希望と失望とに思いを馳せている。

　私が初版を完成させたとき，エイズが世界中に猛威を振るっていた。現在では，エイズでどう死ぬかを知るよりも，多くの人はエイズとどう暮らすかを知ろうと奮闘している。治療法はまだないが，希望はある。同時期にさまざまな事件が起こった。汚辱のアパルトヘイトから興った新生南アフリカ共和国。ローマ・カトリック教会，監督派教会，カナダ政府，オーストラリア政府の，先住民虐殺に加担したことに対する謝罪。パレスチナ自治区の西岸への拡大に関するパレスチナ解放機構とイスラエル間の合意。ソビエト連邦の解体に伴う傘下各国への自治権の返還。北アイルランドの和平合意。O. J. シンプソンの裁判は，無罪の是非に関する物議をかもす一方で，世界中にドメスティック・バイオレンスの恐怖を知らしめ，ドメスティック・バイオレンスと人種差別に反対する世論をもたらした。

　同じ時にまた，全世界的に兵士として武器をとった子どもが増加した。リベリアでは 200 年前のアメリカからの解放奴隷の流れをもつアメリカ系リベリア人男性の 83％ が内戦で死亡した。真実和解委員会のたゆまぬ努力による南アフリカ共和国の地道な再生を世界中が畏敬の念を持って見守る一方で，同共和国東部クワズール・ナタール州では武力衝突が続いていた。北アイルランド和平交渉が進む間にも，オマーでは爆弾テロで 28 人が犠牲になり，現地や世界の人びとが悲嘆にくれた。1996 年 4 月から 7 月の間には，フツ族過激派による 80 万人もの虐殺。1995 年当時，私がブルンディのスパイス籠について書いたときには一村単位の喪失だった。今や，一民族単位で失われようとしてい

る。恐ろしいことに，文化や国家や民族の喪失はアフリカの民族紛争に限らないのである。バルカン半島のデイトン和平協定の成功を願ってはらはらしながら見守った覚えもあるだろう。地球の裏側で，CNN ワールドニュースにくぎづけになり，私たちは絶望が形作った暴力ではなく，和平が報道されることを祈るのである。

　行く手には新たなる戦慄が待ちうけるとわかっていながら，なぜ私たちは進むのか。恐怖はなぜ，光に照らされた足がかりを得ようとする努力を凌駕するのだろうか。恐怖につける薬を願うのは単純過ぎる。それでも，私たちは日々起き上がっては，何かをせねばならないと思っている。ともかくも，私たちは実存的に外に出て世間とかかわりを持つ運命にある。他人とどうかかわるかということは，そのまま私たちの精神性についての深い知とどうかかわるかということでもある。私たちが個人として進んでも，集団として進んでも，行く手には闇しかない。闇が私たちを脅かすこともあれば，独自の自己表現を可能にすることもあるし，個人として，集団として進むことをためらうこともあろう*。

　私たちの多くには，現在そして過去の光と闇についての了解，すなわち，光は闇のなかに輝き，闇は光を理解しないものであるという了解がある。無理解で不可解な闇にやられると，私たちは先が見えなくなり，また光のなかを進み続けることが困難になると言えよう。おそらくこれが，二次的外傷性ストレスに陥るということはどういうことかを最もよく言い表す解釈であろう。闇のなかに光明を感じるまでは，私たちが援助しようとしている希望を失った者が希望が存在すると知るまでは，私たちは勇者でもあり，危険でもある。この二つをどうやって区別するのか。

　1994 年の秋，私は光と闇の狭間に位置し，自分を振り返るためにこの詩を書いた。単純に戦乱に結びつけられてしまいそうだが，私にとって，これは内なる闘争を表すものだ。今でも，英雄のように振る舞っていると信じる自分の傲慢さに対する厳しい糾弾と，そして努力し続けることの重要性に対する警鐘としている。

---

　*マーク・アグニュー博士（アラスカ州アンカレッジ），ピーター・ペットシャウアー博士とエイミー C.ハドノール（アパラチア州立大学史学部）に負う。電子メールによる意見交換のなかに出てきた言葉である。

この戦でなければ闘うのに。
いかなる栄光もなく
あるのは未来永劫続く喪失の闇，
そして絶望。

ふさわしき者への栄光もない。
光に照らされた魂の輝きを，
闘いは奪い去り，
争いの火に油を注ぐ。

この戦でなければ闘うのに。
戦場に希望はない。
死者に栄光はない。
争いに魂傷つき，
その夜からうつろにさまよえる死者には。

この戦でなければ闘うのに。
私の声のなかにある喜びで敵を振り向かせられたら，
ともに歩もうと，
ともに光と闇の融合を見ようと呼ぶ声で。

私たちがそれぞれ誰が誰なのかわかっているのなら。
私は光か？
私が，明快な未来像を胸に
この路を歩んでいけるというのか？
私は啓蒙者なのか？
そう言っていいのだろうか？

おそらく，そうではあるまい。
私が光であったなら，
この戦場にいるわけがない。

この路にたどり着くまで長いこと，
真実から逸れていたはずもない。

この戦でなければ闘うのに。
逃げろ。
逃げよう。醜悪な光景だ。
栄光ではない。
信じていたものではない。

この戦でなければ闘うのに。
戦場を越えて行けるなら，
向こうで「この戦でなければ闘うのに」
と祈る誰かのもとに行けるなら。

剣を研ぐ音を聞きながら，わかってはいる，
誰もやりたくてやっているのではないことを。
闘いに喜びはない。
争いに喜びはない。

この戦でなければ闘うのに。
互いに手をさしのべ言えるなら，
来るべき時のために手を携えよう，
光に照らされ立つために，
不毛な戦いを思い知るために。

この戦でなければ闘うのに。
だが私は修羅でいる。
ほかに道はないのだから。
ほかに手はない。
居るべき場所はない，
かりそめの戦いの場を除いては。

私は進む。たとえ私を脅かす闇しかなかろうと，くじけようとも。おこがましくも私が世界を何か変えられるのだろうか。そうでもしなければ，かりそめの戦場に残らなければならないのか。それでも変えられると，つまり生きていることによって生じる私の義務を全うできると信じなければならない。また，最も暗い不可解な闇とは，自身の欺瞞であるということも忘れてはならない。欺瞞は，この世は闇でしかない，あるいは，私だけが光にあるものだとささやく。欺瞞を見ぬく力は，私の希望に，そして私の属するコミュニティに養われる。

　本書では，この第2版でも引き続き，他人をケアする喜びと悲しみを知り，よりよく生きる術を学ぶことについて触れた。私たちのように助けに呼ばれ，闇と光を知覚する者には，他の人間とは見える世界が大層違うと私は信じている。私たちには闇がはっきりと見えてしまうのである。ともに，地に足をしっかりとつけ，希望を持って地平線を見つめ曙光を待とう。その光を待ちうける読者に本書を捧げる。

B.ハドノール・スタム
1999年バレンタイン・デー
アイダホ州ミンク・クリーク
www.isu.edu/ ˜bhstamm

初版への序

　本書は発想に富んだ著書である。他者に対するケアの潜在的代償，広義で言えば二次的外傷性ストレスが明らかになる経過にあわせて，筆者は2〜3年前から本書の著者たちとの意見交換の輪に同時進行で加わるという恩恵に浴してきた。トラウマトロジストの耳目を集めた最も重要な寄稿論文のひとつ，"Vicarious Traumatization: A Framework for Understanding the Psychological Effects of Working with Victims" (McCann & Pearlman, 1990) が学術誌『ジャーナル・オブ・トラウマティック・ストレス』に掲載されたのは，わずか5年前である。その論文では，高く評価されている臨床家の経験と，他者との共鳴現象について述べている。トラウマを負った者を対象とする仕事は，人を変える──よかれあしかれ，相手のトラウマに関連するものはケア提供者の人生に作用するのである。早くも1978年に (Figley, 1978)，そして1983年にも (Figley, 1983 a, 1983 b)，フィグリーはトラウマを負った者をケアすることは，その家族に強い影響を及ぼすと書いている。これらを含む初期の寄稿論文は，家族，友人，専門家は，感情移入し，情熱を傾ける相手の外傷性ストレスに「伝染」しやすい，と警鐘を鳴らしていたのである。

　フィグリーが論じている (Figley, 1983 a, 1983 b, 1995, 本書) ように，おそらくこのようなことが起こるのは必然である。相手の痛みや経験を理解するために，十分に深く相手とかかわることなくして，どうやって，共に在ることができるだろう。しかし，私たちが深く感情移入するときにこそ，重大なリスクがあると考えられる。ここで，自分を危険に曝してまですることなのかどうかという疑念が起こるが，これに対してはそうである，とする声がそこここに響く。たった10年のうちに2,3人の先駆者から，30か国以上からの1,800人を超える会員を数えるようになった国際トラウマティック・ストレス研究学会を鑑みても明らかである。では，潜在的に危険がある仕事に携わるべきだというなら，どのようにしたら私たちは自分の身を守れるのだろうか。何が私たちに危険を負わせるのか。どのような者が「気をつける」必要があるのか。臨床家だけでよいのか。実体験からは，警察官，救急隊員などのケア提供者も二次

的外傷性ストレスを生じる可能性があることが明らかになっている（例として，Mitchell & Bray, 1990；Mitchell & Everly, 1993；Stamm et al., 1993；Varra, 1995；Varra & Stamm, 1992）。さらに，マッキャモンが本書で書いているように，トラウマについて教えることすらも学生と教師双方を危険に曝すことになる。

二次的外傷性ストレスに関する文献数はまだ少ないが，急増している。今まで私たちは人間性の破綻する現場で重たいトリアージを行ってきたようなものである。まず，目に見えて苦しんでいる退役軍人，強姦被害者に対する手当てを行った。それから，人にトラウマを負わせる出来事というものが多様にあることが明らかになるにつれ，その他の理由で苦しんでいる人びとに働きかけ始めた。そして，心理学的素養が深まるにつれ，ケア提供者がこのやりがいのある仕事のなかで傷ついてきたことを私たちは悟る。本年〔1995年〕，援助者についての2つの主要著作が刊行されている。フィグリーの著書（Figley, 1995）とパールマンとソックウィトニーの著書（Pearlman & Saakvitne, 1995）である。パールマンとソックウィトニーの著書は緻密に編まれた調査主体の理論書で，臨床家の問題について述べた本である。フィグリーの書は，今では私たちも周知の現象の記述と定義について述べた注目すべき論文の集大成である。両書に刺激され，間違いなく今後数年間に渡り，この主題に関する緻密な見解が数多く見られるようになるであろう。

本書では，二次的外傷性ストレスは存在すると考えている。著者らはまず，相手のトラウマに関連する題材に共感的に関わることは危険をはらむ，ということを前提とする。ということから，次のような疑問が生じる。それなら，私たちは何をしたらよいのか。これまで二次的外傷性ストレスについての業績があることを基準に執筆者を募り，自由なテーマで書いてもらう——文字通り「一席ぶって」もらうことにした。各著者には理論的に幅広く，過激になってもいいから書く心づもりでいるよう推奨した。事実，本書は「専門家委員会」記録に等しい。論文の間口の広さにすら論争や思索を刺激する意図がある。このプロジェクトに関わった者はみな，今後数年のうちに私たちのアイデアが発展し変容を遂げるものと期待している。そして本書が，二次的外傷性ストレス研究分野隆盛の推進と指針の一助となることを願う。

ジェームズ・マンローの章は，実証的に証明された有効な予防策なしに仕事

を進めねばならないという倫理的ジレンマを提起した点で，おそらく本書中出色の章といえよう。本書では絶対と断言することはないが，個人的な臨床経験に基づいた，かつ可能な限り量的な根拠に基づいた，熟慮したうえでの意見を載せている。各著書の合唱から重要なポイントがくりかえし聞こえてくることに鋭い読者はお気づきであろう。それは主として，① この仕事をひとりだけでするなかれ，そして，② 自分で自分のプロセスを綿密に振り返ることを通して，信頼のおける同僚によるスーパービジョンを通して，仕事に対する自分の反応をよく見るべし，である。これはコンサルティング・ルームや授業，調査においても等しく適用できる，すばらしい実務基準である。

ストレス，外傷性ストレス，そして外傷性ストレス障害

過去15年の間，実質上外傷後ストレス障害として具象化された外傷性ストレスは，「通常の人が体験する範囲を超えた出来事で，ほとんどすべての人に著しい苦痛となるもの」（APA, 1987, p. 250）を体験することを必須条件とする医学診断とみなされてきた。ケア提供は多くの人が人生においていつか体験する出来事であるため，ケア提供体験のほとんどは「通常の人が体験する範囲を超えた出来事」とは言えそうにない。しかしながら診断基準中に，他者のトラウマ関連材料に曝されることでケア提供者にも外傷性ストレスが生じる可能性を示唆する強力な根拠が含まれるようになっている（Figley, 1995 ; McCann & Pearlman, 1990 ; Pearlman & Saakvitne, 1995 などを参照のこと）。

DSM-III-R 診断基準にみられたストレッサーとしての外傷性ストレスと間接的曝露に関する多大な多義性は，DSM-IV に向けての外傷性ストレス診断の再構成により一掃されている。前の PTSD 規定では出来事の直接の当事者でなかった場合もトラウマを負ったと判定していた（本書 Figley の章参照）。しかし，今回の PTSD 規定において（または新しく設けられた急性ストレス障害診断基準において）はより明示的になっている。DSM-IV 診断基準によれば，「実際にまたは危うく死ぬまたは重傷を負うような出来事を，一度または数度，または自分または他人の身体の保全に迫る危険を，その人が体験し，目撃し，または直面した」（傍点は強調のため追加；APA, 1994, p. 426）である。このように焦点は，出来事の当事者あるいは最低限「当事者」に近しい

者（家族など）以外は認めないという考え方から，出来事の当事者との関係にかかわりなく間接的に直面する可能性を考えるという見方へと移っている。DSM-IV では出来事にのみ照準を合わせず，基準 A(2) でその点に関してより明確に説明している。A(2)——「その人の反応は強い恐怖，無力感または戦慄に関するものである。」（APA, 1994, p. 426）——が，他者の体験に曝されたことが外傷性ストレッサーとなるということを理解する鍵となる。

もはや病理学から見た外傷性ストレスは，出来事のみからの視点では捉えられないのである。そのため，新しい DSM 診断基準では，システム全体の相互関連の考慮と人と出来事間の相互作用の重視が必要であることが示唆されている。定義を裏に返し——ケア提供者が強い恐怖，無力感または戦慄といった反応を示すならば——ケア提供とは病理がつくられる原因である可能性もあるわけである。

外傷性ストレス障害に関連する DSM-IV 診断クライテリアに合致するしないにかかわらず，ケア提供者がよく挙げる体験の多くは，ストレス反応や PTSD に関連する診断クライテリアに類似している。そのなかには，反復的で侵入的な想起，反復的に苦痛な夢を見る，フラッシュバックや解離体験，出来事やケアする相手を象徴する事物に曝露されたときに感じる心理的苦痛，睡眠困難や易刺激性や集中困難などの身体症状などが含まれる（APA, 1987, 1994；McCann & Pearlman, 1990；本書全章を参照のこと）。

というわけで，しいて障害という枠にとらわれることなく，最も広義に，最も包括的レベルで人-出来事の相互作用を表すためには，ストレス体験という用語（Stamm, 1993；Stamm et al., 1993）を使うことができよう。このほかにも，フィグリーにより提唱された用語が 2 つある（Figley, 1985）。これは DSM-IV（1994）での変更点を考慮し，言い換えることができる。外傷性ストレス反応という用語は「自然な成り行きで起こる行動や情動で，（中略）ストレッサー処理に伴う，一連の意識的無意識的行為と行動」あるいは体験の記憶を表す（Figley, 1985, 本書 p. xxi）。外傷性ストレス障害（Figley, 1985）という言葉は，以下のような体験を記述するのに使うことができる。すなわちストレス体験が非常に外傷的であり，人に自分の心理社会的資源の限界を超えざるをえないような変化を要求するので，病理を生み出すのに十分であるような体験である。

```
                                            病理
        ストレス体験   外傷性ストレス反応   外傷性ストレス障害
                                            心的外傷性
  ←———//————————————————————————————→
        信条への疑義   信条の再構成の必要   信条の再構成
                                          精神的困難
```

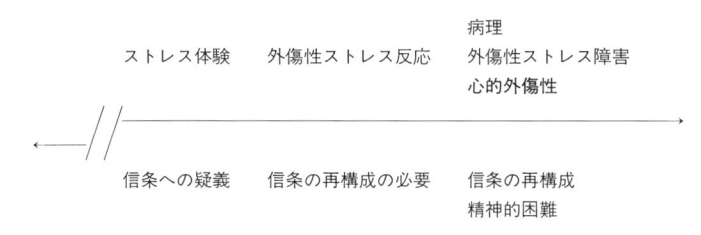

図 1

　要するに，外傷性ストレスを診断可能な病理としてだけではなく，もっと広義のストレス概念の一部分として，重要な概念である二次的外傷性ストレスをも含む概念として筆者は想定したい。さらには，急性ストレス障害や PTSD といった精神障害を含む，とはいえ，これらに限られることのない概念として捉えたい。ケア提供を含むストレス体験は，出来事に関連した個人の体験と考えられる。その体験のなかでは，当該個人の資質とあいまって，出来事の構成要素が，ある状況，すなわち，体験そのものがストレスを生み出すという状況を作り出す。その結果，その人の信条——人生や他者や自分に抱いてきた信頼感——が解体し，再構成されることになる，または，少なくとも厳しい状況にさらされる（Stamm, 1993, 1995）。

　外傷性ストレス体験とストレス体験の差を理解する鍵は，再び統合を得るために要求されるレベルにあるといえよう。体験によって引き起こされた統合のやり直しはストレスとなるが，診断可能な外傷性ストレス精神障害になることもならないこともある。筆者が行った調査からは，要求が大きいほど，かつ（または），変化するための精神的資源がその個人に乏しいほど，ストレスがトラウマとなるあるいは病理となる可能性が高くなる（Stamm, 1993, 1994, 1995 ; Stamm et al., 1993）。図 1 にこの理論仮説を簡単に示す。ストレスの連続性を表すため線形で図示してある。また，平易に表すために，ストレスに関する他の属性は割愛して直線概念とする。

　ここで私は，ケア提供とは，外傷性ストレス障害に至ることも至らないこともある外傷性ストレス反応を招きうるストレス体験であろうということを提案したい。さらにつけ加えると，ストレス反応は必ずしも害になるわけではないと考えている。個人の自己感覚や世界観に対する厳しい状況は触媒となり，そこに現れる道筋は，その難題に直面する人と同じく，多様である。

たったひとつの体験についてさえ前後関係をまるごと検討した本がこれまでなかったが，この本の重点はケア提供ということの本質，すなわち自己の変化を大きく捉える視座を作ることである。人間は前後関係なしには生きていけない。ストレスとなる出来事は，その出来事に留まる人と切り離して扱うことはできない。DSM–III–Rの出来事中心の定義からDSM–IVの人-出来事相互作用中心の定義への移行は，明らかにストレス体験を文脈に位置づける重要性を意識している。本書の各章では，生態学的関係という視点からストレス体験についての問題提起を試みている。これにより，持てる知識を使えるようになり，PTSDという病理に至るプロセスを食い止め，そして，トラウマという動かしがたい変化にもかかわらず建設的で発展的な成長をとげる可能性を高めることができよう。

本書の構成

本書の巻頭はチャールズR.フィグリーによる共感疲労——あるいは彼の言葉でいうケアの代償について問題提起をしている概説である。フィグリーは説得力ある共感疲労のケース例を，20年近くに及ぶ臨床・調査経験をもとに描いている。フィグリーに続いては，トラウマ・ワークの代償の的確な性質について尋ねた新しい調査結果に関してまとめた2つの短い章が控えている。ケリーR.クレストマンも，ナンシー・カッサム＝アダムスも，トラウマ・セラピーには建設的な利得と潜在的な危険が存在することを支持するデータを示している。本書では，これらの短い報告だけが「純粋に」調査報告である。時宜を得た報告であり質問項目も興味深いので，梗概という形で掲載することにした。疑いなくこれは刺激的で，最近出現しつつある分野である。

続く3つの章（ローリー・アン・パールマン，デナJ.ローゼンブルームら，ドンR.カセロール）ではトラウマ・セラピストが安全に仕事をする環境づくりの方策についての提案が記されている。これらの章を編み出した臨床機関——トラウマティック・ストレス研究所とフェニックス研究所——は所員に対し支持的な環境で知られたところである。どちらの臨床機関も，二次的外傷性ストレスに配慮した教育訓練を長年行っている。この3つの章はこれら成功した臨床機関の理論と実践に基づいている。

スーザンL.マッキャモンの章では，臨床訓練や大学教育の場で確立されつ

つある概念を紹介している。トラウマについて教えることには入り組んだ問題が潜んでいて苦心するが，この苦闘とは裏腹にタイトルは「傷だらけの教授法」と響きがよい。この分野に惹かれる人びとの多くは，過去にトラウマを負っている。その大多数が研修の場でその過去と悪戦苦闘している。スーパービジョンつきでもなければ臨床現場での研修でもない大教室での授業では，さらにこの傾向が強まる。長年，大学や警察官研修コースで教鞭をとっている経験からマッキャモン博士は，教材の工夫とトラウマ関連題材を教育する安全な環境の構築について，多角的に提言している。

　クリス J. ハリスとジョン G. リンダーは，興味をそそる率直な問題提起をしている。ストレス状況下で私たちはどのように意思伝達しているのだろうか。困難な状況において，他人を理解する能力と自分のことを他人に理解させる能力は，精神的に健康でいるための能力に大きく影響していると著者らは指摘する。意思伝達の一次的，二次的方法を読者が理解しやすいように非常に実用的に表現し，ハリスとリンダーは簡潔で建設的な提言を示している。

　プライマリ・ケアの提供者は，どんなセラピストよりもトラウマ続発症に出くわすことが多いようである。不幸なことに，近年の医学系学校教育ではプライマリ・ケア提供者となる者にトラウマに関連した教育を施すことがまれである。内科医，精神科医として訓練を受けたリンドラ J. ビルズは，プライマリ・ケア提供者がトラウマを診断できるような体系的アプローチを披露している。これは二次的外傷性ストレスの話題からはそれているように思われるかもしれないが，患者がいつまでも完治しない症状を訴えて何度も何度も戻ってくるような場合のプライマリ・ケア提供者側の間断ないストレスを考えれば，立派に二次的外傷性ストレスである。内科医が患者を援助する訓練を受けていないことはよくあることである。前述のような患者が全く治療を受けられない，あるいは思うような治療が受けられないと言って内科の医者から医者へと渡り歩いていることは，さらによくあることである。内科医にトラウマを主眼とする医療を説くことで，非常に建設的な方法で内科医が必要とする専門的能力や権威を養うことになるのである。

　二次的外傷性ストレスを扱うアプローチのなかでも，圧巻はマイケル J. テリーの「ケーレンガクウテレフパット」である。本章はコミュニティ構成員一人ひとりを回復途上のコミュニティ一部として捉えた，地域全域の，コミュニ

ティ主体の危機介入プログラムについて概説している。アラスカ北極地方の先住民コミュニティの物語を描いたこの個性的な論文を読むと，西洋白人の伝統的治療法――身体的治療法，メンタルヘルス治療法の両方――に対する見識が変わり，全く違うものに改まる。

　必ずしも臨床実践の場で精巧な治療コミュニティを形成できるとは限らないことから，フレデリック・ピアースと筆者は専門家コミュニティ形成のための代替手段を挙げた。台頭しているテクノロジーによる全世界的コミュニティとその潜在的な資源を活用することで，ケア提供者が孤立することが少なくなるはずである。

　最後の4つの章〔第2版では第12～15章〕は，セルフケアと二次的外傷性ストレスに関連する倫理問題をじかに扱ったものである。本書のすべての章が倫理面にまで言及しているが，これら4本の論文は真っ向から倫理問題に切り込んでいる。ジェイムズ F. マンローの体系的論文は，アメリカ心理学会の倫理ガイドラインに沿って書かれている。しかし，マンローが指摘する通り，これは心理士以外にも等しくあてはまる。次にははっきりとセルフケアと倫理の見地から，セラピーのための実践規準ガイドラインを彼らの流儀で立案したメアリー・ベス・ウィリアムズとジョン F. サマー，Jr. の章が続く。最後の2本の論文は特に刺激的である。このうちのひとつ目の，ジョナサン・シェイによる章では，強力な古典の素養（Shay, 1994）をセルフケアの問題に生かし――嚙み砕いて――哲学全般，少なくともセルフケア全般に言及している。最終章を飾るのは，本書のなかで最も挑発的な章である。サンドラ L. ブルームはフェミニスト理論の見地から，われわれは集団で暴力を生み出し，この暴力は人間性をむしばむ伝染病にたとえられると論じている。ブルーム博士は私たちの考え方に疑義を投げかけ，考慮と調査を要すべき問題を提起している。

　要約すると，本書の各章は4部に大別される。①基本概念の設定（フィグリー，クレストマン，カッサム=アダムス），②セラピストを守るためのモデルの提言（パールマン，ローゼンブルームら，カセロール），③セラピー場面以外にまで拡張した二次的外傷性ストレスやセルフケアの問題（マッキャモン，ハリスとリンダー，ビルズ，テリー，スタムとピアース），④セルフケアにより提起された倫理的ジレンマへの言及（マンロー，ウィリアムズとサマー，シェイ，ブルーム）。未来の臨床家，教師，研究者たちが一歩進んで，

ケアの代償という今の知識を拡張できるような多様な指針，そんな指針を，本書に収められた考察は示してくれている。

参考文献

American Psychiatric Association. (1987). *Diagnostic and statistical manual of mental disorders* (3rd ed., rev.). Washington, D.C.: American Psychiatric Association.

American Psychiatric Association. (1994). *Diagnostic and statistical manual of mental disorders* (4th ed.). Washington, D.C.: American Psychiatric Association.

Figley, C. R. (1978). Psychosocial adjustment among Vietnam veterans: An overview of the research. In C. R. Figley (Ed.), *Stress disorders among Vietnam veterans: Theory, research, and treatment*. New York: Brunner/Mazel.

Figley, C. R. (1983a). Catastrophe: An overview of family reactions. In C. R. Figley & H. I. McCubbin (Eds.), *Stress and the family: Coping with catastrophe* (v. 2). New York: Brunner/Mazel.

Figley, C. R. (1983b). The family as victim: Mental health implications. In P. Berner (Ed.), *Proceedings of the VIIth world congress of psychiatry*. London: Plenum.

Figley, C. R. (1985). Introduction. *Trauma and its wake: The study and treatment of PTSD*. New York: Brunner/Mazel.

Figley, C. R. (Ed.) (1995). *Compassion fatigue: Coping with secondary traumatic stress disorder in those who treat the traumatized*. New York: Brunner/Mazel.

McCann, L. & Pearlman, L. A. (1990). Vicarious traumatization: A framework for understanding the psychological effects of working with victims. *Journal of traumatic stress*, 3 (1), 131-149.

Mitchell, J. T. & Bray, G. (1990). *Emergency services stress*. Englewood Cliffs: Prentice Hall.

Mitchell, J. T. & Everly, Jr., G. S. (1993). *Critical incident stress debriefing*. Ellicott City, MD: Chevron Publishing Corporation.

Pearlman, L. A. & Saakvitne, K. W. (1995). *Trauma and the therapist: Countertransference and vicarious traumatization in psychotherapy with incest survivors*. New York: W. W. Norton.

Shay, J. (1994). *Achilles in Viet Nam: Combat trauma and the undoing of character.* New York: Atheneum.

Stamm, B. H. (1995). A process approach to community, spirituality, trauma and loss. Trauma, Loss, and Dissociation Conference, Washington, D.C.

Stamm, B. H. (1994). Contextualizing death and trauma: A preliminary attempt. In C. R. Figley (Ed.), *Death and trauma.* Manuscript submitted for publication.

Stamm, B. H. (1993). Conceptualizing Traumatic Stress: A Metatheoretical Structural Approach. Dissertation, Laramie, WY: University of Wyoming.

Stamm, B. H., Varra, E. M. & Sandberg, C. T. (1993). When it happens to another: Direct and indirect trauma. Ninth Annual Conference of the International Society for Traumatic Stress Studies, San Antonio, TX.

Varra, E. M. & Stamm, B. H. (1992). Vicarious traumatization: Emotional support providers of sexual/physical assault victims. The First World Conference on Traumatic Stress, Amsterdam, The Netherlands.

Varra, E. M. (1995). Mediating factors of vicarious trauma in friends and family members of assault and abuse victims. Master's Thesis, Laramie, WY: University of Wyoming.

第2版への序

目にしなければ描けない
やってみなければ説明できない
居合わせなければ想像もつかない
だからそれはいつまでもある

　　　　　　　　　　　ビル・ブレッシングトン　元記者
　　　　　　　　　　　アラスカ州チュギアック

　他者をケアすることから生じる魂の疲弊というものがある。恐怖が創り出したものを対象とする仕事を日々続けるうちに生じる魂の疲弊。時としてそれは人生の隅に陣取り，希望と一瞬触れ合うことはあっても，ほとんどその姿を現すことはない。かと思うと，それは否が応でも目を向けざるを得ない，他者の体験なのに生々しい恐怖のイメージ──悪夢，得体の知れない不安，全般的な絶望として押し入ってくることもある。

　私が最初にこの現象について著そうとしたとき，指針としていたのは外傷後ストレス障害の診断であった。妥当性を認めてもらうため，優れた学者ならば誰でもするように，存在すると信じているが証拠がごくわずかな量しかない事象の存在を正当化するべく，既知の現象をそこにあてはめようと主張していたのである。にもかかわらずその現象は，外傷後ストレス障害診断にあてはめても帯に短したすきに長しの感があった。そこで私たちが外傷後ストレス障害とのつながりでつけたのが──二次的外傷性ストレス──という野暮な名称である。これはケア能力につきものと考えたくなるような名称ではない。ケア提供者や，特に役人を相手にしてきて，この名称は反感を買うと悟った。代理トラウマもしかり。役人に，そこのケア提供者は代理トラウマを受けてきている，だから彼らを対象に治療をしたいと言ってみようものなら，「おかしくなっているというのなら，そんな奴はスタッフでいてほしくないね」となりそうだ。もうひとつある名称が，逆転移である。この名称は現象面についてはきわめてうまく定義しているものの，かなり一般的に，種類を問わずなんらかの問題を

持つ者を対象として取り組む場合に用いられており，トラウマを負った者に限定されない（Stamm, 1997）。本書のサブタイトルにはセルフケアという用語を用いている。これもまた，そぐわない名称である。セルフケアという語にはどこかしら，①問題が起こらないように気をつけなければならない，②もし問題が起こってしまったら，それはその個人の過失である，という含みがある。言うまでもなく，そんなことはない。確かに，セルフケアという要素は重要だし，多くの者にとって，組織が支援できないあるいは支援しようとしないときに取りうる既存のただ一つの方法ではある。しかし，それが解決策でも問題の出所でもないのだ。バーンアウトはすっかり定着した用語である。役人はこの言葉を知っており，懸念し（金がかかるので），食い止めたいと考えている。だがバーンアウトが共に発生することもあるとはいえ，私たちが論じているのはバーンアウトではない。そこで，共感疲労が登場する。1993年，チャールズ・フィグリーと私は感じのよい用語ということで共感疲労という用語を二次的外傷性ストレスの代わりに用いて精確に議論した。医師である友人がそのとき論評して曰く，「なんだか格好よく聞こえる。ケアをするからそうなる，崇高じゃないか」。私は共感疲労自己診断（Figley & Stamm, 1996）の開発に協力したのだが，1995年，私はこの用語の使用を中断した。メディアでこの用語がホームレスに関わる一般社会の無関心について用いられていたからである。1999年，メディアではそれほど用いられなくなり，私はこの用語を多用するようになっていた。それにはふたつの理由がある。ひとつは，これは多くの最前線のワーカーたちが自身に思いをはせるために用いる用語であること。ふたつめは，標識化という面で一理あること。とはいえ，私たちが用いている用語のどれにもすっかり満足しているわけではない。

　それでは，呼称が表すのは何なのか。どうやら領域ではない。というのは，私たちが一連の共通用語を決定するための名称法に苦労しているにもかかわらず，当該領域では過去7年にわたって論文や著作を量産してきたからである。2，3人による一握りの論文に始まり，いまや200に近い論文が発表されている（図1参照）。1996年以降学位論文が13本，1997年には10本がデータベースに登録されている。1995年は著作豊作の年であった。本書の初版（Stamm, 1995），フィグリー（Figley, 1995），そしてパールマンとソックウィトニー（Pearlman & Saakvitne, 1995）の著作も，みなこの年に出版された。1995年

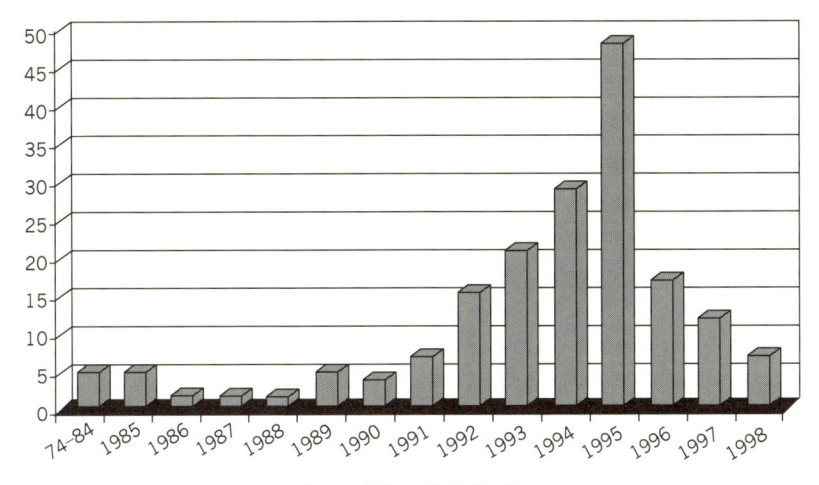

図1　毎年の発表論文数

の発表論文48本のうち，28本が本書かフィグリー（Figley, 1995）の著書所収の章である。ウィルソンとリンディ（Wilson & Lindy, 1994）やペイトンとヴィオランティ（Paton & Violanti, 1996）の著書もあわせると，これらの著書は，このトピックについての発表文献の25%を占める。

　発表論文のパターンをさらっておくと有益である。1992年以降の論文の大多数が間接的な曝露についての理論を論じており，曝露のリスクが高い特定の集団については論じていない。二大勢力として，救急隊員など非常事態サービス要員を論点とするグループ，ヘルスケアあるいはソーシャルサービス提供者を論点とするグループが挙げられる。非常事態サービス要員については早くから論点とされているが，過去15年間において1995年に若干増加しているものの，文献数は比較的一定である。セラピスト，看護師，内科医，児童保護司といったケア提供者については比較的近年論点とされたのだが，これらの集団についての文献は相当数発表されている（図2参照）。

　現時点で，職務関連の曝露についてのその他の論文が13本発表されている。トラウマを負った人びとの調査遂行に関連するリスクについてが3本，トラウマに関する教育や訓練に潜むリスクについてが3本である。あとは聖職者や宣教師の仕事，矯正職員であること，陪審員となること，記者あるいは電車の運転士として働くうえでの曝露についての論文である。総じて全世界で文献数が

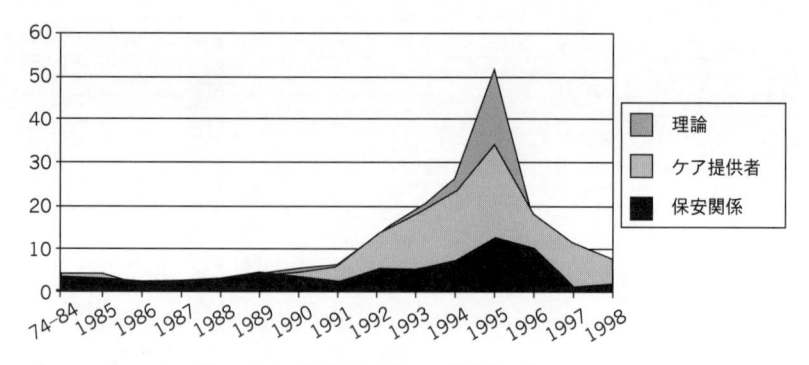

注1：1992〜97年の間に，教師，聖職者，運転士，陪審員を含むその他の職についての13本の文献が発表されている。

注2：理論についての文献は，ケア提供者や保安関係文献と重複していることもある。

図2　毎年のテーマ別発表論文数

増大している。発表文献と私が過去3年間に受信した二次的外傷性ストレスに関する500ページを越える電子メールを元に，調査かつまたは介入が行われていることがわかっている地域を世界地図に示してみた（図3参照）。22か国以上で30を越える専門職種についての取り組みが進展中である。

　他の職種の職務関連の曝露についても取り上げるべきところなのだが，本書では取り上げない。職業に関連するリスクを論点とすることは難しいことではないが，曝露が直接なのか間接なのかを識別することは困難である。最も混同しやすいのは，援助者/ワーカーが職務活動からも職務を行う職場環境からも受ける曝露である。非常事態サービス要員を例にとって考えてみよう。救急隊員などがトラウマを受けやすいのは，援助者として他者のトラウマに曝されるからなのか，それとも，ほとんどの者が過酷と感じるような戦慄的な環境で働いているからなのか。同様に，救援ワーカーについて考えてみよう。援助者という役割により彼らは，①戦慄を感じるような話を耳にし，拷問，飢餓，病気，武力衝突の結末を目にする。また彼らは，②物資の欠乏，少なからず直接身の安全を脅かされるといった状況下で生活している。①の点で，彼らは代理的にあるいは二次的にトラウマを受傷していると言える。②の点で，彼らは直接曝露を受けていると言えよう。区別することは意味論上困難であるし，倫理的にも非現実的である。また，友人や家族の体験から擬似的にあるいは二次

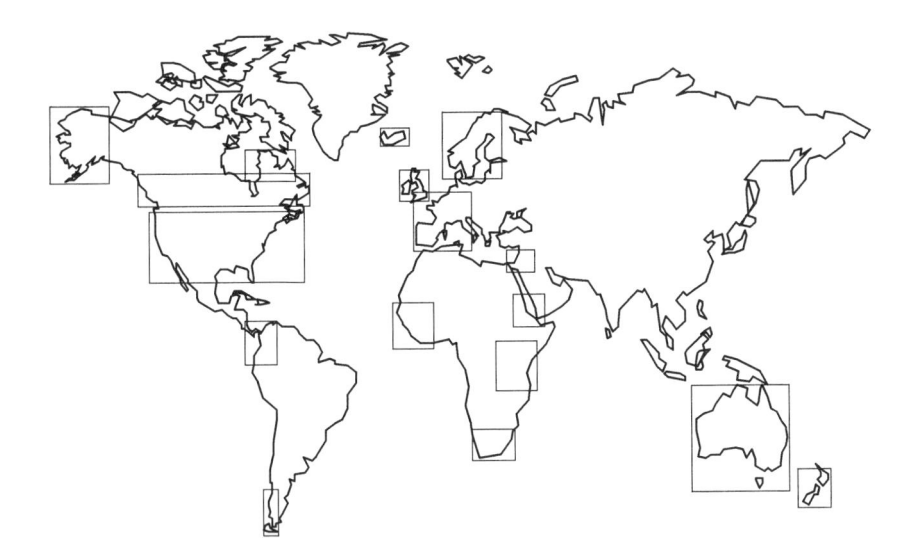

研究対象集団	地域
アルツハイマー症ケアワーカー	オーストラリア
アート・セラピスト	オーストリア
銀行員	ベルギー
児童保護司	カナダ
聖職者	チリ
登山家	コロンビア
臨床スーパービジョン	英国
非常事態サービス要員	エリトリア
養子縁組ケアワーカー	フランス
HIV ワーカー	アイスランド
病院ワーカー	アイルランド
ホットラインワーカー	イスラエル
研修医スーパーバイザー	リベリア
国際救援ワーカー	オランダ
警察官，検察官，捜査官	ニュージーランド
医学生	ルワンダ
宣教師	スコットランド
看護師	シエラレオーネ
癌ワーカー	南アフリカ
牧師カウンセラー	スペイン
平和維持軍	スイス
医師	タスマニア
リハビリテーションワーカー	米国
記者	
学校区	
物質乱用ワーカー	
教師	
運転士	
被害者支援ワーカー	

図 3　二次的外傷性ストレスの調査・介入に関する発表論文および未発表論文

的に曝露を受けることの問題もある（例としてFigley, 1998；Stamm et al., 1993）。それでもなお，本書では相手のトラウマに関連する題材の直撃を受けるような場所で行われる，何らかの職務（有給だろうとボランティアであろうと）による曝露について論じることに焦点を合わせている。

二次的外傷性ストレスは障害か？

今ひとつのきわめて厄介な認識論上の問題は，共感疲労，二次的外傷性ストレス，代理トラウマとは障害なのであろうかということである。本書の初版では，筆者はこれを外傷後ストレス障害の範疇として障害に包含されると（適切と思われる箇所で）論じた。しかしながらその後，相手のトラウマにより間接的に曝露を受けたことによる反応は，障害である必要がないことに気づいたし，現在もそう信じている。さらに，仮に曝露により病変が生じるとすると，外傷後ストレス障害とは，苦痛を表す慣用語の候補例のひとつにすぎないということを筆者としては提案したい（Stamm & Friedman, 印刷中を参照）。事実，初期の共感疲労自己診断心理尺度調査では，抑うつ様の症状が捉えられることに私たちは気づいたのだった（Figley & Stamm, 1996）。外傷性ストレス連続体の全容は，全体的な現象として捉えようとする私たちの懸命の努力をもってしても解明されていない。同様に，二次的外傷性ストレスも解明されていない。別稿（Stamm & Friedman, 印刷中）で，筆者は苦痛を表す慣用語の候補の多様性について記述した。慣用語として身体性反応，解離，抑うつ，複雑性PTSD，物質乱用が挙げられる。

診断の問題から少し横道にそれると，最近の研究の多くが二次的外傷性ストレスを全体的に捉えて取り組もうとしている。メルドラムら（Meldrum et al., 1999）は，厳密な心理的病理の問題としてではなく，職務ストレス問題として，メンタルヘルスケアマネージャーの二次的外傷性ストレスに取り組んでいる。シドラン出版社およびトラウマティック・ストレス研究所では，患者のケアを向上させるだけではなく，二次的外傷性ストレス初期予防プログラムでもあるトラウマ訓練カリキュラムを仕上げつつあるところである（Saakvitne et al., 印刷中）。内容分析に基づく質的な研究が近年行われているが，その結果からは，以下のような二次的外傷性ストレスに関わるテーマが挙げられている。①信念を変えることについての苦心，②精神内部についての苦心，

③治療関係についての苦心，④職務についての苦心，⑤ソーシャルサポートについての苦心，⑥力関係の問題についての苦心，⑦身体的疾病についての苦心（Arvay, 1998）。「人身事故」に対する電車運転士の反応についての研究で，マージオッタ（Margiotta, 1999）はさまざまな身体的健康やソーシャルサポートの問題はもちろん，急性反応，遅延反応についても測定している。これは回顧的研究で，そもそもは間接的曝露に分類するよりは直接トラウマと分類するべきものであるが，職務関連の出来事により生じた体験の種類を調べ上げることに役立つであろう。

私的であり，仕事でもあるということ

　二次的外傷性ストレスは，純粋に職務関連の病理に関するものではない。二次的外傷性ストレスは，私たちの生活のきわめて私的な領域にまで入りこむ。構造的ソーシャルサポートや機能的ソーシャルサポートと逆境にもめげない耐性との結びつき（King et al., 1998）は，二次的外傷性ストレスを理解することと日常生活における活動の変化を理解することの重要性をはっきり表している。ルドルフのモデル（Rudolph, 1996 ; Rudolph et al., 1997）では，私的資質と専門的資質のバランスを挙げている。その概念では，自分自身の欲求に対するケアを受けることなどなく滅私奉公の献身的なワーカーのイメージ——個人的にも組織的にも英雄であること——を畏敬することは潜在的な危険性をはらむとしている。援助者に休息，家族のケア，セルフケア，専門家としての成長といった自分自身の個人的な欲求を満たす十分な時間がないと，彼らのソーシャルサポートが枯渇したり損なわれたりする危険性や，援助することで受ける負の影響が増大する危険性が高まる。

　本書で紹介する二次的外傷性ストレス防止の理論は，ソーシャルサポートのネットワークに支えられつつ時間を使うようにと一貫して示唆している。私たちが家族関係，友人関係，職場仲間との関係のなかで感じている支援がもろい性質のものであった場合，何が起こるのだろうか。カナダでのある研究がこのもろさについて調査している。アルクスニス（Alksnis, 1999）は，実践家が行っているトラウマ・ワークは関係性そのものに負の影響を与えていないという前提に基づき助言がなされていることを観察し，この助言のあり方に疑義を投げかけている。トラウマ・ワーカーにとって，個人領域と社会人としての領

域の境界，仕事の範囲と私生活の範囲の境界はもろいものである（Stamm et al., 1997）。私生活の範囲が支持的であるにせよそうでないにせよ，生態学的視点から見れば，健康を左右する環境として職場を考察する必要が私たちにはある。職場はまた，セラピスト診療室や地域の診療所や病院に匹敵する回復の場という働きももっている（Bober et al., 1996）。この第2版では，巻末に新しくルドルフとスタムによる一章〔第16章〕を加えており，そこでは本書の他章で提案されている経営管理上そして政策上のガイドラインについて言及している。

苦あれば楽あり

現場の者として，人を思いやる行為によって害を被る危険性があることを私たちは述べてきた。それでも私たちは着手した仕事をこなしながらトラウマ治療の現場にとどまっている。相手のトラウマに曝されることで苦痛がもたらされたということは誰にでもあるはずだが，一方でこの仕事には私たちを惹きつけてやまない満足感という要素もある。援助の肯定的な面と否定的な面とのバランスをとるための重要な見方があるというアイデアを私が最初に思いついたのは1995年であった（Stamm，印刷中）。この考えは1997年の末まで実現しなかった。実現のきっかけは，あるプロジェクト，銀行強盗に遭った行員のデブリーフィングを行うべくボランティア訓練を受けた銀行員が参加しているプロジェクト（Ortlepp, 1999）のコンサルティング依頼であった。

というわけで，棚上げとなっていた共感満足に関するプロジェクトが新しい概念と新しい尺度に発展したのである（Stamm，印刷中）。何が良くないのかはもちろんのこと，何が良いのかたどる必要があるという考えのほかに，疲労と満足の両方をたどるということについて，いくつかの説得力ある心理測定上の理由がある。最も明白な理由は，調査への返答にバイアスがかかる危険性を軽減することである。なおかつ，普通の調査や防止プログラムでケア提供者集団を対象に研究を始めて，あなたがたはどこかおかしいのではないかという含みに，対象者たちが時として侮蔑されたと感じることもあるということを知った。肯定的な項目，否定的な項目の両方を提示することで，より優れたデータを得られただけでなく，調査協力者もより満足を得られたのである。

たったひとつの診断テストは今や，トラウマへの曝露関連の増えつづける幾

多もの記録を掲載した巨大なウェブサイト（http://www.isu.edu/~bhstamm/ ts.htm）となっている。生活の質や外傷性ストレス症状の査定に私たちが用いている測定尺度について，多くの人びとからの問い合わせがある。同僚や筆者は，高いストレスとなる出来事を体験するとしても，建設的なこともまた体験していると信じている。それゆえに，私たちは個人的な資源（ソーシャルサポート，信念体系，財政的資源，コミュニティ資源）とその人のストレス体験との間のバランスを確実に理解するべく努力している。最低限載せようと思う測定尺度には，極端なストレスに満ちた出来事への曝露の個人経験を測る尺度（例として，生活ストレス体験スクリーニング｛Stamm et al., 1996｝），二次的な曝露を測る尺度（例として，共感疲労/満足診断〈Stamm，印刷中〉），生活の質を測る尺度（例として，生活の質検査〈Stamm et al., 1998〉）がある。

第2版の新しい点

　第2版にはたくさんの新しい特色があるが，核となるものは初版のままである。第1章～第15章の本文は，大部分に変更がない。しかし中核となる章の前後に，最新情報を加え本書の有用性を高めるために，補足資料が追加されている。

　第2版へのまえがき　今回の版でも，この仕事に筆者を駆り立てる私的な情熱を述べるという，以前と同じ立場を引き続きとっている。筆者にとって新しい第2版へのまえがきは，私たちが行っている仕事と，自ら仕事に関する私見を進んで話すことの双方へのより高いレベルの信頼と敬意を表したものである。初版のまえがきを書いたとき，私はあのような考えを人目にさらすことにためらいがあった。同じような内容のものを書いてはいても，あのようなものをそれまで公にしたことがなかったのである。正直なところ，これを掲載するべきか迷ったし，何よりも調査研究を行う者としての筆者の評判に影響が出るのではないかという懸念があった。ところが，本書に関して寄せられた何百もの電子メールの大半が，あの小文を載せてくれてありがとうというコメントだった。読者の多くが，あれは読者自身の臨床家として，研究者として，教育者としての動機づけを述べていると言ってくれた。この新しいまえがきが，私たちの私的領域と専門家領域とのバランスをとる道のりへのさらなる前進とならんことを願っている。

第2版への序　この序は主に初版出版以降私たちが学んだことについてである。前は，なけなしのデータとごまんとある理論をもって取り組んでいた。発表文献の概観に見られるように，今や私たちの理論を展開する基礎となるデータが次々と集められている。まだ無作為抽出による臨床試験や洗練されたテストにまでは至っていない。しかし，近年博士号を取得した同僚たちに負うところが大きいが，新しい量的な研究が多数発表されている。未発表の論文だが，外傷性ストレスや二次的外傷性ストレスについての調査を行う研究者が身を守る方法の提言すらある（Sherrod, 1999）。私たちの努力の連携のためや継続中の仕事に焦点を絞るために役立つと思われるいくつかの研究については，特に取り上げるよう努めた。

共感満足/疲労診断　改訂版共感満足/疲労自己診断が第1章に掲載されている。新しい診断には3つのサブスケールがある。①バーンアウト，②共感疲労，③共感満足である。この尺度を複写して無料で用いることができるように，測定尺度についての著作権は放棄してある。なお，ウェブサイト http://www.isu.edu/~bhstamm/tests.htm に改訂情報があるはずである。

第11章「バーチャル・コミュニティの創造」のテクノロジー改訂　4年も時間が経過すればインターネットは寿命である。この章はテクノロジーの変化を反映するために改訂されている。適宜，文章を改訂し，新しいウェブサイトを記載した。

ルドルフとスタムによる，経営管理機能や政策機能を通じた二次的外傷性ストレスの緩和についての新しい章〔第16章〕　この章は行政官との連携や政策擁護をするうち着想を得た。政策過程の実践的な説明と，建設的な方法で関与するようになる勧めである。本書の章内容に基づいた政策介入例が書かれている。

注釈つき文献目録　この文献目録には，二次的外傷性ストレス分野の発表資料に関するおよそ200の参考文献が挙げられている。

インデックス　新しく加えられたインデックスは，本書をより一層有用なものにしている。インデックスにはトピックの包括的なリストを載せた。全章を通じて参照しやすくなっている。

参考文献

Alksnis, C. (1999). *The effects of working in a rape crisis center.* Unpublished raw data (Location protected).

Arvay, M. J. (1998). *Narratives of secondary traumatic stress: Stories of struggle and hope.* Unpublished doctoral dissertation, University of Victoria, Victoria, British Columbia, Canada.

Bober, T. E., Hess, M., Templeton, G. A., & Pearlman, L. A. (1996) *Vicarious trauma: Creating a resilient workplace.* Workshop presented at the 11th Annual International Society for Traumatic Stress Studies Conference, San Francisco, CA.

Figley, C. R. (1998). *Burnout in families: The systemic costs of caring.* Boca Raton, FL: CRC Press.

King, L., King, D., Fairbank, J., & Adams, G. (1998). Resilience-recovery factors in post-traumatic stress disorder among female and male veterans: Hardiness, post war social support, and additional stressful life events. *Journal of Personality and Social Psychology, 74* (2) 420–434.

Margiotta, S. M. (1999). *Effects of 'person-under-train' incidents on locomotive engineers.* Unpublished doctoral dissertation. Smith College School for Social Work, Northampton, MA.

Meldrum, L., King, R., & Spooner, D. (1999). *Secondary traumatic stress among Australian mental health case managers.* Work, Stress and Health '99: Organization of Work in a Global Economy. APA-NIOSH Joint Conference, March 11–13, 1999, Baltimore, MD.

Ortlepp, K. (1999). *Non-professional trauma debriefers in the workplace: Individual and organizational antecedents and consequences of their experiences.* Doctoral dissertation. University of the Witwatersrand, Johannesburg, South Africa.

Rudolph, J. M. (1996). *Compassion fatigue: A concern for mental health policy, providers, and administration.* Masters thesis. University of Alaska Anchorage.

Rudolph, J. M., Stamm, B. H., & Stamm, H. E. (1997). *Compassion fatigue: A concern for mental health policy, providers and administration.* Poster presented at the 13th Annual Conference of the International Society for Traumatic Stress Studies, Montreal, PQ, Canada.

Saakvitne, K. W., Gamble, S. G., Pearlman, L. A., & Tabor Lev, B. (in press). *Risking connection: A training curriculum for working with survivors of childhood abuse.* Lutherville, MD: Sidran Press.

Sherrod, N. B. (1999). *Secondary traumatic stress: Suggestions for trauma researchers.* Unpublished manuscript. University of Missouri-Columbia.

Stamm, B. H. (in press). Measuring compassion satisfaction as well as fatigue: developmental history of the compassion fatigue and satisfaction test. In C. R. Figley (Ed.), *Treating compassion fatigue.* Philadelphia: Brunner/Mazel. Test available online at http://www.isu.edu/~bhstamm/tests.htm.

Stamm, B. H. (1997). Work-related secondary traumatic stress. *PTSD Research Quarterly, 8*(2), Spring. http://www.dartmouth.edu/dms/ptsd/RQ_Spring_1997.html.

Stamm, B. H. (August, 1998). Improving care with technology: Reducing Military Caregiver Stress. In R. Ax (Chair), *Federal telehealth—Issues and initiatives.* Presented at the 106th Annual Convention of the American Psychological Association, San Francisco, CA.

Stamm, B. H. & Friedman, M. J. (in press). Cultural diversity in the appraisal and expression of traumatic exposure. In A. Shalev, R. Yehuda, & A. McFarlane, *International handbook of human response to trauma.* New York: Plenum.

Stamm, B. H., Rudolph, J. M., & Boeber, T. (1997). *Prevention of secondary traumatic stress: Individual and institutional responses.* Symposium at the 13th Annual Conference of the International Society for Traumatic Stress Studies, Montreal, PQ, Canada.

Stamm, B. H., Rudolph, J. M., Dewane, S., Gaines, N., Gorton, K., Paul, G., McNeil, F. Bowen, G., & Ercolano, M. (1996). Psychometric review of Stressful Life Experiences Screening. In B. H. Stamm (Ed.), *Measurement of stress, trauma, and adaptation* (Lutherville, MD: Sidran Press). Available online at http://www.isu.edu/~bhstamm/tests.htm.

Stamm, B. H., Rudolph, J. M., Smith, A., & Varra, E.M. (1998, November). *Life status review: Monitoring biopsychosocial risk factors in traumatic stress.* Presented at the Fourteenth Annual Meeting of the International Society for Traumatic Stress Studies, Washington, DC, USA. Available online at http://www.isu.edu/~bhstamm/

tests.htm.

Stamm, B. H., Varra, E. M., & Sandberg, C. T. (1993). *When it happens to another: Direct and indirect trauma.* Presented at the 9th Annual Conference of the International Society for Traumatic Stress Studies, San Antonio, TX.

訳者補遺

Figley, C. R. (ed.) (1995). *Compassion Fatigue : coping with secondary traumatic stress disorder in those who treat the traumatized.* New York : Brunner/Mazel.

Figley C. R. & Stamm B. H. (1996). Psychometric review of the Compassion Fatigue Self Test. In B. H. Stamm (ed.), *Measurement of stress, trauma & adaptation.* Lutherville, MD : Sidran Press.

Paton, D. & Violanti, J. M (eds.). (1996). *Traumatic stress in critical occupations : recognition, consequences and treatment.* Springfield, Illinois : Charles C. Thomas.

Pearlman, L. & Saakvitne, K. (1995). *Trauma and the therapist : countertransference and vicarious traumatization in psychotherapy with incest survivors.* New York : W. W.Norton.

Wilson, J. P. & Lindy, J. D. (eds.). (1994). *Countertransference in the treatment of PTSD.* New York : Guilford Press.

現場からのひとこと (1)

　1993年に，PTSDや他の不安障害について，知識や査定の進歩ばかりが先行し，治療ははるか立ち遅れていることを私は悟るようになった。その結果として，私たちは積極的要因究明プロジェクトを立ち上げ，好ましくない外傷性ストレス反応に対して最も有効な治療アプローチを探し，適用することに注目した。プロジェクトは継続中である。今日，トラウマの誘発過程や還元過程について，その大部分を解明している。その他にもこの種の有効な治療法において，トラウマへの曝露が重要な要素であることが判明している。リラクゼーション（例：自己緩和法）も脱感作もそうである。
　1993年当時の私たちの目的は果たされた。外傷性ストレス反応の解消に有効な治療法を見つけ集積し始めた私たちは，今度はトラウマトロジスト――トラウマを負った者を研究し，査定し，援助する者たち――に注目しようと思った。
　つい最近，私たちは共感疲労専門家認定プログラムを立ち上げ，1999年1月には第1回のコースを実施した。このプログラムはエリック・ジェントリー，アンナ・バラノウスキー，ケイシー・ダニングの尽力に負う。
　このプログラムは，私たちのトラウマトロジー研究所認定プログラムの最新プログラムである。この研究所は昨年，フロリダ州立大学の心理社会的ストレス調査プログラム協賛のもと，フロリダ大学理事会により設立された。研究所では，現場トラウマトロジスト（精神保健専門家ではない者），認定トラウマトロジスト，熟練トラウマトロジストの認定を行っている。マイアミとワシントンDCに研修所がある。他研修所もあるが，所により進捗状況が異なる。認定，訓練，訓練機関設立に興味がある場合は，アメリカ850-644-1966に電話をいただくか，ホームページ http://www.cpd.fsu.edu/pet/trauma.htm* を参照されたい。

　＊訳注：上記のサイトはすでにリンク切れとなっている。トラウマトロジー研究所は国際トラウマトロジー研究所と改称し，2001年9月に南フロリダ大学に移管した。http://www.outreach.usf.edu/trauma/ を参照のこと。

なお，本書のような書籍や論文のいくつかを電子ジャーナル TRAUMA-TOLOGYe で公表している。http://www.fsu.edu/~trauma/ からアクセスできるので参照されたい。

チャールズ R. フィグリー

現場からのひとこと (2)
—— 代理トラウマとは何か ——

　代理トラウマとは何か。この問いに私は何百回となく（ときには聞かれもしないのに）答えてきた。まずはその名前さえないとき，基本概念すら知らないとき，私は代理トラウマとは何かを経験的に身をもって知ったのだった。常勤のトラウマ・セラピストとして働きだした最初の年，わたしは祝日にもうっとうしくて何もする気になれないことに気がついた。それまでそんなことはなかった。私が子どもの頃，母は誕生日や感謝祭などのおりおりにお祭り騒ぎをしていた。デコレーションケーキを作り，お人形さんと私にその時節にあったおそろいの服を縫い，小さな磁器のカップでお茶をふるまった。うちはおかしいのではないかと思うくらい，なにしろわが家ではユダヤ教とキリスト教の祭日すべてを祝ったものである。長じて私も祝祭日がくるたび，誕生日など記念日のたび，お祭り騒ぎをする慣習を受け継いでいたのである。ところがここへきて，何よりとりわけお気に入りの感謝祭がわずらわしかった。どうしたというのだ。

　落ちこみは一向に消えそうになかった。仕事以外の生活全般を，前ほどは，存分に楽しめなくなっていた。しかし抑うつとは違うように思った。楽しもうと思うのに，暴力的な視覚的イメージが意識上に割り込んでくる。昼は拭いがたい悲哀感が覆いかぶさり，夜はクライエントの話が頭の中を駆け巡る。「感じたことを話す時間」，スーパービジョン，ケースカンファレンス，セミナーなど——自分がやっていることについて話し合う時間——に組織的に取り組んでいたおかげで，ついには，「何だか変だ」，いつもの自分ではない，と感じているのが私だけでないことがわかった。トラウマティック・ストレス研究所でともに働く同僚たちと話し合ううち，自分たちの反応の共通性に私は気づいた。そして長期にわたり討論を重ねて，私たちは代理トラウマという概念に到達したのである。

　私たちはこの代理トラウマをまず他のトラウマ・セラピストと，それからトラウマ・ワーカーと語り合うようになった。代理トラウマについて本を書くよ

うになった（McCann & Pearlman, 1990 ; Pearlman & Saakvitne, 1995 a）。涙を流さんばかりの喜びの反響があった。「よくぞ言ってくれた！」「まさに私のことだ」。私たちは代理トラウマの研究を始めた（Pearlman & Mac Ian, 1995）。他にも代理トラウマや，二次的外傷性ストレス，共感疲労といった関連概念についての研究や著書が出ている（Figley, 1995 ; Follette et al., 1994 ; Schauben & Frazier, 1995, Stamm 1995）。

これまでに，私たちが主に論じたり書いたりしてきたのは代理トラウマがどれほど（激烈さに差はあっても，直接的なトラウマが被害者に影響を及ぼすと同様に）私たちに影響を及ぼすかである。何が（援助者がどのような者で，どこで誰を対象として援助しているかの両方）代理トラウマに寄与しているか，代理トラウマにどう（セルフケア，自覚，仕事のなかでのバランス，余暇，休暇，他人との関わりなどを通して）取り組めばよいかを考え，代理トラウマを（否定的な信念を改めることや，コミュニティを広げること，自らの精神性を養うことによって）転化させることについて語り合ってきた。

こういった知識で武装し，たくさんの代理トラウマに関するワークショップや調査研究の経験を身につけ，私はルワンダに行った。1999年1月のことである。同僚で親友のアービン・スタウブと私は，ルワンダで1994年に起きた虐殺の生存者の回復の援助におもむいたのである。ルワンダには2週間滞在し，人びとに会い，話を聞き，今どういう暮らしをしているかを学んできた。まず私たちは現地の援助者に会った。そのほとんどがサバイバーであり，全員がトラウマを負っていた。社会全体が動揺していた。私たちは援助者たちの日常的なヒロイズム——それは，毎朝きちんと起きてくるというだけでなく，他人を助けるための献身的な姿勢に表れていた——を目にした。

滞在中のある日，アービンが言った。「ルワンダに骨埋める覚悟で働くとしたら，どんな感じだろうね」。虐殺は日常茶飯事である。実際に起こったことだ。毎日そこに住む人びとのことを考えてしまう。今となっては私にとって虐殺は絵空事ではない。私は地下室や車のトランクに隠れて難を逃れた人から話を聞いた。一緒に仕事をした若い女性たちの夫や子どもは殺されたという。ともに働いた同僚の妹は，当の妹の配偶者の家族によって殺りく者に引き渡されてしまったそうだ。

戻ってからというもの，二人とも人生が少しばかり色あせたものになってい

た。私はなじみの日常の仕事や環境，クライエントや同僚のもとに戻って幸せであった。しかし，ルワンダに行く前のように仕事や交友，生活に身が入らなくなっていた。まず思ったことは，多分，少し休んだほうがいいんだ，ということであった。それにきっとカルチャーショックだ。疲れているんだ。戻ってから1週間，流感で寝込んでいたから当然だ。それだけだ。2週間後，私ははっと思い当たった。「私ったら，代理トラウマだ！」。何年となくこの概念に浸りきっていたにもかかわらず，自分の代理トラウマ体験には仰天してしまった。

　もうすでにわかりきっているとばかり思っていた自分自身についての認識を改めて実感して目が覚める思いをするという体験が，私たちの身にどれだけ起こるというのか。この仕事が私たちにどのような影響をおよぼすか気づく，あるいは気づかずにいるということが，トラウマワーカー各々の身にどれだけ起こるというのか。自分自身の代理トラウマに気づくことは，悪夢で目覚める夢から醒めたと思ったらそれも夢だったときのような，不安で落ち着かない経験に似ている。自分が代理トラウマの過程のどの位置にいるかを検討するため，私たちは自分の体験に──内的にも外的にも──立ち戻り続ける必要がある。ひとえに代理トラウマとは過程のことであって，事象でも，診断名でもなく，経験ですらないからである。代理トラウマとは決まった形を持たず変化する，そしてつねに私たちにつきまとうものである。私たちは何らかの形でトラウマサバイバーと共感的に関わっていく限り，そして責任をもって援助にあたる限り，代理トラウマを体験することになるのである。

　いったん自分が代理トラウマを受けたとわかってからは，対処法となりうると思われること（Saakvitne et al., 1996 参照）をし始めた。人に胸の内を吐き出すことにした。先日も同僚のデナ・ローゼンブルーム，この本の一章 (Rosenbloom, Pratt & Pearlman, 1995) の共著者でもあるが，彼女と昼食をともにしながら，「他人が苦しんでいるのに，私ひとり人生を満喫できると思う？」と言いつつ，われながらウッディ・アレンのような気持ちになっていたものである。あまり休暇をとろうという気にはならない。休暇でも取ろうものなら，この文章を書いている今現在でもルワンダのコミュニティで，想像を絶するほど勇敢でしなやかなルワンダ人援助者アンやマイケル，ベアトリスが，紛争解決と調停に励んでいるのを考えて，浜辺に寝そべっている私は罪悪感に

苛まれることだろう。

　ルワンダに行く前に，親愛なる同僚ベス・スタムがこの改訂版のために代理トラウマについてぜひ何か書いてほしいと言ってきていた。仕事を押しつけられそうだと思い，辞退した。しかし，ルワンダから戻った私は書きたくなっていた。書いて皆に，私が思い至ったように，私たちは意のままに代理トラウマを操れるわけではないことを今一度思い起こしてもらうために──。私たちは代理トラウマと折り合って生きていく術を知る必要がある。それはとりもなおさず，代理トラウマに真摯に直面し認識し，敬意を持って代理トラウマを扱い，代理トラウマを対象として研究することだ。

　私は，情熱に忠実に生きること，人間関係の強化，意味を授けることにより，自身の代理トラウマを転化させている。目下，外傷性ストレスに関する現代の知見をできるだけ多くの人びとに供する方法の模索に情熱を注いでいる。このようなことをいろいろなプロジェクトを通じて私は行っている。ルワンダのプロジェクトもそのひとつである。他に，シドラン出版社から刊行するトラウマ訓練カリキュラムの開発（Saakvitne et al., 印刷中）もある。

　友人や同僚と関係を結び直し始めたことが，自分自身との関係を結び直すよい機会となった。トラウマティック・ストレス研究所の同僚たちと旅行のこと，プロジェクトのこと，調査のこと，ルワンダで出会った人びとのことを語ることで私は非常に楽になった。アービンやその他の者と私の代理トラウマについて話し合うことは不可欠である。

　意味づけには今もって苦労している。ルワンダ虐殺の前あるいは最中に，なぜ私は何かしようとしなかったのだろう。アメリカは何をしていた？　今ごろ私が援助しようと尽力して役に立つのだろうか。5年前，虐殺の前に時間や構想，エネルギーを援助に向けていたら，事態は違っていたのではないか。世界の他の場所で，紛争が起こっている場所，虐殺が起こりそうな場所で今，何ができるのか。何もできないのなら，何も行動を起こせない自分とどう折り合っていけばいいのだろう。

　ルワンダの人びとと現実に結びつくことのリスクとは何か。関係を築くことのリスクとは何か。しかも関わりはすでに形成され始めてしまった。現地では私たちの存在を，私たちの援助の申し出を，それどころか，ルワンダに気づいて関心を持っているということだけでもありがたいと思ってくれている。この

仕事には見えない報酬が確実にある。こういった人と人との関わりは私の一部となり，意味と結びつきをもたらし，ひいては私の代理トラウマに対する防御手段の一要素をもたらすことになろう。意味を見出すため，起こったことを理解するため，そして仕事の意義を見出すために格闘する過程は，私の代理トラウマを変容させるためのもう一つの重要な要素である。

ローリー・アン・パールマン

参考文献

Figley, C. R. (Ed.). (1995). *Compassion fatigue: Coping with secondary traumatic stress disorder in those who treat the traumatized.* New York: Brunner/Mazel.

Follette, V. M., Polusny, M. M., & Milbeck, K. (1994). Mental health and law enforcement professionals: Trauma history, psychological symptoms, and the impact of providing services to child sexual abuse survivors. *Professional Psychology, 25*(3), 275–282.

McCann, I. L., & Pearlman, L. A. (1990). Vicarious traumatization: A framework for understanding the psychological effects of working with victims. *Journal of Traumatic Stress, 3*(1), 131–149.

Pearlman, L. A., & Mac Ian, P. S. (1995). Vicarious traumatization: An empirical study of the effects of trauma work on trauma therapists. *Professional Psychology: Research and Practice, 26*(6), 558–565.

Pearlman, L. A., & Saakvitne, K. W. (1995a). *Trauma and the therapist: Countertransference and vicarious traumatization in psychotherapy with incest survivors.* New York: W. W. Norton.

Rosenbloom, D. J., Pratt, A. C., & Pearlman, L. A. (1995). Helpers' responses to trauma work: Understanding and intervening in an organization. In B. H. Stamm (Ed.), *Secondary traumatic stress: Self-care issues for clinicians, researchers, and educators.* Lutherville, MD: Sidran Press.

Saakvitne, K. W., Gamble, S. G., Pearlman, L. A., & Tabor Lev, B. (in press). *Risking connection: A training curriculum for working with survivors of childhood abuse.* Lutherville, MD: Sidran Press.

Saakvitne, K. W., Pearlman, L. A., & the Staff of the Traumatic Stress Institute. (1996). *Transforming the pain: A workbook on vicarious traumatization.* New York: W. W. Norton.

Schauben, L. J., & Frazier, P. A. (1995). Vicarious trauma: The effects on female counselors of working with sexual violence survivors. *Psychology of Women Quarterly, 19*(1), 49–64.

Stamm, B. H. (Ed.). (1995). *Secondary traumatic stress: Self-care issues for clinicians, researchers, and educators.* Lutherville, MD: Sidran Press.

目　次

初版へのまえがき　i
第2版へのまえがき　v
初版への序　xi
第2版への序　xxi
現場からのひとこと（1）xxxiv
現場からのひとこと（2）xxxvi

────第Ⅰ部　基本概念の設定────

第1章　共感疲労
　　──ケアの代償についての新しい理解に向けて　3
　概念の明確さ　4　　トラウマの定義　7
　二次的トラウマの報告が少ない理由　9
　何のための二次的外傷性ストレス障害か　9
　二次的外傷性ストレス，ストレス障害の定義　10
　二次的外傷性ストレスと他概念との対比　12
　逆転移と二次的ストレス　12
　バーンアウトと二次的ストレス　14
　なぜ共感ストレスと共感疲労にかかるのか　18
　次世代専門家のトレーニングと教育への提言　21

第2章　トラウマへの二次的曝露と
　　　　　セラピストが自己申告した困難　29
　実証結果　30　　考察　32

第3章　性的トラウマ治療の落とし穴
　　　——サイコセラピストのストレスと二次的トラウマ　37
　主な結果　40　　考察　43

——第Ⅱ部　セラピストのセルフケアモデル——

第4章　トラウマ・セラピストのセルフケア
　　　——代理トラウマの緩和　49
　準拠の構造　51　　自己の受容力　55
　自我の資源　56　　心理的欲求と認知シェーマ　57
　イメージ　58　　全般的戦略　59

第5章　トラウマに関わる仕事に対する援助者の反応
　　　——理解と組織における介入　62
　代理トラウマ　63　　準拠の構造　65
　心理的欲求　66　　代理トラウマに寄与する変数　71
　トラウマティック・ストレス研究所の組織的状況　72

第6章　二次的外傷性ストレスの対処
　　　——セラピストのピア・グループの重要性　76
　孤立して仕事をする危険性　77
　「支持的」支援システム　78
　回復を促進する集団の規準　80
　グループダイナミクスに関する諸問題　82
　集団内の被害者つるしあげの防止　83
　結論　85

―― 第Ⅲ部　セラピーの場以外で ――

第7章　コミュニケーションとセルフケア
　　―― 基本的問題　91

第8章　傷だらけの教授法
　　―― 大学や研修の枠組でのトラウマについての授業　100
　学生のトラウマ歴　103　　授業中の告白　104
　教職員への提言　107　　結論　111

第9章　プライマリ・ケアのためのトラウマを
　　　　　基礎においた精神医学　115
　患者の提示と評価　117　　セルフ・ヘルプ・プロトコル　120
　一般的な生活上の問題　124
　実践的アプローチのアルゴリズム　126　　結論　136

第10章　ケーレンガクウテレフパット
　　　―― トラウマへの北極コミュニティに根ざした
　　　　　アプローチ　141
　アラスカ針葉樹林地帯　142
　コミュニティ・ヘルスエイド・プログラム　142
　ノートン湾健康法人のプログラム　144
　目下の問題　145
　非常事態ストレス管理プログラムの必要性　145
　非常事態ストレス管理の地域プログラムの展開　147
　なぜプログラムがうまくいかなかったのか　148
　「こんな木っ端舟じゃだめだ」　150
　文化的トラウマと歴史的トラウマ　151

当代のトラウマ　152　　外傷性損傷の危険性　154
　　ケーレンガクウテレフパット　157
　　協調と先住民族伝統的価値観　158
　　新しいアプローチ　160
　　各地の斬新なアプローチ　162　　結論　164

第11章　バーチャル・コミュニティの創造
　　　　――遠隔医療とセルフケア最新版　169
　　制御, 能力, 二次的外傷性ストレス　170
　　医療情報科学：同僚への間接的アクセス　171
　　電子メールとメーリングリスト：同業者への直接アクセス　173
　　バーチャル・コミュニティの発展　174
　　その他の遠隔医療ソフトウェア　180
　　倫理, コンピュータ, そして無限情報利用の収支検討　182
　　専門家のための情報スーパーハイウェイ入門　186
　　進行中の論議や専門家コミュニティのための専門家フォーラム　192

――　第Ⅳ部　セルフケアの倫理的問題　――

第12章　セラピストの二次的トラウマに関連する
　　　　倫理的問題　201
　　警告義務　203　　訓練義務　205
　　職業上の危険　206　　クライエントの福利　206
　　多重関係　207　　関係の構造化　209
　　インフォームド・コンセント　210
　　プライバシーと守秘義務　211
　　個人的な問題と葛藤　211
　　セラピストの福利　214　　能力　215
　　倫理ガイドライン案　215　　結論　216

第13章　セルフケアと傷つきやすいセラピスト　220
　　高い倫理観と実践における倫理的な原則の必要性　222
　　理論についての知識と継続的研修の必要性　222
　　セラピスト自身の問題とトラウマ歴の解決の必要性　225
　　実践の戦略とテクニックにおける能力の必要性　226
　　「この仕事」が自己に及ぼす衝撃の認識と，二次的衝撃軽減
　　のために手段を講じる自発性の必要性　228
　　結論　232

第14章　トラウマ治療と研究をするなら哲学から
　　　　　逃げるな　236

第15章　トラウマ細菌説
　　　　　――倫理的中立性を保つことは不可能である　246

第16章　人的資本の最大活用
　　　　　――運営管理・政策機能を通じた二次的外傷性
　　　　　　ストレスの緩和　264
　　溝を埋めるもの　265　　さらなる前進　266
　　運営管理や政策変革のモデル　268
　　二次的外傷性ストレスへの取り組みのための方針目標　271
　　むすび　275

二次的外傷性ストレスに関する文献　279
訳者あとがき　303
索引　308
原著者紹介　312

第 I 部

基本概念の設定

第 1 章

共感疲労

——ケアの代償についての新しい理解に向けて——

チャールズ R. フィグリー

　チャールズ R. フィグリーは，国際トラウマティック・ストレス研究学会の1994年生涯功績賞受賞者である。フィグリーのコミュニティへの貢献や，20年近くにわたる著述を見れば，彼がこの分野にもたらした影響もわかろうというものである。この間，フィグリーの活動や著作によって私たちは，直接トラウマの犠牲になった者，そして間接的にトラウマの犠牲となった者の両方について注意を向けてきた。彼の近著，『共感疲労：トラウマ・クライエント治療者の二次的PTSDへの対処』（*Compassion Fatigue: Coping with Secondary PTSD Among Those Who Treat the Traumatized*）は二次的外傷性ストレス研究のなかでも際立った論文である。フィグリーは本章で，彼の考察の組み立てのあらましを述べ，二次的外傷性ストレスが起きてくるような状況を読者が理解できるようにしてくれる。

　トラウマを負った人びとを援助することは，賞賛に値する仕事である。ケアの専門家は相手の痛みを理解し尊重し，そこからの回復の過程で希望を芽生えさせ，確信をもって仕事を遂行し，迅速に成し遂げる。援助者はこの仕事についてほどなく，自分たちの仕事はこういったことによってトラウマを負った人びとから苦痛を取り除いているのだということに気づく。しかしながら，援助者であることはまたリスクも負う。すなわち，人びとをケアすることで時には，相手の外傷性の体験に曝された直接の結果として苦痛を経験することもある。トラウマに二次的に曝されることによって，援助者にそのつもりはなくても，元々のトラウマを負った人に余計な苦痛を与えてしまうこともあるだろ

う。この状況——共感疲労とも共感ストレスとも二次的外傷性ストレスともいうが——は苦しむ人びとに力添えするときに起こる好ましくない結果であるが，それは起こるべくして起こる，予見しうる，治療可能な，そして，防ぐことができるものである。これは古くからある問題であるが，用語としては新しい。本論では，共感疲労と共感ストレスに関するわれわれの理解の基礎となるような知識がどのようにもたらされたかについて述べる。

　本章では，またこの本全体もそうだが，共感ストレスと共感疲労という難問を克服していくために，何かしら具体的に手をうたねばならないという認識がある。今ではわれわれは，援助を専門とする者の一助となるような何かができる，ということを知るようになった。われわれには専門家に，自身の短所——共感ストレスや共感疲労に対する特殊な脆弱性——の自覚を促したり，より効果的にケアの代償に対処できるように援助することができるのである。外傷性の出来事は，間違いなくこの先も起こり続けるであろうし，毎年何十万もの人びとに影響を及ぼし続けるであろう。相手を援助する備えもあれば，逆に，自らを助ける備えもある専門家のサービスが，こういったトラウマを負った人びとには不可欠である。したがって，ケアの専門家には存分に一線で働き続けてもらう必要があるのだ。

概念の明確さ

　トラウマトロジー（トラウマを負った人びとの研究と治療）の分野は，1980年代に大きく進展を遂げた（Figley, 1995）。しかしこの分野自体には非常に長い歴史があり，この分野が生まれることには多くの要因が関わっている。要因のひとつは，トラウマとなるさまざまな出来事が数多く起こっているということ，そして，その出来事による尋常でない衝撃が多くの人びとに及ぶということが広く知られるようになったことである。もうひとつは，学問的な統合の発展と，メンタルヘルス分野の政策の発展である（Scott, 1993参照）。多くの専門家によれば，トラウマトロジーは1980年，米国精神医学会による『精神疾患の分類と診断の手引 第3版』（以下DSM-III）（APA, 1980）刊行の年にひとつの節目を迎えた。DSM-IIIには外傷後ストレス障害（PTSD）

診断基準が記載されている。PTSDの診断基準には，各種さまざまなトラウマを負った人びとが共通に体験する症状が記載されていて，それを精神的障害，すなわち，正確に診断でき，治療できる障害とみなしている。心理的に外傷性の出来事が及ぼす有害な生理心理社会的影響を学術用語で記述する試みはずっとあった。したがってPTSDは，その最新版である。すぐ後に刊行されたDSM-IIIの改訂版（以下DSM-III-R；APA, 1987）では症状のクライテリアが若干修正されたが，障害の妥当性を立証する実証研究が重ねられるにつれ，トラウマを負った人びとを対象として仕事をする専門家（弁護士，セラピスト，救急隊員，救急医療従事者，研究者など）にその概念が知れわたるようになった。このようにしてPTSD診断は，メンタルヘルス研究や多種多様な外傷性の出来事でトラウマを負った人びとに関わる現場で広く適用され，判例やメンタルヘルスの賠償に影響を及ぼすに至ったわけである。

　このPTSD概念はトラウマトロジーの分野の調査に秩序をもたらし（Figley, 1988 a, 1992 a, 1992 b），1980年以降は論文発表数も激増した。例を挙げると，ブレイクらによれば，1970から1990年の間に文献データベース「サイコロジカル・アブストラクツ」所収のトラウマ関連論文レビューは1,596本あった（Blake et al., 1992）。ところが，この大部分が，概念が不明瞭であるという。外傷的体験について出来事の状況やまわりの状態に関する諸因子を考慮していることはまれで，現行のPTSD診断体系を用いてもいない。そして，何百とある論文のほぼ全部で，対象としているのは直接トラウマを負った人びと（すなわち，「被害者」）であり，間接的あるいは二次的にトラウマを負った人びとは除外されている。しかし，外傷性の出来事の定義（すなわち，DSM-III，DSM-III-RのPTSD診断基準カテゴリーA）では明確に，他者の外傷性の体験を見聞きすることだけでもトラウマとなり得ることが述べられている。

　人間は直接的にも間接的にもトラウマを負うものである。DSM-IVのPTSD診断基準（APA, 1994）によれば，

　　　外傷後ストレス障害の基本的特徴は，実際にまたは危うく死にそうになったり，大怪我をしそうになったり，またはその他の自分の身体の統合性に脅威がおよんだりするような出来事を直接個人的に体験する；他人が

死んだり，怪我をしたり，または身体的統合性に危険がおよんだりするような出来事を目撃する；または，家族や親しい仲間が，思いがけず，または暴力的な形で死んだり，ひどい傷を負ったり，死んだり怪我をしたりするという脅威の体験をしたりしたということを知る，といった極度に**外傷的なストレス因子への曝露に続く特徴的な症状の発現**である。

(基準 A 1, p. 424，ゴシック体は強調のため付加)

したがって人は，実際に身体的に傷害を負ったり傷害の脅威を感じたりしなくてもトラウマを負うことがあるのである。外傷性の出来事を知ることだけでも，それがトラウマとなる可能性がある。また，DSM-IV では「他人が体験した出来事として知ったものには，家族または親友が体験した個人的な暴行，激しい事故，または大きい怪我；家族または親友の予期しない突然の死について知ること；または子どもが致命的な病気だと知ること」(APA, 1994, p. 424) とも言及されている。

このことは，実はこの分野における概念的な難問へと通じているのであるが，それを認識している者は少ない。例えば筆者が言及しているように (Figley, 1975, 1982, 1983 a, 1983 b)，被害者の家族と友人は除外して直接傷害を受けた人数のみを算定しているため，暴力犯罪・事故・その他外傷性の出来事の「被害者」の数はひどく過小評価されている。筆者の報告 (1982) とそれについての出版物 (1983 a, 1983 b) では，筆者が「二次的破局的ストレス反応」と呼ぶ現象があることも述べている。これは，家族構成員の体験に感情移入しそれが伝わることによってかなりの情動的混乱が起こるということを意味する。例として，妻に共感して夫が妊娠時の症状を呈すること (クゥヴァード現象；Hunter & Macalpine, 1963 参照)，配偶者の精神疾患を共有しているように見える二人組精神病 (フォリー・ア・ドゥ；Andur & Ginsberg, 1942；Gralnick, 1939) などがある。よりプリミティブな社会では特にそのようなことが見られる。他の現象を伴うこれによく似た例も医学論文や社会科学論文で報告されている。これらには同調 (Laughlin, 1970)，同一化 (Brill, 1920；Freud, 1949)，共感 (Veith, 1965)，過覚醒などがある。情動的覚醒に関係がある何かが感情移入反応や共感反応に結びついているのは明らかだし，それはまた「集団ヒステリー」や心因性疾患が大人も子どもも含め集団に広まるよ

うに見えるのと似ている（Colligan & Murphy, 1979 参照）。
　トラウマを負った人びとをケアすることには，この他のリスクも存在する。ケアを行う過程で，ケアの提供者は疲弊することがある。筆者の考えでは，以下の通りである（Figley, 1995）。

　　　（ケアをすることで）感情の抑制がきかなくなってしまう。われわれが払う努力が逆効果となるのである。実は，ただ家族の構成員であるというだけで，また親身に家族をケアするということだけで，われわれは情動的に破綻をきたしやすくなり，家族に影響が及ぶ。被害を受けた家族に感情的に結びついているため，われわれもまた「被害者」となるのである。

　筆者は別書で，家族や他の対人ネットワーク（友人，ワークグループ，さまざまなクラブ，クライエント-セラピストの関係）は，外傷性の体験の後の回復を促進する強力なシステムであると示唆している（Figley, 1985b）。しかし同時に，ほかならぬこれらのシステムやその構成員こそ，「気遣うがゆえにトラウマを負う」ことにもなる。

トラウマの定義

　起こりうるトラウマは何種類かある。(a) **同時的トラウマ**は，自然災害時など，システム構成員全員が直接一斉に影響を受けるときに起こる。(b) **代理トラウマ**は，一人の構成員が他の構成員と離れたところで影響を受けるとき（戦争，炭坑事故，人質にとられる，遠隔地の災害）に起こる。(c) ある構成員が他構成員を情緒的に侵害するとき，**家族内トラウマまたは虐待**が起こる。(d) **キアズマ的トラウマまたは二次的トラウマ**は，最初一人だけの構成員に見られた外傷性ストレスがシステム全体に「感染」したようなとき起こる。この最後に述べた現象はわれわれが現在二次的外傷性ストレス（STS），二次的外傷性ストレス障害（STSD）と呼称しているものに非常に近い。
　筆者が以前指導していた修士学生リチャード・キシュールは，ニューヨーク市犯罪被害者とその援助者（家族，近隣者，友人）の膨大な研究データを再解

析した。減数分裂の際に一対の染色体の間で起こる遺伝物質の伝達，遺伝子交差「キアズマ」から想を得，キシュールは「**キアズマ的効果**」という語を案出した (Kishur, 1984)。彼によればこの語は，なぜ犯罪被害者とその援助者が示す症状の質に強力な相関があるのかをもっともよく説明するものだという。

> 被害者と援助者に見られる影響に類似性があることは明らかである。犯罪被害者，そしてその援助者も同様に，被害後かなり経ってからでもその被害エピソードに苦しんでいる。抑うつ症状，社会的孤立，日常生活の破綻，不信感や被迫害感が，被害者と援助者の生活に影響を及ぼしている (Kishur, 1984, p. 65)。

それでも，概念を明確に表す尺度を欠いていてさえも，文献的にこの現象はくり返し潜在的に，また顕在的に記述されてきた。最も的を射た例は，トラウマを負った人びとからの報告である。そこでは，事件から2,3週間経つと，家族や友人が，彼ら援助する者自身にとってつらいからと言って，トラウマとなった体験を語らせまいとすると報告されている (Figley, 1983 b, 1989; Stanton & Figley, 1978)。

残念なことに，他者の苦痛を扱うことは手に余るという理由でトラウマを負った人びとに関する臨床や調査を断念する多くの同僚や友人を筆者は目の当たりにしてきた。「家族内の心理社会メカニズムが，トラウマに『伝染性』を持たせ，家族構成員は次々にトラウマとなる要素に接触感染する。それと同種のメカニズムがトラウマを負ったクライエントとセラピストの間にも働く」(Figley, 1989, p. 144)。また筆者は，特にトラウマが伝染しやすいのは，「自分を救世主であるとか，少なくとも自分が人を救済しているとみなしはじめる」(Figley, 1989, pp. 144-145) 人間であると考えている。

要約すると，医学，社会科学，家族療法，心理学の文献において，われわれが共感ストレス/疲労，あるいは，二次的外傷性ストレス/障害と呼んでいる現象に，広く，しかし散発的に関心が寄せられてきている。同時に，DSM 3つの版すべてのトラウマ定義項にこの現象についての明確な定義があるにもかかわらず，ほとんどの関心が直接被害を受けた人びとに向けられ，被害者を支え

心に懸ける人びと——他者をケアすることで彼らもまた傷つくというのに——に関心が向くことはなかったのである。

二次的トラウマの報告が少ない理由

　トラウマトロジーが焦点としているものは永久不変だが，この分野は非常に若い分野である。ビートンとマーフィーは，クーンの定義（Kuhn, 1970）によればこの分野は「前パラダイム状態」にあると言及している（Beaton & Murphy, 1995）。クーンは理論の発達についての古典となった論文で，パラダイムは知識の発展の段階をたどり，そのことが同様に新しい知識の発展を刺激すると結論づけている。新しい情報やパラダイムの移行時，普及しているパラダイムは突如として矛盾とみなされる。おそらくこれは，PTSDについての，今一般に流布しているような限られた見方にもあてはまるし，外傷性の体験とそのトラウマの表現に立ち会う過程そのものもトラウマとなると認識する必要性にもあてはまる。外傷性の素材に対する体験や再体験，再現に関する知識は断続的に発展した。概念が適用されて十年あまり，そしてDSMの2度の改訂を経た今，外傷性ストレスのこれまでほとんど研究されてこなかった見地，重要とされてこなかった見地，すなわち二次的外傷性ストレスに目を向ける時が来たのではないだろうか。

何のための二次的外傷性ストレス障害か

　多種多様な文献（例：Ochberg, 1988 ; Wilson & Raphael, 1993）から言えることだが，外傷性ストレスや外傷後ストレスに苦しむ人びとにとって重要な癒しは，往々にして臨床心理や医療の場面でよりも私的に行われる。この癒しとは，家族や友人知人が自然に行うソーシャル・サポート，あるいは，専門家によるケア（Flannery, 1992 ; Figley, 1988 a, 1988b, 1988c ; Solomon, 1989などを参照）によってもたらされるものである。
　しかし，「ケアの代償」についてはほとんど論じられていない（Figley,

1982, 1989)。被害者に接した結果，その援助者たちがどれだけ動揺したりトラウマを受けたりするかを知っておくことが大切である。この過程を理解しておくことで，援助者に及ぶいまひとつの外傷後ストレスを予防できるだけでなく，援助者を支えることで被害者ケアの質を高めることもできるのである。

直接被害を受けた人びとと，そういった人びとを支えその過程で調子を崩す人びとの両方にとっての外傷性ストレスの指針を正確に記述するということ，すなわち概念化を，学者や臨床家は必要としている。この障害に至るトラウマの伝播についての既存概念に代わる理論的説明については，本論後半で述べる。

二次的外傷性ストレス，ストレス障害の定義

われわれはここで二次的外傷性ストレスとは，配偶者など親しい間柄の者がトラウマとなる出来事を体験したことを知ることにより自然に必然的に起こる行動や感情と定義している。これはトラウマを受けた人あるいは苦しんでいる人を支える，支えようとすることにより生じるストレスである。

外傷性の出来事の最中か後か，直接ストレッサーに曝された人か二次的に曝された人かで経過あるいは反応パターンに根本的な違いがある。さらに，直接ストレッサーに曝された人（すなわち「被害者」）の家族や友人だけではなく，メンタルヘルスの専門家やその他援助者も二次的外傷性ストレスやストレス障害で傷つきやすい。

したがって，二次的外傷性ストレス障害（STSD）は，一点を除き外傷後ストレス障害（PTSD）とほぼ同一の症状からなる症候群である。他者が体験したトラウマとなる出来事に曝されることがもう一方の者のトラウマとなることだけが異なる点である。次に述べるように，STSD症状は一次的外傷性ストレスを体験した人間に直接対応している（表1-1）。表1-1にPTSD症状とSTSD症状の対比を表す。同時に，すべてのストレス反応は定義上「事件後」であることから，PTSDは外傷後ストレス障害とするより，一次的外傷性ストレス障害とすべきことを提案したい。

表 1-1 外傷後ストレス障害（PTSD）症状と二次的外傷性ストレス（STSD）症状の比較

一次	二次
A．ストレッサー 　1．実際にまたは危うく死ぬまたは重傷を負うような出来事を，1度または数度，または自分または他人の身体の保全に迫る危険を，患者が体験し，目撃し，または直面した。 　2．その人の反応は強い恐怖，無力感または戦慄に関するものである。 　　a．自己への深刻な脅威 　　b．予想外のその人の周囲の状況の破壊をもたらす出来事	A．ストレッサー 　1．実際にまたは危うく死ぬまたは重傷を負うような出来事を，1度または数度，または自分または他人の身体の保全に迫る危険を，患者が体験し，目撃し，または直面した。 　2．その人の反応は強い恐怖，無力感または戦慄に関するものである。 　　a．トラウマを受けた人（TP）への深刻な脅威 　　b．予想外のTPの周囲の状況の破壊をもたらす出来事
B．トラウマ出来事の再体験 　1．出来事の想起 　2．出来事の夢 　3．思いがけないときに出来事を再体験 　4．出来事に関連する刺激に対する苦痛	B．トラウマ出来事の再体験 　1．出来事/TPの想起 　2．出来事/TPの夢 　3．思いがけないときに出来事/TPを再体験 　4．出来事/TPに関連する刺激に対する苦痛
C．関連する刺激に対する回避/麻痺 　1．思考/感情を回避しようとする努力 　2．活動/場所・人物を避けようとする努力 　3．生理的健忘 　4．重要な活動への関心の減退 　5．他の人から孤立している，または疎遠になっているという感覚 　6．感情の範囲の縮小 　7．未来が短縮した感覚	C．関連する刺激に対する回避/麻痺 　1．思考/感情を回避しようとする努力 　2．活動/場所・人物を避けようとする努力 　3．生理的健忘 　4．重要な活動への関心の減退 　5．他の人から孤立している，または疎遠になっているという感覚 　6．感情の範囲の縮小 　7．未来が短縮した感覚
D．持続的な覚醒亢進症状 　1．入眠または睡眠維持の困難 　2．易刺激性または怒りの爆発 　3．集中困難 　4．自身の周りへの過度の警戒心 　5．過剰な驚愕反応 　6．関連する刺激に対する生理学的反応性	D．持続的な覚醒亢進症状 　1．入眠または睡眠維持の困難 　2．易刺激性または怒りの爆発 　3．集中困難 　4．TPの周りへの過度の警戒心 　5．過剰な驚愕反応 　6．関連する刺激に対する生理学的反応性

（持続期間が1か月未満の症状は，正常な急性の危機関連反応とみなされる。出来事から6か月以上経過してから症状を呈するときは，遅延PTSDあるいはSTSDとする。）

二次的外傷性ストレスと他概念との対比

　二次的外傷性ストレス現象はこれまで異なる名称で呼び表されてきた。実際，かわりに共感ストレスと呼んでも共感疲労と呼んでも妥当なのだ！　これらの名称はたいてい，他者の心理的苦痛に対する「ケアの代償」（Figley, 1982）に関連している。

　当該分野の30～40件の参照文献のなかでは，この現象は二次的被害(Figley, 1982, 1983 a, 1985 a, 1989)，共被害 (Hartsough & Myers, 1985)，二次的サバイバー (Remer & Elliot, 1988 a, 1988 b) と呼ばれている。マッキャンとパールマンは「代理トラウマ」とはクライエントの外傷性の題材についての記憶の累積で，セラピストの世界観に影響を及ぼしたり，セラピストの世界観によって歪められたりするもの，と提言している (McCann & Pearlman, 1990)。

　ミラーらは感情の過程を表すために「感情感染」という語をあてている。この感情の過程においては，「他者に注意を向けるある個人が，その他者が実際起こした，あるいは起こしうると考えられる感情と同性質の感情反応を体験する」(Miller et al., 1988, p. 254)。二次的外傷性ストレスや二次的外傷性ストレス障害と重複すると思われる用語には，強姦サバイバー・退役軍人のパートナー (Verbosky & Ryan, 1988)，トラウマの世代効果 (Danieli, 1985 ; McCubbin et al., 1977)，家族に対する戦争関連外傷性ストレスの「解毒」の必要性 (Rosenheck & Thompson, 1986)，「救世主シンドローム」(NiCarthy et al., 1984) などがある。しかしおそらく，共感疲労と同性質の最も重要な概念は，何と言っても「バーンアウト」と「逆転移」であろう。

逆転移と二次的ストレス

　逆転移は力動的精神療法と密接な関係があり，クライエントに対するセラピストの感情反応とされることが多い。定義はいろいろあるが，心理療法における逆転移とは，セラピストの人生経験に帰因するセラピスト側の評価の歪曲の

ことであり，クライエントからの転移に対するセラピストの無意識的かつ神経症的反応を伴うものである（Freud, 1959）。比較的最近コーリーが，逆転移とは，クライエントのなかに自己を見る過程，過剰にクライエントと同一視する過程，または，クライエントを通して欲求を満たす過程と定義している（Corey, 1991）。

近著『転移では表せないもの：セラピストの実生活が侵入するとき』（*Beyond Transference*: *When the Therapist's Real Life Intrudes*；Gold & Nemiah, 1993）では，セラピストの生活における個人的な出来事がいかにセラピーの質や特徴に強く影響しているかを詳述している。が，特筆すべきは，本書の大部分ではセラピストの反応のことではなく，**クライエントそのものがいかにストレスとなるか，扱いが困難か**ということを中心に論じていることである。かつて逆転移は単純に，患者の転移に対するセラピストの意識的・無意識的反応，特に転移がセラピストの過去の経験に関連しているときの反応とみなされていた。ヨハンセンは，近年の逆転移に関する見解では，題材が何であれ，逆転移とは，患者に対するセラピストのすべての情動反応を含むものであるとしている（Johansen, 1993）。これには，セラピストが過去に体験したあるいは現在体験している生活ストレッサーも含まれる。しかし，クライエントが述べたトラウマにセラピストが没入することもまた含むのである。残念ながらこのことについて論文で論じられることはまれだが，本書など（例：Figley, 1995）ではむろんこれが主たる論点となる。

ある近年の研究（Hayes et al., 1991）では，いろいろなレベルでセラピストが効果的に逆転移を管理する助けになると思われる，セラピストの5つの資質を挙げている。不安の管理，スキルの概念化，感情移入の能力，自己洞察，自己統合の5つの資質である。この研究では5つの資質の重要性についての調査を，33人の熟練したセラピストを対象に行った。調査には，逆転移因子評価項目（CFI）を用いた。この評価尺度は，5つの資質因子の重要性についての個人特性を測る50の下位尺度からなる5段階リッカート・スケールである。5つの資質はみな重要だが，熟練セラピストは自己統合と自己洞察が逆転移の管理に最も重要であるとしていた。

継続して行われた調査では，ヴァン・ワゴナーらがカウンセリングの経験を積んだ93人の専門家を対象に調査を行った。ここでは，(a)普通のセラピス

ト（b）特に優秀なセラピストについてCFIを用いて評価した。この標本では，優秀なセラピストは普通のセラピストに比べ，（a）自分の持つ感情に対してより洞察すること，説明することができる，（b）クライエントの情動的体験に対してより共感，理解できる，（c）自身の欲求とクライエントの欲求を区別する能力に長けている，（d）クライエントといて感じる不安がより少ない，（e）クライエントの過去の状況についても現在の状況についても，「クライエントの力動」をうまく概念化できる　ということが挙げられている（Van Wagoner et al., 1991, p. 418）。

　二次的外傷性ストレスは，研究者や専門家が逆転移とみなしているものを含んでもいるが，それに限られるものでもないと言えよう。第一に，逆転移は心理療法の文脈でしか起こらないものとされている。第二に，逆転移はクライエント側の転移行動に対してセラピストが起こす反応である。第三に，逆転移は望ましくないセラピー結果であり，発生を防ぐべき，排除すべきものである。一方，二次的外傷性ストレスや二次的外傷性ストレス障害は，二者間にあって，相手のことで心を砕くときの自然な成り行きである。片方がまずトラウマを受けており，その外傷性の体験にもう一方が影響されるのである。トラウマを負った人々のケアにおいてこれらの影響は必ずしも問題となるわけではなく，むしろ自然な副産物である。この自然な副産物という考え方については後にまた述べることにしよう。

バーンアウトと二次的ストレス

　勤労者が仕事のストレスと関連して直面する問題を単純にバーンアウトであるとする見方もある。パインズとアロンソンによれば，バーンアウトとは「感情的にぎりぎりの状況下で長期間従事することによって起こる，身体的，感情的，精神的疲弊」（Pines & Aronson, 1988, 1989）である。この用語がフルーデンバーガーにより提唱され（Freudenberger, 1975），マスラックにより入念に詳述されて（Maslach, 1976）以来，文献データベース「サイコロジカル・アブストラクツ」による検索では，1993年現在出版されている文献は論文が1,100本強，著書が100冊強となっている。もっとも広く使用されているバー

ンアウト尺度はマスラックとジャクソンによるマスラック・バーンアウト評価項目（MBI）（Maslach & Jackson, 1981）である。この尺度は 3 つの側面を測定する。3 つの側面とは，感情的疲弊（例：仕事に取り組むことで感情調節がうまくいかないと感じる），現実感の消失（例：この職業のゆえに感情が湧かなくなっている気がする），個人的な達成感の低下（例：仕事で接する他者の生活に建設的な効果を与えていないように感じる）である。最近では，パインズとアロンソンがバーンアウト尺度（BM）を開発している（Pines & Aronson, 1988）。この尺度では，身体的疲弊（例：疲労感，消耗感），感情的疲弊（例：憂うつだ，絶望する），精神的疲弊（例：幻滅を感じる，人びとに対して憤りを感じる）を測定する。感情的疲弊がこの 2 つのバーンアウトの尺度に共通する主要因子といえる。バーンアウトはこれまで，感情的疲弊を伴う症状の蓄積と定義されてきた。すなわち，(a) バーンアウトは（固定した状態ではなく）過程である。その過程は徐々に始まり，だんだん悪化する（Cherniss, 1980 ; Maslach, 1976, 1982）。(b) その過程には，①徐々に仕事のストレスに曝される（Courage & Williams, 1986），②理想の瓦解（Freudenberger, 1986 ; Pines et al., 1981），③達成感の欠落（Pines & Maslach, 1980）が見られる。(c) クライエントとの濃厚な接触の積み重ねがある（Maslach & Jackson, 1981）と定義されている。

　カヒルはバーンアウトの症状に焦点を絞った実証研究の包括的なレビューを行い，そこで 5 つのカテゴリーを同定している（Kahill, 1988）。5 つのカテゴリーには，(a) 身体的症状（疲労や身体的消耗/疲憊，睡眠障害，頭痛・胃腸障害・感冒・流感など特定の身体性の問題），(b) 心理的症状（例：易刺激性，不安，抑うつ，罪悪感，無力感），(c) 行動的症状（例：攻撃性，無感覚になる，厭世観，防衛的態度，シニシズム，物質乱用），(d) 仕事に関連する症状（例：辞職，仕事の能率が悪い，常習欠勤，遅刻，勝手な時間に休憩する，消耗品・備品の窃盗），(e) 対人関係症状（例：おざなりな対話，話題に集中する/焦点を合わせることができない，クライエントや同僚から遠ざかりひきこもる，さらに，クライエントを非人間化，知性化する）が挙げられる。

　外界や自分の身体・言動に対する現実感の喪失に加え，バーンアウトには個人的な達成感の低下と雇われているにすぎない自分の身分への失望が伴う（Maslach & Jackson, 1981 参照）。調査研究文献のレビューからは，バーンア

対人援助者のための共感満足/共感疲労自己診断

　他人を援助することは他人の人生に直に接することです。すでにご存知の通り，援助相手に対する共感性には正負両方の面があります。この自記式テストは，あなたの共感状態（バーンアウトや共感疲労の注意度，また，対人援助におけるあなたの満足度）を評価するものです。以下の，あなたに関する項目，あなたの現在の状態についての項目にお答え下さい。この1週間でこれらの項目にどのくらいの頻度で該当したかあてはまるものを数字でお答え下さい。答え終えたら，後に示した方法で点数を集計して下さい。

0＝まったくない　1＝ほとんどない　2＝2,3度くらい　3＝何度か　4＝ちょくちょく　5＝頻繁に

あなたについてお尋ねします

_____ 1. 幸せである。
_____ 2. 自分の人生に満足している。
_____ 3. 支えとなる信念をもっている。
_____ 4. まわりの人と疎遠になっていると感じる。
_____ 5. 援助している相手から新しいことを学んでいると思う。
_____ 6. 恐ろしい経験を思い出させるような特定の考えや感情を避けようとしてしまう。
_____ 7. 恐ろしい経験を思い出してしまうので，特定の活動や状況を避けてしまっている。
_____ 8. 恐ろしい出来事に関する記憶に思い出せない部分がある。
_____ 9. 他の人とつながっている感じがする。
_____ 10. 気持ちが穏やかである。
_____ 11. 仕事と休憩時間のバランスが取れていると思う。
_____ 12. 寝つきが悪いことや熟睡できないことがある。
_____ 13. ささいなきっかけで怒りが爆発したり，イライラしたりする。
_____ 14. 自分は日頃こうありたいと思う通りの人物である。
_____ 15. ささいなことでびっくりしてしまう。
_____ 16. 被害者と関わっているとき，加害者に対して暴行することを考えた。
_____ 17. 人の言動が気になる。
_____ 18. 援助している相手に関するフラッシュバックが起こる。
_____ 19. 強いストレスを感じる体験を乗り越えなければならないとき，よいピアサポートが得られる。
_____ 20. 大人になってから，トラウマとなる出来事を直接体験した。
_____ 21. 子どもの頃，トラウマとなる出来事を直接経験した。
_____ 22. 自分の人生のなかで起きたトラウマとなる体験を"乗り越える"必要があると思う。
_____ 23. もっと親密な友人が必要だと思う。
_____ 24. 強いストレスを感じる体験について話ができる相手が一人もいない。
_____ 25. 一生懸命に働くのは自分のためである，というところに最後は行き着く。
_____ 26. 援助している相手と関わることは大きな満足感をもたらしてくれる。
_____ 27. 援助している相手と関わったあとは，元気が出る。
_____ 28. 援助した相手が自分に言ったことばや行動におびえている。
_____ 29. 援助している相手と同じような夢に悩まされることがある。
_____ 30. 援助している相手のことや，どのように援助するかということについて良い見通しがある。
_____ 31. 特に援助が困難だったときのことをふと思い出してしまうことがある。
_____ 32. 援助している相手と関わっている間，突然，無意識に恐ろしい体験を思い出すことがある。
_____ 33. 何人かの援助する相手のことで頭がいっぱいである。
_____ 34. 援助している相手のトラウマとなる経験が頭から離れず眠れない。
_____ 35. 自分の関わっている被害者をどのように援助できるか考えると楽しくなる。
_____ 36. 援助している相手のトラウマとなるストレスに"侵されている"のではないかと思う。

_____ 37. 援助している相手のトラウマとなるストレスに"耐性ができている"のではないかと思う。
_____ 38. 援助している相手の幸福についてあまり気にかけなくなってきたと思う。
_____ 39. 援助者としての自分の仕事にはまってしまったと感じることがある。
_____ 40. 援助している相手と関わることに絶望を感じる。
_____ 41. さまざまなことについて"イライラ"し、このことが自分の援助しているある特定の人のせいだと思う。
_____ 42. 援助している人のなかでできれば避けたいと思う人がいる。
_____ 43. 援助している人のなかには一緒にやっていて特に楽しいと思う人がいる。
_____ 44. 援助している相手と関わっていて危険な目に遭ったことがある。
_____ 45. 援助している人のなかには自分のことを個人的に嫌っている人がいるように感じる。

対人援助者としてのあなたについてと,援助する仕事の環境についてお尋ねします

_____ 46. 援助者としての自分の仕事が好きである。
_____ 47. 援助者としての仕事をするのに必要な手段と資源をもっていると思う。
_____ 48. 援助者としての仕事をすると,疲弊したり,嫌になったり,参ったりするように思う。
_____ 49. 援助者としての仕事をすると,抑うつ的に感じることがある。
_____ 50. 援助者として"成功している"と思う。
_____ 51. 私生活と援助活動を切り離すことがうまくいかない。
_____ 52. 同僚とうまくいっている。
_____ 53. 必要なとき,同僚に頼って助けてもらえる。
_____ 54. 同僚が助けを必要とするときに,自分を頼ってくれる。
_____ 55. 同僚を信頼している。
_____ 56. ほとんどの同僚に共感を覚えられない。
_____ 57. 援助技法の内容をきちんと理解し,使えることがうれしい。
_____ 58. 個人的な満足のためよりも,お金や名声のために働いていると感じる。
_____ 59. 好きでもない事務仕事をしなければならないにもかかわらず,その上援助活動をしなければならない時間もある。
_____ 60. 私生活と援助活動を切り離すのが難しい。
_____ 61. 援助のスキルや手順を維持することができてうれしい。
_____ 62. 援助者としての役割について,自分は役に立っておらず,幻滅し憤りを感じている。
_____ 63. 援助者として,自分は"できそこない"だと思う。
_____ 64. 人生の目標を達成するのに成功していないと思う。
_____ 65. 援助者として働く中で,官僚主義的な重要でない仕事もしなくてはならない。
_____ 66. ずっと援助者でいるつもりである。

集計方法

この質問票はまだ研究中です。集計の評価結果はあくまで参考であり,確証情報ではないことにご留意下さい。
1. すべての項目に答えて番号を書き入れてあるか,確認して下さい。
2. 以下のように,項目番号に印をつけて下さい。
    a. 次の 26 項目に×印をつけて下さい。1-3, 5, 9-11, 14, 19, 26-27, 30, 35, 37, 43, 46-47, 50, 52-55, 57, 59, 61, 66.
    b. 次 17 項目にレ印をつけて下さい。17, 23-25, 41, 42, 45, 48, 49, 51, 56, 58, 60, 62-65.
    c. 次の 23 項目に○印をつけて下さい。4, 6-8, 12, 13, 15, 16, 18, 20-22, 28, 29, 31-34, 36, 38-40, 44.
3. 記入した番号を印別に合計点を算出して下さい。評価は以下の通りです。
    a. あなたの共感満足度(×印の項目)118 以上=特優;100-117=優;82-99=良;64-81=可;63 以下=劣
    b. あなたのバーンアウトの注意度(レ印の項目)36 以下=注意不要;37-50=注意;51-75=要注意;76-85=特に要注意
    c. あなたの共感疲労の注意度(○印の項目)26 以下=注意不要;27-30=注意ほぼ不要;31-35=注意;36-40 要注意;41 以上=特に要注意

ウト症状に最も大きく寄与する因子に，クライエントの問題が挙げられるであろう。すなわち，クライエントの症状の慢性性，激しさ，複雑さといった，サービス提供者の能力のいかんにかかわらないと思われるものである (Freudenberger, 1974, 1975 ; Maslach, 1976, 1982 ; Maslach & Jackson, 1981)。さらに，サービス提供者はクライエントの福利向上を目指してがんばる一方で，福祉事業のシステムにおいて，えてしてエンパワメントや福利厚生に水をさす政策や機構とやりあうという修羅場にいることにカーガーやバーが注目している (Karger, 1981 ; Barr, 1984)。

例えば児童福祉司は，子どもを監察し保護する政策と手続きに従い，その一方で同時に敵意むき出しの両親を相手にしつつ，いっぺんに何十件ものケースを担当せざるを得ないことがよくある。こういった職種での転職率は非常に高いが，それは労働量の多さによるものであって，仕事の性質や感情的な代償によるものではない。

感情的疲弊の結果として徐々に現れるバーンアウトとは対照的に，二次的外傷性ストレスは何の前触れもなく突然起こる。症状の急激な発現に加え，二次的外傷性ストレスには無力感や困惑，孤立無援感があり，そして，その症状が実在する原因に直結していないことがよくあるとフィグリーが述べている (Figley, 1995)。しかし，二次的外傷性ストレスは症状回復ペースも速い。心理セラピストのための共感疲労自記式テストは，バーンアウトと二次的外傷性ストレスの違いがセラピストにわかるように作ったものである。これは決定版ではなく検討されてゆくものである。この尺度は表1-1に示され，詳細については各書で触れられている (Figley, 1995 ; Figley & Stamm, in press)。

なぜ共感ストレスと共感疲労にかかるのか

このように，二次的外傷性ストレスや二次的外傷性ストレス障害は，長年観察されいろいろな名前で呼ばれてきた事象の最新かつ最も正確な記述のことである。しかし，この現象についての最も好適な用語は，本論でもこのあと出てくる語のひとつ，共感疲労 (Joinson, 1992) という概念である。『ウェブスター英語詳細百科辞書』(*Webster's Encyclopedic Unabridged Dictionary of the*

English Language 1989）では共感（compassion）を「苦痛や逆境に見舞われた他者に対する深い共感や悲嘆の感情で，その人の苦痛やその原因を取り除き癒したいという強い希求を伴うもの」（p. 299）と定義している。反意語は無慈悲（merciless）や無関心（indifference）である。筆者がざっと調べたところ，共感ストレスと共感疲労は，看護師（ジョインソンが1992年看護師のバーンアウトについて述べた論文でこの用語を最初に使用した），救急隊員，その他日常業務で二次的外傷性ストレスや二次的外傷性ストレス障害を体験する職種の間で好んで使用されている。したがってこれらの用語は，二次的外傷性ストレスや二次的外傷性ストレス障害で困っている人も同じように使用できるであろう。人によってはこのようなレッテル貼りは軽蔑的なのではないかという懸念を感じるかもしれないが，看護師やセラピストとしての日常業務においては，ストレスや共感の疲労という言葉は，仕事上経験することの原因や特徴をよりよく表しているのである。

著者は他著でも（Figley, 1995），共感疲労を起こさない人がいる一方で，起こす人はどのように起こすのか，なぜ起こすのかということを説明する2つのモデルを提示している。この理論の中心となるのは，感情移入と曝露である。トラウマを負った人に共感的でなければ，あるいはトラウマを負った人にさらされなければ，共感疲労の心配はほとんどない。一貫して著者らは，トラウマを負った人びとを対象に仕事をすることを常とする専門家——とりわけセラピスト——の特殊な脆弱性について議論している。これらトラウマ・ワーカーは共感疲労に対し，より感受性が高い。この特殊な脆弱性の一部は，いくつもの理由に起因する。この理由とは，トラウマ・ワーカーはトラウマを生み出す激烈な現実に常に片足を突っ込んでいるという事実に関連するものである。この結果，どんなに頑強に抵抗しようとしても，トラウマ・ワーカーはこの激烈な現実に飲み込まれてしまうのである。なぜトラウマ・ワーカーが特に共感疲労になりやすいかという理由に，治療に携わるうえで自然に発生するこの副産物のほか，4つの理由が挙げられる。

1. 共感性がトラウマ・ワーカーがトラウマを負った人を援助するうえで最も重要な資質であること。共感性は，問題点の評価や治療アプローチの構築には欠かせない。クライエントから見た状況，またクライエント

の家族から見た状況も検討されるべきだからである。しかし前述したように，二次的外傷性ストレスや二次的外傷性ストレス障害に関する研究からは，感情移入は一次被害者から「二次被害者」へと外傷性の要素を誘導する重要な因子ということが示唆されている。このように，われわれがトラウマを負った人に感情移入する過程はその人の外傷性の体験を理解する一助となるが，同時にこの過程においてわれわれもまたトラウマを負う可能性があるのである。

2. 多くのトラウマ・ワーカーは人生において何らかの外傷性の出来事を体験していること。トラウマ専門家は多種多様な外傷性の出来事の前後関係に着目するため，トラウマ・ワーカーが体験したと同様のトラウマを負った人を対象とすることが必然的にある。トラウマ・ワーカー自身の体験や対処法をクライエントに対し過剰に一般化したり，かつてとった方法を過剰に押しつけるという危険性がある。例えば，犯罪被害トラウマはトラウマ・ワーカーの体験とは非常に異なっていると言えるが，それでもカウンセラーにとっては同様と考えるに足り，注意深く話を聞かなくなってしまう。また，カウンセラーが自分にとって有用だった方法，しかし被害者にとっては効果がない，あるいは最悪の場合被害者にとって適切でない方法をクライエントに勧めたりすることもあろう。

3. トラウマ・ワーカーが持つ未解決のトラウマが，クライエントが同様のトラウマを話したときに活性化されること。トラウマ・ワーカーがそれまでに外傷性の出来事を体験したサバイバーで，外傷性の葛藤を未解決のまま隠し抱いているということもありうる。クライエントの外傷性の体験を聞くことで，彼らが抱える問題が刺激され再燃する可能性がある。サーニー，ヤッセン他が過去の外傷性の体験が現在の機能化に及ぼす影響力を立証している (Cerney, 1995 ; Yassen, 1995)。

4. 子どものトラウマはケア提供者にとって見過ごせないものであること。警察官，消防士，救急救命士，他非常事態に関わるワーカーの報告によれば，最も共感疲労に陥りやすいのは，子どもの苦痛を前にしたときである (Beaton & Murphy, 1995 参照)。また，子どもがトラウマ・カウンセリングの中心となることやカウンセリングにおいて重要な役割を担うことが多いだけに，トラウマ・ワーカーは他の実践家に比べ児童

期のトラウマを目の当たりにすることが多い。

次世代専門家のトレーニングと教育への提言

　前述した著書（Figley, 1995）では専門家の生活におけるトラウマの役割を詳細に述べた。そこでは共感疲労（二次的外傷性ストレスなど）についてのこれまでの知識，新しく得た知識を明らかにする学問的かつ実践的な文献をつぶさに検討した。どの著者も独自の理論，概念，評価・治療法を提言していた。しかし，トラウマ・ワーカーの教育についての提言を論じているものはほとんどない。

　教育者として，同時に研究者，実践家として，筆者は次世代トラウマ・ワーカーが心配である。共感疲労に関する知識──どのような者が，いつ，どのような状態で陥るのか，どうしたら治療できるのか，どうしたら予防できるのか──それについてこれまでにかなりの知識が得られてはいるが，もっともっと知る必要があるのである。共感疲労はケア・サービス提供者──それが家族の一員，友人，家族カウンセラーであれ，ケア・サービス提供者の労働災害であると理解するだけの知識をわれわれは得ている。

　ということは，われわれ実務の専門家は学生や実習生にこういった危険に対する心の準備を促す特殊な責務を負っているわけである。まずは履修過程でストレス，バーンアウト，共感疲労について教えること，そして，とくに実践場面でのスーパービジョンで説明することが出発点である。

　自分のところの教育センターとそこに援助を求めてくるクライエントといった比較的保護された環境を，こういった問題を議論する機会として役立てることができる。前述したように，共感疲労の予防の基本原理のいくつかは有用であろう。加えて，実習プログラムでは，(a) 個々のワーカーおよび他構成員（スーパーバイザーを含む）を動揺させることになるかもしれないが，すべての臨床材料を取り扱うことを不可欠とする方針を実施すること，(b) 動揺してしまうような臨床材料については，信頼できる人（配偶者など）と内密に──倫理規程に違反しない範囲で──話していい，話しておくべきであること，しかしその相手もまた同様に動揺する可能性があることも知っておくこ

と，(c) 共感疲労にならないような多様な方法を，臨床効果が犠牲にならないようにしながら試してみることができるであろう。

　われわれは全力を尽くしてトラウマ・ワーカーに心の準備をさせて備えなければならない。いろいろな論文で言及しているが（Figley, 1995），われわれにはこの仕事における危険についての「告知義務」がある。と同時に，この仕事は非常に実り多いものであることを強調する必要もある。はなはだしくストレスとなる出来事のショックで悲しみ打ちひしがれ絶望していた人びとが，希望と喜びに満ち溢れ人生に目的と意味を新しく見出す姿に変化する現場に立ち会えるのである。この変容は，共感疲労に苦しんでいると自覚する専門家にとっても等しく可能である。本章，本書，そして他著（Figley, 1995など）が，被害に苦しむ人，そして専門家，双方の援助を求める人にとって，このような変容の一助となることを切に願う。

参考文献

American Psychiatric Association. (1980). *Diagnostic and statistical manual of mental disorders* (3rd ed.). Washington, D.C.: American Psychiatric Association.

American Psychiatric Association. (1987). *Diagnostic and statistical manual of mental disorders* (3rd ed., rev.). Washington, D.C.: American Psychiatric Association.

American Psychiatric Association. (1994). *Diagnostic and statistical manual of mental disorders* (4th ed. draft). Washington, D.C.: American Psychiatric Association.

Andur, M. & Ginsberg, T. (1942). Folie a deux. *Medical bulletin of the veterans administration, 14*, 230–263.

Barr, D. (1984). Burnout as a political issue. *Catalyst, 4* (4), 68–75.

Beaton, R. & Murphy, S. A. 1995. Working-people in crisis: Research implications. In C. R. Figley (Ed.), *Compassion fatigue: Coping with secondary PTSD among those who treat the traumatized*. New York: Brunner Mazel.

Blake, D. D., Albano, A. M. & Keane, T. M. (1992). Twenty years of trauma: Psychological abstracts 1970 through 1989. *Journal of traumatic stress, 5* (3), 477–484.

Brill, A. (1920). The empathy index and personality. *Medical record*, 97, 131–134.

Cherniss, C. (1980). *Staff burnout: Job stress in the human services*. Beverly Hills, CA: Sage.

Colligan, M. J. & Murphy, L. R. (1979). Mass psychogenic illness in organizations: An overview. *Journal of occupational psychology*, 52, 77–90.

Corey, G. F. (1991). *Theory and practice of counseling psychotherapy*. Belmont, CA: Brooks Cole.

Courage, M. M. & Williams, D. M. (1986). An approach to the study of burnout in professional care providers in human service organizations. *Journal of social service research*, 10 (1), 7–22.

Danieli, Y. (1985). The treatment and prevention of long term effects and intergenerational transmission of victimization: A lesson from Holocaust survivors and their children. In C. Figley (Ed.), *Trauma and its wake: Study and treatment of PTSD*. New York: Brunner/Mazel.

English, O. S. (1976). The emotional stress of psychotherapeutic practice. *Journal of the American academy of psychoanalysis*, 4, 191–201.

Figley, C. R. (1975). Interpersonal adjustment and family life among Vietnam veterans: A general bibliography. *Congressional record*, February 19.

Figley, C. R. (1978). Psychosocial adjustment among Vietnam veterans: An overview of the research. In C. R. Figley (Ed.), *Stress disorders among Vietnam veterans: Theory, research, and treatment*. New York: Brunner/Mazel.

Figley, C. R. (1982). Traumatization and comfort: Close relationships may be hazardous to your health. Keynote address for Families and Close Relationships: Individuals in Social Interaction, Conference at Texas Tech University, Lubbock, TX.

Figley, C. R. (1983a). Catastrophe: An overview of family reactions. In C. R. Figley & H. I. McCubbin (Eds.), *Stress and the Family: Coping with Catastrophe* (v. 2). New York: Brunner/Mazel.

Figley, C. R. (1983b). The family as victim: Mental health implications. In P. Berner (Ed.), *Proceedings of the VIIth world congress of psychiatry*. London: Plenum.

Figley, C. R. (1985a). The role of the family: Both haven and headache. In M. Lystad (ed.), *Role stressors and supports for emergency workers* (DHH publication # 85–1408 [Adm], 84–94). Washington, D.C.: U.S. Government Printing Office.

Figley, C. R. (1985b). From victim to survivor: Social responsibility in the wake of catastrophe. In C. R. Figley (Ed.), *Trauma and its wake: The study and treatment of PTSD*. Brunner/Mazel: New York.

Figley, C. R. (1986). Traumatic stress: The role of the family and social support system. In C. R. Figley (Ed.), *Trauma and its wake: The study and treatment of post-traumatic stress disorder* (v. 2). New York: Brunner/Mazel.

Figley, C. R. (1988a). Toward a field of traumatic stress. *Journal of traumatic stress*, 1 (1), 3–16.

Figley, C. R. (1988b). A five-phase treatment of PTSD in families. *Journal of traumatic stress*, 1 (1), 127–139.

Figley, C. R. (1988c). Victimization, trauma, and traumatic stress. *Counseling psychologist*, 16 (4), 635–641.

Figley, C. R. (1989). *Helping traumatized families*. San Francisco: Jossey-Bass.

Figley, C. R. (1992a). Posttraumatic stress disorder, part I: Empirically based conceptualization and symptom profile. *Violence update*, 2 (7), 1; 8–11.

Figley, C. R. (1992b). Posttraumatic stress disorder, part IV: Generic treatment and prevention approaches. *Violence update*, 3 (3).

Figley, C. R. (1993). Compassion stress and the family therapist. *Family therapy news*, (February), 1–8.

Figley, C. R. (1994). Coping with stressors on psychoanalytic psychotherapy. In J. Strachey (Ed. and Trans.), *The standard edition of the complete works of Sigmund Freud* (v.2). 139–151. London: Hogarth.

Figley, C. R. (Ed.) (1995). *Compassion fatigue: Coping with secondary traumatic stress disorder in those who treat the traumatized*. Brunner/Mazel: New York.

Figley, C. R. & Stamm, B. H. (in press). Review of the Compassion Fatigue Self-Test. In B. H. Stamm (Ed.), *Measurement of trauma, stress, and adaptation*. Lutherville, MD: Sidran Press.

Freudenberger, H. J. (1974). Staff burnout. *Journal of social issues, 30* (1), 159–165.

Freudenberger, H. J. (1975). Staff burnout syndrome in alternative institutions. *Psychotherapy, 12* (1), 73–82.

Freudenberger, H. J. (1986). The issues of staff burnout in therapeutic communities. *Journal of psychoactive drugs, 18* (2), 247–251.

Gold, J. H. & Nemiah, J. C. (Eds.). (1993). *Beyond transference: When the therapist's real life intrudes.* Washington, D.C.: American Psychiatric Press.

Gralnick, A. (1939). Folie a deux: The psychosis of association. *Psychiatric quarterly, 15*, 277–279.

Hartsough, D. & Myers, D. (1985). *Disaster work and mental health: Prevention and control of stress among workers.* Washington, D.C.: National Institute of Mental Health, Center for Mental Health Studies of Emergencies.

Hayes, J. A., Gelso, C. J., Van Wagoner, S. L., & Diemer, R. A. (1991). Managing countertransference: What the experts think. *Psychological reports, 69*, 138–148.

Hunter, R. & Macalpine, I. (1963). *Three hundred years of psychiatry, 1535–1860.* London: Oxford University Press.

Johansen, K. H. (1993). Countertransference and divorce of the therapist. In J. H. Gold. & J. C. Nemiah (Eds.), *Beyond transference: When the therapist's real life intrudes.* Washington, D.C.: American Psychiatric Press.

Joinson, C. (1992). Coping with compassion fatigue. *Nursing, 22* (4), 116–122.

Kahill, S. (1988). Interventions for burnout in the helping professions: A review of the empirical evidence. *Canadian journal of counseling review. 22* (3), 310–342.

Karger, H. (1981). Burnout as alienation. *Social service review, 55* (2), 268–283.

Kishur, R. (1984). Chiasmal effects of traumatic stressors: The emotional costs of support. Master's thesis, West Lafayette, Indiana: Purdue University.

Kuhn, T. (1970). *The structure of scientific revolutions* (2nd ed.). Chicago: University of Chicago Press.

Laughlin, H. P. (1970). *The ego and its defenses.* New York: Appleton-

Century-Crofts.
Maslach, C. (1976). Burn-out. *Human behavior,* 5 (9), 16–22.
Maslach, C. (1982). *Burnout: The cost of caring.* Englewood Cliffs, NJ: Prentice Hall.
Maslach, C. & Jackson, S. E. (1981). The measurement of experienced burnout. *Journal of occupational behavior,* 2 (2), 99–113.
Maslach, C. & Jackson, S. E. (1984). Patterns of burnout among a national sample of public contact workers. *Journal of health and human resources administration,* 7 (2), 189–212.
McCann, L. & Pearlman, L. A. (1990). Vicarious traumatization: A framework for understanding the psychological effects of working with victims. *Journal of traumatic stress,* 3 (1), 131–149.
McCubbin, H. I., Dahl, B. B., Lester, G. R., & Ross, B. (1977). *The POW and his children: Evidence for the origin of second generational effects of captivity.*
Miller, K. I., Stiff, J. B., & Ellis, B. H. (1988). Communication and empathy as precursors to burnout among human service workers. *Communication monographs,* 55 (9).
NiCarthy, G., Merriam, K., & Coffman, S. (1984). *Talking it out: A guide to groups for abused women.* Seattle: Seal Press.
Ochberg, F. M. (1988). *Post-traumatic therapy and victims of violence.* New York: Brunner/Mazel.
Pines, A. M. (1993). Burnout. In L. Goldberger & S. Breznitz (Eds.), *Handbook of stress: Theoretical and clinical aspects* (2nd ed.). New York: Free Press.
Pines, A. M. & Aronson, E. (1981). *Burnout.* Schiller Park, IL: M.T.I. Teleprograms.
Pines, A. M. & Aronson, E. (1988). *Career burnout: Causes and cures.* New York: Free Press.
Pines, A., Aronson, E., & Kafry, D. (1981). *Burnout: From tedium to personal growth.* New York: Free Press.
Pines, A. & Maslach, C. (1980). Combating staff burnout in child care centers: A case study. *Child care quarterly,* 9, 5–16.
Remer, R. & Elliot, J. (1988a). Characteristics of secondary victims of sexual assault. *International journal of family psychiatry,* 9 (4), 373–387.
Remer, R. & Elliot, J. (1988b). Management of secondary victims of sexual assault. *International journal of family psychiatry,* 9 (4),

389–401.
Rosenheck, R. & Thompson, J. (1986). "Detoxification" of Vietnam war trauma: A combined family-individual approach. *Family process*, 25, 559–570.
Scott, W. J. (1993). *The politics of readjustment: Vietnam veterans since the war*. New York: Aldine De Gruyter.
Solomon, Z. (1989). A three year prospective study of PTSD in Israeli combat veterans. *Journal of traumatic stress*, 2 (1), 59–73.
Stanton, M. D. & Figley, C. R. (1978). Treating the Vietnam veteran within the family system. In C. R. Figley (Ed.), *Stress disorders among Vietnam veterans: Theory, research, and treatment*. New York: Brunner/Mazel.
Van Wagoner, S. L., Gelso, C. J., Hayes, J. A., & Diemer, R. A. (1991). Countertransference and the reputedly excellent therapist. *Psychotherapy: Theory, research and practice*, 28, 411–421.
Veith, I. (1965). *Hysteria: The history of a disease*. Chicago: University of Chicago Press.
Verbosky, S. J. & Ryan, D. A. (1988). Female partners of Vietnam veterans: Stress by proximity. *Issues in mental health nursing*, 9, 95–104.
Webster's Encyclopedic Unabridged Dictionary of the English Language. (1989). New York: Gramercy.
Wilson, J. P. and Raphael, B. (1993). *International handbook of traumatic stress syndromes*. New York: Plenum.

訳者補遺

Cerney, M. S. (1995). Treating the "Heroic Treaters". In C. R. Figley (Ed.), *Compassion fatigue : Coping with secondary PTSD among those who treat the traumatized*. New York : Brunner Mazel.

Flannery, R. B. (1992). *Post-traumatic stress disorder : the victim's guide to healing and recovery*. New York : Crossroad.

Freud, S. (1949). *An outline of psychoanalysis*. New York : Norton. (Original work published 1940.)

Freud, S. (1959). Future prospects of psychoanalytic psychotherapy. In J. Strachey (Ed., Trans.), *The standard edition of the complete psychological works of Sigmund Freud* (Vol. 2, pp.139-151). London : Hogarth Press. (Original work published 1910.)

Pines, A. M. & Aronson, E. (1989). *Career burnout : Causes and cures*. (Paperback Edition) New York : Free Press.

Yassen, J. (1995). Preventing secondary traumatic stress disorder. In C. R. Figley (Ed.), *Compassion fatigue : Coping with secondary PTSD among those who treat the traumatized*. New York : Brunner Mazel.

第2章
トラウマへの二次的曝露と
セラピストが自己申告した困難

ケリー R. クレストマン

　本章は，外傷性ストレスを持つクライエントを治療するセラピストについての調査短報であり，本書には本章を含めてそのような短報が2つ含まれている。ケリー・クレストマンは，トラウマ・クライエントを多数担当するセラピストほどトラウマ関連症状を多く訴え，家族や友人との交友が少ない傾向にあるという調査結果を考察している。これはわれわれトラウマに取り組む者にとっては脅威となるゆゆしき発見である。しかし，クレストマンは同時に，経験と生活の質という変数が多数症状を報告することの媒介変数となっていることも見出している。さらに，多数症状を報告することは必ずしも恐怖症的回避があることを表すのではなく，実在する危険を高く自覚した表れであるとしている。そうであるなら，臨床家にどれくらいの危険があるのか，また望ましくない影響を積極的に和らげるにはどうしたらいいかを明らかにすることはきわめて重要であると言える。

　代理トラウマ（McCann & Pearlman, 1990），接触被害（Courtois, 1988），二次的外傷後ストレス反応（Dutton & Rubenstein, 1995 ; Figley, 1995）などは，メンタル・ヘルスに関わる専門家，それも外傷性の出来事を体験したサバイバーを治療する専門家にみられる破壊的で苦痛な心理的影響を表すために使われてきた用語である。二次的な外傷後ストレス反応は，セラピストが直接体験していない外傷性の出来事を打ち明けられたとき特有の反応で，これらの影響は一般的な概念である逆転移やバーンアウトなどとは区別されてきた（Danieli, 1985）。セラピストの二次的トラウマとは，トラウマ・サバイバー自

身に観察されるような症状であると仮定されてきた。症状には，クライエントが開示したトラウマに関連する侵入的な視覚イメージ (Courtois, 1988; Danieli, 1988; Herman, 1992 b; McCann & Pearlman, 1990)，回避反応 (Blank, 1985; Courtois, 1988; Dutton, 1992; Haley, 1974)，生理的覚醒 (McCann & Pearlman, 1990; Dutton & Rubenstein, 1995; Figley, 1995)，その他，身体的愁訴 (Herman, 1992 a, 1992 b)，感情的苦痛 (Blank, 1985; Courtois, 1988; Herman, 1992 a, 1992 b; Scurfield, 1985)，嗜癖行動または強迫的行動 (Crews et al., 1992; Dutton & Rubenstein, 1995; Figley, 1995; Herman, 1992 b; McCann & Pearlman, 1990)，そして，機能障害 (Dutton & Rubenstein, 1995; Figley, 1995; Herman, 1992 b; McCann & Pearlman, 1990) などが挙げられる。全般的に，苦痛は，セラピスト個人の特性，クライエントとトラウマの特性，セラピストの対処努力，そしてセラピーを行っている環境という危険因子と回復力因子を変数とすると仮定される (Dutton & Rubenstein, 1995; Figley, 1995)。

このモデルを検証するため，国際トラウマティック・ストレス研究学会 (ISTSS)，国際多重人格・解離研究学会 (ISSMP&D)，米国夫婦・家族セラピスト協会（AAMFT）所属のセラピストに質問紙を郵送して調査を行った。質問紙一式は，個人の生育歴，職歴，心理的症状，認知シェーマ，対処行動，そして行動の変化を査定することを目的とし，作成したか，あるいは既存のものから抽出した。要約すると，二次的にトラウマに曝されたと申告するセラピストは曝されなかったセラピストに比べ，トラウマ特有の反応を測る尺度において苦痛や症状がより多いのではないか，そして，認知シェーマを測る尺度ではよりネガティブな認知を持つのではないか，と推測された。また，個人に関する変数と状況に関する変数が二次的トラウマ曝露とマイナスの結果との関係を表す媒介変数となるのではないか，ということも仮説とする。

実証結果

得られた結果はこれらの予想の大部分を裏付けるものだった。第一に，二次的曝露と心理的苦痛の変化との間に予測関連性が示された。特に，トラウマへ

の二次的曝露は，出来事インパクト尺度（Horowitz et al., 1979）で測った，侵入症状と回避症状の増大と関連があった。また，トラウマ症状チェックリスト（Elliott & Briere, 1991）で測った，解離症状と睡眠障害の増大とも関連があった。二次的曝露を体験したセラピストは，臨床的に問題となるような評価得点には至らないが，体験していないセラピストと比べると苦痛のレベルに有意に差があった。

　第二に，二次的曝露とセラピストの苦痛との関連を説明すると見られるいくつかの変数が得られた。とりわけ，専門職経験が長いことと，回避，解離，不安，性的虐待によるトラウマ症状の少なさに関連があった。また，収入が高いと，すべての測定症状が少ないという関係があった。在職教育履修数で測った補助的な研修の利用頻度は，回避の減少と関連があった。担当クライエントのうちトラウマ・クライエントの割合の高さと，解離，不安，性的虐待によるトラウマ症状，侵入の強度とに関連が，臨床活動に費やす時間の割合が他の活動時間より高いことと，回避の増大とに関連があった。そして，調査活動に割く時間の割合が高いことと回避の減少にも関連があった。

　第三に，世界観尺度（Janoff-Bulman, 1989）で直接評価した認知シェーマに有意差はなかった。しかし，修正版行動変化チェックリスト（Mac Ian & Pearlman, 1992）に見られる，セラピストの安全のシェーマに関係する行動は，トラウマ・クライエントと過ごした時間の総計と関連があった。今回の標本では，担当ケース中トラウマ・クライエントの占める割合が高いと，セラピストは自分の子どもを家から離れたところで活動させることが少なく，一般に「危険」と言われる行動をとることが少なく，職場に自分一人だけのときクライエントと差し向かいになることをあまり好まず，ドアの施錠を確かめることや物音に聞き耳を立てることが多い。これらの行動は明らかに自分の安全や配偶者・子どもなど大切な人たちの安全に関連している。またこれらは，二次的曝露の衝撃がセラピストの安全に関する認知に表れたものと解釈できる。

　そのほか，トラウマ・クライエントが担当ケース中占める割合により異なる行動には，家族あるいは友人と仕事の話をする，専門家の集まりに参加する，などがある。トラウマ・クライエントが占める割合が高いセラピストは，家族あるいは友人と仕事の話をすることが少なく，専門家の会議や集まりに参加することが多い。これらの行動は，話を打ち明ける相手を限定することと，トラ

ウマ・セラピーについて討論できる別の場を探すことによって，周囲の大切な人びとを守ろうとする試みの表れであろう。彼らの極限的な仕事の性質に関連する，セラピストの孤立感や疎外感を反映してもいる。会議や専門家活動の場で他のトラウマ・セラピストとの出会いを求めることは，他の人と意気投合したい，一体感を取り戻したい，という表れとも言える。

　要約すると，二次的曝露を体験するセラピストには，トラウマ関連症状の若干の増加を報告する傾向，自分と家族を危害から守ろうとする努力の増加を報告する傾向がある。専門職経験，収入，学校卒業後の研修の機会が多いほど，症状報告は減少する。症状報告増加に関するその他の危険因子は，臨床活動が非臨床活動に比して多いこと，担当ケース中トラウマ・クライエントが占める割合が高いことである。したがって，総体的症状の増加は，全般的に臨床活動に費やす時間の割合と，そして特にトラウマ・クライエントとすごす時間の多さとに関連があると言える。

考　察

　症状スコア平均値は治療を要するレベルにはなっていないことに留意したい。それから，安全に関する行動の変化と回避症状尺度における極端な値との関連はないので，安全に関する行動の変化は，恐怖症的回避とするよりは，実在する危険の自覚の高まりを表していると言える。

　トラウマ・セラピストのほとんどが二次的トラウマを免れることはないと言える。多数のセラピストが，もうそれからは立ち直った過去の話としてだが，短期間とはいえかつて圧倒された，極度の苦痛のエピソードを報告している。これらのセラピストにとって二次的にトラウマに曝露された後の極度の苦痛は，普段使わないような対処方法によらないとそこから回復できないような慢性的な現象ではなく，急性ですぐ治るもののようである。

　また今回の標本のなかには，症状スコア平均値が正常範囲内にあっても，トラウマへの二次的曝露に関連する極度の持続的な苦痛を体験しているセラピストもいた。これはトラウマ症状尺度項目の症状レベルの高い群と，質問紙の中にある自由記述欄に自らの話を記述している群である。なかには治療を要した

り，何例かでは勤務先の変更に至るような極度の苦痛と衰弱してしまうほどの不安といった反応を記述した者も数人いた。このような極度の長期に渡る反応はまれだが，二次的ストレス反応の極端な例をよく表している。

　セラピストへの二次的曝露のインパクトを最小限に抑える方法を探ってみると，今回の調査結果は，本書他に見られるセラピストのセルフ・ケアのための提言（McCann & Pearlman, 1990；Dutton & Rubenstein, 1995；Figley, 1995）を支持するものであった。駆け出しのトラウマ・セラピストがスーパービジョンやサポートを受ける機会を多く持つことは，とくに重要であると言える。今回の標本では，経験の少ないセラピストが最も苦痛を訴えていた。専門家として発展途上の大切な時期に，二次的とはいえ，しつこく繰り返すトラウマを体験するのであるから無理もない。セラピストはそうでない一般集団に比べて児童期のトラウマや他のトラウマを報告する率が高いという多数の文献のデータも考え合わせると，このことは，トラウマあるいはトラウマの二次的体験には多くの面でセラピストの成長を変えてしまう可能性があるという知見を裏付けている。

　今回のデータからは，トラウマ・セラピストにとって定期的に研修に参加することが重要な緩和機能であることも示唆される。参加することにより，明らかにスキルと知識の獲得という利得がある一方，社会的・専門的サポートを多く受けることや照会先のネットワークを多く知ることが孤立感や重い肩の荷の軽減に役立つであろう。こういった活動は必ずしもトラウマに焦点を合わせたものである必要はない。今回の標本では，トラウマ分野でない在職教育履修にも不安症状軽減との関連があった。

　フルタイムでトラウマ・サバイバーとの臨床を行うよりも，さまざまな活動に参加することが推奨される。これはトラウマに限らないいろいろなケースを担当することで解決できるであろう。専門の範囲内で非臨床活動に携わることでもよい。たとえば，調査活動に参加して臨床活動範囲を狭めざるを得なくすることが緩衝となるし，臨床問題について人間関係という構造に準拠しない思考法をとることも緩衝となるだろう。

　そして最後に，他の生活ストレス源を最小限に抑えることが大切である。今回の調査では，収入が顕著な因子であったが，今回の調査項目にはない，別のもっと一般的なストレス源がトラウマ・セラピストの資質に影響を及ぼしてい

ることも考えられる。一般的なストレス源となるものは，これらに限るということはないが，自分や配偶者等の身体的健康，職業についての一般的な充足感，そして，家族と人間関係についての充実感である。これらの提言は，トラウマ・サバイバーを対象とするセラピストから得られたデータに基づいており，すべてのセラピストのための適当なセルフケアの出発点を表しているわけではない。ましてやすべての人のためのセルフケアの出発点を表しているわけでもない。

　今回の調査の限界は尺度の感度である。現在トラウマ・サバイバーを対象に諸症状を調べることを目的として使用されている尺度は，二次的に曝露されたメンタル・ヘルス専門家を対象としたときに，どの程度の症状の増減を検出できるのだろうか。今回得られた症状尺度値は概して要治療範囲には入っていない。しかし，臨床例と同程度のスコアを記録した被験者もいた。このことより，症状の増減があるとしてもそれは極端な値ではなく，もっと細やかな測定技法を必要とすることが示唆される。また，セラピストが二次的にトラウマに曝露されたあとに受ける極度の苦痛は，慢性というよりは急性の現象だということも言えるであろう。今回のアプローチでは質問が一般的すぎるため，そして二次的曝露特有の出来事に対する反応について質問していないため，極度の苦痛を見落としている可能性がある。将来行う調査では，二次的曝露とセラピストの苦痛との間の一過性の関連についての情報を収集することが重要であろう。

参考文献

Blank, A. S. (1985). Irrational reactions to post-traumatic stress disorder and Vietnam veterans. In S. M. Sonnenberg, A. S. Blank, & J. A. Talbot (Eds.), *The trauma of war: Stress and recovery in Vietnam veterans*. Washington, D.C.: American Psychiatric Press.

Courtois, C. A. (1988). *Healing the incest wound: Adult survivors in therapy*. New York: W. W. Norton.

Crews, J. A., Polusny, M. M., Milstein, K., Arkowitz, L., & Follette, V. M. (1992). Professionals providing services to sexual abuse survivors: Stress and coping responses. Paper presented at the 26th

Annual Meeting of the Association for the Advancement of Behavior Therapy, Boston, MA.

Danieli, Y. (1985). The treatment and prevention of long term effects and intergenerational transmission of victimization: A lesson from Holocaust survivors and their children. In C. R. Figley (Ed.), *Trauma and its wake: The study and treatment of posttraumatic stress disorder*. New York: Brunner/Mazel.

Danieli, Y. (1988). Confronting the unimaginable: Psychotherapists' reactions to victims of the Nazi Holocaust. In J. P. Wilson, Z. Harel, & B. Kahana (Eds.), *Human adaptation to extreme stress: From the Holocaust to Vietnam*. New York: Plenum.

Dutton, M. A. & Rubenstein, F. L. (1995). Trauma workers. In C. R. Figley (Ed.), *Trauma and its wake: Secondary traumatic stress disorder* (v. 3). New York: Brunner/Mazel.

Elliott, D. M. & Briere, J. (1991). Studying the long-term effects of sexual abuse: The Trauma Symptom Checklist (TSC) scales. In A. W. Burgess (Ed.), *Rape and sexual assault: A research handbook* (v. 3). New York: Garland Publishing.

Figley, C. R. (Ed.). (1995). *Compassion fatigue: Coping with secondary stress disorder in those who treat the traumatized.* New York: Brunner/Mazel.

Haley, S. A. (1974). When the patient reports atrocities: Specific treatment considerations of the Vietnam veteran. *Archives of general psychiatry*, 30 (2), 191–196.

Herman, J. L. (1992a). Complex PTSD: A syndrome in survivors of prolonged and repeated trauma. *Journal of traumatic stress*, 5, 377–391.

Herman, J. L. (1992b). *Trauma and recovery*. New York: Basic Books.

Horowitz, M. J., Wilner, N., & Alvarez, W. (1979). Impact of event scale: A measure of subjective stress. *Psychosomatic medicine, 41*, 209–218.

Janoff-Bulman, R. (1989). Assumptive worlds and the stress of traumatic events: Applications of the schema construct. *Social cognition*, 7, 113–136.

McCann, I. L. & Pearlman, L. A. (1990). Vicarious traumatization: A framework for understanding the psychological effects of working with victims. *Journal of traumatic stress*, 3, 131–149.

Mac Ian, P. & Pearlman, L. A. (1992). The behavior change checklist. Unpublished research instrument, Traumatic Stress Institute, South Windsor, CT.

Scurfield, R. M. (1985). Post-trauma stress assessment and treatment: Overview and formulations. In C. R. Figley (Ed.), *Trauma and its wake: The study and treatment of posttraumatic stress disorder*. New York: Brunner/Mazel.

訳者補遺

Dutton, M. A. (1992). Assessment and treatment of post-traumatic stress disorder among battered women. In D. W. Foy, (Ed.), *Treating PTSD : cognitive-behavioral strategies*, pp. 69-98. New York : Guilford Press.

第 3 章
性的トラウマ治療の落とし穴
――サイコセラピストのストレスと二次的トラウマ――

ナンシー・カッサム=アダムス

　本章では性的トラウマを負ったクライエントの治療時，セラピストに及ぶ潜在的な危険性について言及する。世に出ている二次的外傷性ストレスの実証的研究と同じように，本章は，この問題を研究するわれわれを力づけてくれる根拠を示し，また，まだまだ知るべきことはたくさんあることを明らかにしている。調査対象となった100名の学位を持つサイコセラピストからのメッセージは，この仕事を続けることでたしかに影響を受けるということであった。興味深いことに，二次的外傷性ストレスは一般的な職業上のストレスと同じではないという証拠があがっている。実際，ジェンダー，個人のトラウマ歴，性的トラウマを負ったクライエントへの曝露の三つ巴が，侵入症状や回避症状の訴えを予測する。ナンシー・カッサム=アダムスが指摘するように，これは，トラウマを扱う仕事をするという自己選択や，セラピストの自身の脆弱性の認識，クライエントと作業するというセラピストの体験について，今後の研究の課題を浮き上がらせている。

　トラウマを負ったクライエントの治療に携わるサイコセラピストが二次的トラウマを受けるという概念については，外傷性ストレスの研究分野において関心が高まりつつある。臨床家の体験談からはこの現象についての論拠がかなりあがっているし，「共感疲労」（Figley, 1993）や「代理トラウマ」（McCann & Pearlman, 1990）のように，サイコセラピストにおける間接的なトラウマ受傷の力動について何人かが概念化を進めている。多種多様なトラウマ受傷集団に対するサイコセラピストの反応についての記述的報告（Wilson & Lindy,

1994）や，ホロコーストのサバイバー（Danieli, 1988），ベトナムの戦闘に携わった退役軍人（Blank, 1985 ; Haley, 1974），拷問のサバイバー（Bustos, 1990）など特定のトラウマ受傷集団に対する反応についての記述的報告では，その体験の影響力が援助者にも及ぶことや，そして「トラウマは伝染性である」（Herman, 1992, p. 140）可能性が力説されている。

　セラピーのクライエントが暴力被害を体験していたとき，特にクライエントの外傷性体験と外傷後反応がセラピーの主眼であるとき，セラピストはトラウマの現実と実在する悲惨な外傷性の出来事とに真っ向から対峙せざるを得ない。そうすると，セラピストが抱いている世界への適応的な仮定，すなわち，自分は傷つかないという思いや世界は意味があり理解可能であるという思い（Janoff-Bulman, 1985）が，この現実によって妨害されることになる。しかし，このような仮定が日常生活の安全と安定の感覚を保たせているのである。

　トラウマ・サバイバーに関わることは意義があり，得るものがあるということ，また，回復過程においてクライエントの精神力と回復力を目の当たりにする機会に恵まれる役得があるということは，多くのセラピストがわかっているに違いない。だが頻繁に人間のトラウマに曝されるという試練は厳しい。過酷な虐待を体験したサバイバーの治療についての感動的なエッセイで，スティールは述べている。「この仕事に携わる私が知る限りのセラピストはみな，少なくとも一回はこの仕事の恐怖に思いがけず襲われる。このような虐待に直面しては，セラピスト自身の傷つきやすさ，セラピストの無力感は途方もないものとなる」（Steele, 1991, p. 12）。

　セラピストの二次的トラウマに関する実証的な知見は，現象の臨床的・理論的論議に遅れをとってきた。実証的研究，特にトラウマ・サバイバーに関わるセラピストに及ぶ影響について論じた研究は近年ようやく端緒についたところであり（Munroe, 1990 ; Pearlman & Mac Ian, 1993），国際トラウマティック・ストレス研究学会でこの問題が提起されているように，本書は特に時宜を得た欠くべからざる書である。本論は，セラピストの性的トラウマを受けたクライエントへの曝露量と，セラピスト自身のPTSD症状の報告あるいは比較的一般的な職業上のストレス症状の報告との関連性についての検証調査短報としたい。

表 3-1　当調査におけるセラピスト特性

勤務場所	(%)
地元の精神保健センター	52
性被害治療センター	16
大学・短大カウンセリングセンター	15
地元のカウンセリング機関	10
他外来診療機関	7

専門分野	(%)
ソーシャルワーク	37
カウンセリング	25
臨床心理	16
カウンセリング心理	10
看護	3
他	9

　調査計画は以下の通りである。性的トラウマ問題への曝露量とセラピストのストレス症状の報告のレベルあるいは二次的トラウマ症状の病訴のレベルとの関連性を調査するために，臨床での性的トラウマの問題への曝露量とサイコセラピストの経験を勘案して標本を抽出した。さらにセラピストには，トラウマ以外の難しい問題を抱えるクライエントとの接触についても質問した。すなわち，セラピストはいろいろな形の臨床に伴う（トラウマ・クライエントに特有というわけではない）苦痛や困難によって影響されるのかもしれないという対立仮説を検証するためである。

　この調査の被験者は，ヴァージニア州中央部とメリーランド州中央部の外来診療機関勤務の修士または博士の学位を持つサイコセラピストで，自記式質問紙に回答し回収できた100名である（273名に配布，回収率＝37％）。回答者の4分の3が女性で，ほとんどが白人であった。回答者年齢は23歳から65歳で，臨床経験は1年から32年，平均で8.7年であった。全員が修士号以上を持っている。16％が博士号を持っていた。勤務場所と専門分野については，表3-1にまとめた。

　状況因子や環境因子の寄与の可能性を検証するため，セラピストには労働量，臨床のスーパービジョンの時間の使い方について尋ね，職場で受けられる心理的支援や技術的支援について評価してもらった。さらに，被験者には，児童期にあるいは成人してから，6種類のトラウマのうちどれかを自分で体験し

表 3-2 セラピストのトラウマ体験該当率

トラウマ種類	児童期(%)	成人してから(%)
身体的虐待/酷使	10	5
心理的虐待	30	22
性的虐待、性暴力被害	19	4
肉親の死	20	48
火事他天災で家屋喪失	0	4
その他の外傷性体験	21	18
1つ以上のトラウマ	60	66

たことがあるかについて尋ねた。表3-2にトラウマの種類別の該当率を示す。

　この調査では，セラピストが回答した性的トラウマ問題ケースが占める割合（過去1年間担当したケースのうちと，セラピストとなって以来担当したケースのうち）を，セラピーにおける性的トラウマ問題への曝露に相当するものとした。セラピーにおける臨床問題や診断を6つのカテゴリーに分け，調査被験者には担当してきたケースが該当するおおよその割合を答えてもらった。カテゴリーを平均曝露量順（多いものから少ないものへ）に挙げると，抑うつ他の気分障害，性暴力被害や性的虐待の問題，人格障害，物質乱用，分裂病他精神病性障害，外傷後反応（性暴力被害/虐待を除く）であった。性的虐待あるいは性暴力被害クライエントへの曝露量は回答者によってばらつきがあり，範囲は，過去1年においてとセラピストとなって以来の通算での両方とも，担当ケースのうち0%から100%であった（過去1年間担当ケースでの平均＝46.5%，標準偏差33.3，セラピストとなって以来通算担当ケースでの平均＝41.9%，標準偏差28.4）。

主な結果

　この調査からは2つの測定値──一般的な仕事関連ストレスと心理的な苦痛の測定値（個人精神的緊張質問紙，以下PSQ；Osipow & Spokane, 1981）と，外傷後ストレス障害でよく見られるトラウマ症状の測定値（出来事インパクト尺度，以下IES；Horowitz et al., 1979）とが結果として得られた。まず，サイコセラピスト標本のPSQ集計結果を見ると，サイコセラピスト群の症状

レベルは，いろいろな職業の 900 名から成る PSQ 規準群の症状レベルに類似していた。しかし IES 得点については，回答者の約半数が「高得点」範囲——トラウマ受傷者の場合だと，臨床治療が必要であるとされる範囲——にあった。換言すれば，セラピストはクライエントとの仕事に関わる侵入症状と回避症状——「そのことについて感情が強くこみあげてくることがある」「そのときの場面がいきなり頭にうかんでくる」「そのことは考えないようにしている」など——を訴えていたということである。この結果は，サイコセラピーという仕事はセラピストに実際に衝撃を与えているのだという考えを裏打ちするものである。

この調査で，一般的仕事関連ストレス症状（PSQ 得点）と関連があることが判明した唯一の因子は，セラピストが報告した各自職場で受ける支援に対する評価レベルで，支援に対する評価が高いほどストレスレベルが低かった（$r = -.24$，$p < .05$）。ここで得られた一般的仕事関連ストレス測定値は，セラピーにおける性的トラウマ問題への曝露量と線形相関はなく，クライエントが持つ他の問題・診断とも線形相関はなかった。また，今回の調査に含まれるどの状況的特性や個人的セラピスト特性（経験年数，最近の仕事量など）を用いても，PSQ 得点を予測することはできなかった。

今回の調査の中核的な発見は，IES によって測定されたセラピストの PTSD 症状レベルと，性的トラウマ受傷クライエントへの曝露量レベルとの間に線形相関があったということである。累積（通算）曝露量では $r = .36$，$p < .001$ であった。また，過去 1 年間の担当ケースのうち性的トラウマ問題が占める割合として報告されている最近の曝露量との間にも線形相関があった（$r = .26$，$p < .01$）。2 つの測定値（通算曝露量と過去 1 年の曝露量）の間の線形相関が高かったので（$r = .78$），以降では，通算曝露量のみを分析に使うこととする。換言すれば，担当ケース中，性的トラウマ問題を持つクライエントが占める割合が高いセラピストは，自らも PTSD 症状を訴える傾向にあるということになる。他の困難な診断や問題があるクライエントもセラピストのトラウマ症状の一因となるという対立仮説は，データからは採択されなかった。PTSD 症状は今回の，クライエントの他の困難な診断や問題についてのどの調査カテゴリーとも線形相関がなかった。

二次的トラウマを引き起こす現象の媒介変数として認知的状況判断が重要で

あるという可能性を検討するため，クライエントの問題の6種類それぞれについて「自分に及んだ衝撃」をセラピストに評価してもらった。最も高い平均評定を得た問題は2つで，性暴力被害や性的虐待の問題，人格障害の問題であった（後に分析したところ，本論では詳細について述べないが，この調査で測定された衝撃の状況判断は，結果としては，曝露量とセラピストのトラウマ症状との関連における媒介変数ではないことがわかった）。

セラピストの労働負荷，スーパービジョンを受ける機会があるか，その他職場の支援などの職場特性は，セラピストが訴えるPTSD症状レベルに関連が見られなかった。調査項目となっているセラピストの個人特性（年齢，ジェンダー，臨床経験年数，個人のトラウマ歴）のなかでは，ジェンダーと個人のトラウマ歴のみがセラピストのPTSD症状レベルと関連があった。ジェンダーと何らかのトラウマ体験の有無の間には線形相関があり（r=.40），トラウマ体験を報告しているのは女性セラピストのほうが多かった。興味深いことに，ジェンダーと児童期のトラウマ体験には強い線形相関はない（r=.14）。

セラピストのジェンダー，個人のトラウマ歴，性的トラウマクライエントへの曝露が合わさってどのようにセラピストのPTSD症状に寄与しているのか検証するために，回帰分析を行った。階層的回帰モデルの第1段階でジェンダーとトラウマ体験とを変数として一斉に投入した結果，セラピストのPTSD症状の有意な説明変数であった（自由度調整済重相関係数 $R^2=.12$；$F=7.27$，$p<.001$）。第2段階で（ジェンダー，トラウマ体験の効果は除外した状態で）性的トラウマ・クライエントへの曝露量を変数として投入した結果，トラウマ・セラピーでの曝露量はさらにモデルの有意な説明変数となっていた（重相関係数の増分 $R^2=.05$；F{変化量}$=6.58$，$p<.01$）。ジェンダー，トラウマ体験，性的トラウマ・クライエントへの曝露の複合効果はセラピストのPTSD症状の報告レベルの有意な説明変数であった（自由度調整済重相関係数 $R^2=.17$；$F=7.33$，$p<.001$）。

PTSD症状とセラピストが申告したトラウマ体験種別（児童期対成人してから，虐待トラウマ対非虐待トラウマ，性的虐待/性暴力被害対その他のトラウマ）との関連についての詳細な検証からは，児童期の外傷的出来事のみが，セラピストがクライエントと関わることで生じるPTSD症状に強力に関連しているということが判明した。上記の階層的回帰モデルにおいて，トラウマ

体験の代わりに児童期のトラウマ体験を変数として投入すると予測精度は変わらないか，あるいは高まる。このことから，のちにサイコセラピーに携わることで PTSD 症状を引き起こす一因となるセラピストのトラウマ体験の大半が児童期のトラウマ体験であることが示唆される。IES 得点を予測するために変数としてジェンダーと児童期のトラウマ体験を一斉に投入すると，自由度調整済重相関係数は $R^2 = .14$ ($F = 8.53$；$p < .001$) であった。性的トラウマ・クライエントへの曝露を次段階で階層的回帰モデルに投入すると，全体で自由度調整済重相関係数は $R^2 = .18$ ($F\{増分\} = 6.08$；$p < .01$) であった。

考　察

　セラピストの二次的トラウマあるいは代理トラウマという概念は，トラウマ・セラピーがセラピストに及ぼす特定の影響，直接トラウマを受傷したサバイバーにおける侵入や回避といった外傷後反応に類似したものを指し，「バーンアウト」などの職業上のストレスとは区別される。今回の調査結果は代理トラウマという知見を実証的に裏付けている。トラウマ・クライエントへの曝露はセラピストが示す PTSD 症状と関連があるという中核的な発見に加え，これらの結果には，代理トラウマという概念と特に一致する次に述べる2つの側面があった。(a) 一般的仕事関連ストレス症状の測定値は性的トラウマ・クライエントへの曝露というストレッサーとは関連がなかったこと，(b) その他の種類の診断クライエントへの曝露は出来事インパクト尺度得点で測定された PTSD の侵入や回避現象とは関連がなかったことである。これらの結果は，セラピストが示すトラウマ・クライエントに対する反応の説明において，一般的仕事関連ストレスやバーンアウトよりは，代理トラウマあるいは二次的トラウマモデルで説明するという主張を支持するものである。

　この調査結果からは，トラウマ・クライエントを対象とするサイコセラピーに関連して生じる PTSD 症状の発生因子としてジェンダーとセラピスト自身のトラウマ体験（特に児童期のトラウマ）が果たす役割について，さらに踏み込んだ検証が必要であることが示唆される。回帰分析からこれらの因子はそれぞれ，セラピストがトラウマ様の症状を訴えることに多少は個別に寄与してい

ることが見て取れたが，これらの因子には相互関連があることも明らかである。今回のセラピスト標本では，女性のほうが男性よりもトラウマ体験を報告しており，また全体に女性のほうが担当ケース中，性的トラウマ問題ケースが占める割合が高かった（ちなみにこの結果の解釈は，男性標本数がかなり小さい［25人，標本の4分の1］ため制限がある）。加えて，トラウマ体験（特に児童期のトラウマや性的トラウマ）を持つセラピストの回答では，全体にセラピストとなって以来通算の性的トラウマ・クライエントへの曝露量が多い。ジェンダーとトラウマ体験は，(a)トラウマを扱う仕事を自ら選んだこと，(b)クライエントが呈するトラウマ題材の種類に対して，セラピストが自分で認識している脆弱性，(c)そのセラピストの仕事でのトラウマ・クライエントとの関わり方，といったことと関連している可能性がある。それゆえ，これらの関連性のより的確な解釈が必要である。

近年のこの調査では，女性セラピストは男性セラピストに比べてPTSD症状を多く訴えているが，だからといって二次的トラウマは主として女性がなりやすいものであると結論づけることは早計である。退役軍人局の男性セラピストについてのマンローの研究でも，戦闘体験者であるPTSDクライエントへの曝露量が多いほどセラピストに二次的PTSD症状が表れるという，同様の結果が見られる（Munroe, 1990）。

セラピスト自身のトラウマ体験がPTSD症状を呈する危険因子であるという結果はパールマンとマックイアンの研究とも一致する。トラウマ・セラピストについてのその調査短報で，パールマンとマックイアンは「自身トラウマ体験があると言うセラピストのほうが［達成］限界を超え混乱することが多いことは明白である」（Perlman & Mac Ian, 1993, p.5）と述べている。今回の調査では，児童期に起こったトラウマがセラピストの二次的トラウマ症状に最も密接に関連しているようである。これは，成人期のトラウマに比べ児童期のトラウマのほうが，間接的トラウマを受けやすくなるような人格の力動あるいは脆弱性を作り出すからであろう。

セラピスト自身のトラウマ体験と仕事に対する反応との関連について一般的に掲げられている仮説は，クライエントと同種のトラウマを体験したことがあるセラピストは，そうでない場合よりも害となる影響を受けやすかったり逆転移反応を起こしやすい可能性があるということである（Wilson & Lindy,

1994)。この仮説はこの調査結果からは採択されなかった——セラピストの性暴力被害あるいは性的虐待体験は性的トラウマ・クライエントへの高い暴露量と相関があったが，性暴力被害あるいは性的虐待体験とPTSD症状との有意な相関は見られなかった。同様に，退役軍人局の男性セラピストについてのマンローの研究でも，戦闘体験を持つセラピストは戦闘PTSDクライエントへの曝露量に差がある（多く診ている）が，PTSD症状レベルおよび一般的な心理的苦痛による症状においては，戦闘体験を持たないセラピストと差がなかった（Munroe, 1990）。今後の研究では，セラピストの特定の種類のトラウマ体験と，同様のトラウマを体験したクライエントに対するセラピストの反応との間に考えられる関連性の詳細な検証が求められる。

　今回の調査や他の近年の研究では，トラウマ・サバイバーを治療するセラピストは二次的トラウマ症状あるいは代理トラウマ症状に陥りやすいという認識を実証的に支える土台を築きあげつつある。この現象をより深く理解するにあたって，クライエントからセラピストへとトラウマが伝播するとされるメカニズムは注目するに値する。われわれには，特定のコーピングの効果やセラピストのセルフケア努力を検討することにより，クライエントに対するサービスの質を向上させるという倫理的義務がある。また，セラピストが受ける二次的トラウマを減少あるいは緩和させるような組織的な対応や体制を重要視する必要がある。さらに，倫理的な義務もある。最後になるが，セラピストが述べる，トラウマに携わることによってもたらされる肯定的な効果も密かにあること——個人的な成長，スピリチュアルな結びつき，希望，そして，人間の回復力への畏敬の念——にも注意が払われるべきであろう。こういったことこそが，有能で効果をあげることのできるセラピストをこの大切な仕事に留まらせる大きな要因なのだから。

参考文献

Blank, A. S. (1985). Irrational reactions to post-traumatic stress disorder and Viet Nam veterans. In S. M. Sonnenberg, A. S. Blank, Jr., & J. A. Talbott (Eds.), *The trauma of war: Stress and recovery in Viet Nam veterans*. Washington. D.C.: American Psychiatric Press.

Bustos, E. (1990). Dealing with the unbearable: Reactions of therapists and therapeutic institutions to survivors of torture. In P. Suedfeld (Ed.), *Psychology and torture*. New York: Hemisphere Publishing Corporation.

Danieli, Y. (1988). Confronting the unimaginable: Psychotherapists' reactions to victims of the Nazi Holocaust. In J. P. Wilson, Z. Harel, & B. Kahana (Eds.), *Human adaptation to extreme stress*. New York: Plenum.

Figley, C. R. (1993, February). Compassion stress: Toward its measurement and management. *Family therapy news*, 3, 16.

Haley, S. A. (1974). When the patient reports atrocities. *Archives of general psychiatry*, 30, 191–196.

Herman, J. L. (1992). *Trauma and recovery*. New York: Basic Books.

Horowitz, M. J., Wilner, N., & Alvarez, W. (1979). Impact of event scale: A measure of subjective stress. *Psychosomatic medicine*, 41, 209–218.

Janoff-Bulman, R. (1985). The aftermath of victimization: Rebuilding shattered assumptions. In C. Figley (Ed.), *Trauma and its wake: The study and treatment of post-traumatic stress disorder*. New York: Brunner/Mazel.

McCann, I. L. & Pearlman, L. A. (1990). Vicarious traumatization: A framework for understanding the psychological effects of working with victims. *Journal of traumatic stress*, 3, 131–149.

Munroe, J. F. (1990). Therapist traumatization from exposure to clients with combat related post traumatic stress disorder: Implications for administration and supervision. Unpublished doctoral dissertation, Boston: Northeastern University.

Osipow, S. H. & Spokane, A. R. (1981). *Occupational stress inventory*. Odessa, FL: Psychological Assessment Resources.

Pearlman, L. A. & Mac Ian, P. S. (1993). Vicarious traumatization among trauma therapists: Empirical findings on self-care. *Traumatic stress points: News for the international society of traumatic stress studies*, 7, 5.

Steele, K. (1991). Sitting with the shattered soul. *Treating abuse today*, 1, 12–14.

Wilson, J. P. & Lindy, J. D. (Eds.). (1994). *Countertransference in the treatment of PTSD*. New York: Guilford Press.

第Ⅱ部

セラピストのセルフケアモデル

第4章
トラウマ・セラピストのセルフケア
―― 代理トラウマの緩和 ――

ローリー・アン・パールマン

　ローリー・アン・パールマンの二次的外傷性ストレス，またの名を代理トラウマへの貢献は，誰もが認めるものである。彼女の際立った業績，マッキャンとの共著で 1990 年に著した論文は，トラウマを扱うことが変容をもたらす性質をもっているのだという，それまでにはなかった関心の火付け役となった。パールマンの言葉を借りれば，代理トラウマとは「トラウマ・サバイバーに共感的にかかわった結果起こる変化の過程」である。パールマンは援助者に潜在的な危険があることをはっきり述べる一方で，彼女の著作中の新鮮な点は，建設的な変容への枠組みを提唱していることである。混乱――という言葉でこの変化の過程を表しているが――にはわざと肯定的な意味も否定的な意味も持たないようにしてある。この章は，パールマンが引き続き代理トラウマについての理論――量的論拠を支持する理論――を展開する著作となっている。

　進んで共感的にサバイバーと関わり，サバイバーが心理的トラウマを癒す支えとなろうとする者は，自らも自分の重大な変容と向き合うことになる。この変容とは個人的な成長，人間との結びつきそして人智との結びつきを深めること，人生の諸局面に関する認識の向上などを指す。変容には暗い面もあり，サバイバーが体験したような自我の変化も起こす。われわれはこの後者の変化を，構築主義自己発達理論（McCann & Pearlman, 1990 a）に基づき，代理トラウマという概念とする（McCann & Pearlman, 1990 b）。
　代理トラウマとは，トラウマ・サバイバーと共感的に関わることで起こる変化の過程である。これが援助者の自己感覚，世界観，スピリチュアリティ，情

動耐性，人間関係，記憶のイメージの体系に衝撃を及ぼすこともある。これはセラピスト側の欠陥の表れでもなく，クライエント側の毒性や劣悪さを表すわけでもない。他研究でも提案されているように（Munroe et al., 1995），ある種の労働災害と概念化するのが最適である。トラウマ・サバイバーと共感的に関わる者は誰でも，代理トラウマを受けやすい。本章ではトラウマ・セラピストについて詳しく述べるが，研究者，聖職者，プライマリケア医，救急処置室スタッフ，シェルター職員，刑務所職員，社会福祉事業職員，弁護士，ジャーナリスト，救急隊員，警察官，消防士，救急医ほか，心理的トラウマを抱える人を理解し支えることになる者すべてに関しても同じことが言える。

　他稿でわれわれは代理トラウマに寄与する因子（組織的・社会的・文化的文脈を含む仕事の特質，生育歴や専門家としての力量を含むセラピストの特質）と代理トラウマの徴候について詳細に述べてきた（Pearlman & Saakvitne, 1995 a, 1995 b）。また，代理トラウマと折り合う方法についてもある程度詳しく述べている（Pearlman & Saakvitne, 1995 a, 1995 b）。本章では代理トラウマが衝撃を及ぼす領域の概略について述べ，それぞれの領域が混乱したときに応用できるセルフケアの戦略について提言する。

　これらの提言は，代理トラウマに関する調査の一部に基づくものである。調査のひとつは135人の女性，53人の男性のトラウマ・セラピスト——自分がトラウマ・セラピストであるとした人——を対象に，仕事上のストレスにどうやって対処しているか，その方策がどれだけ役立っていると思うかなど，種々の質問紙に回答してもらったもの（Pearlman & Mac Ian, 投稿中）である。もうひとつの調査は，45人の女性，70人の男性の心理士を対象に，同様の課題をこなしてもらったもの（Gamble et al., 調査進行中）である。その他に，フォレット，ポラズニー，ミルベックによる119人の女性，106人の男性の精神保健の専門家を対象にした調査報告（Follette et al., 1994），シャウベンとフレイザーによる女性の性暴力被害カウンセラーと心理士計148人を対象にした調査（Schauben & Frazier, 印刷中）の2つからこの研究にとって有用な関連データを得ている。これらの研究で判明したことを，以下の提言のなかで示す。

　トラウマ・サバイバーと関わるセラピストにおすすめできるこれらのセルフケアの根拠としているものは，理論，われわれの代理トラウマ・ワークショッ

プに参加した多数のセラピストからの提案，広範囲にわたる精神保健の専門家の自記データである。これから述べる戦略は，個人的，専門的，組織的な領域に含まれるものである。戦略のいくつかは代理トラウマの防止や軽減について述べているものであり，代理トラウマを受けたセラピスト向けのセルフケアに関連したものもある。トラウマに関わる仕事をすることで混乱する自己の領域に応じて構成されている。

　サバイバーであるクライエントにとってもそうだが，セラピストのセルフケアと回復への適切な取り組みとは，当を得たものと感じられ，個人にとって効き目があるもののことである。これらの具体的な戦略は，読者自身の思考を刺激することを意図している。自身の欲求を理解しそれに応えることは，クライエントにとっても，またセラピストにとっても同様に，効果的なセルフケア戦略に不可欠である。

準拠の構造

　代理トラウマの特徴は，準拠の構造が混乱することである。準拠の構造は，個人のアイデンティティ，世界観，スピリチュアリティから構成されている。トラウマに関わる仕事をした結果，セラピストは自身のアイデンティティの感覚（男性/女性として，援助者として，母親として/父親としての自己感覚，あるいは習慣として感じている状態）が混乱しやすかったり，世界観（道徳の規準，因果律についての考え方，人生の理念）が混乱しやすかったり，スピリチュアリティ（意味や希望，自己を超越した何かと結びついている感覚，人生の諸局面に関する認識，形而上的な認識）が混乱しやすい。

　こういった混乱に対してわれわれはどのような予防策を講じることができるだろうか。仕事，遊び，休息の均衡を取ることは，多くの部分からなる自分のアイデンティティのいろいろな側面にとどまるのを助けてくれる。育んできたアイデンティティ感覚を新たにしたり，トラウマ・セラピストとしてのアイデンティティを超えて自分のアイデンティティを拡張したりする実践的試みは，この領域において有用なものである。具体的には次のような実践が挙げられよう。友人や家族と親しく交わることで，友人として，親として，子として，

表 4-1　117 人の心理士の専門的および個人的セルフケア

117 人の心理士が挙げた，この 6 か月間で役立った活動の平均得点
（1＝役に立たなかった。6＝大変役に立った）

活　　動	平均得点
休暇を取った	4.60
人と親しく交わった	4.34
同僚からの心理的支援	4.21
娯楽での読書	4.10
難しいケースに対してコンサルテーションを受けた	4.06
関連する専門文献を読んだ	3.91
就労時間中に休憩を入れた	3.88
友人や家族からの心理的支援	3.83
子どもと過ごした	3.78
音楽鑑賞	3.70
自然のなかで過ごした	3.67
ワークショップや学会参加	3.59
エアロビック・エクササイズ	3.00
受理ケースの負担を減らす試み	2.87
地域活動	2.14
リラクセーション・エクササイズ	2.04
ガーデニング	1.86
芸術表現	1.51
スピリチュアルなことに関する実践	1.29
自分がサイコセラピーを受けた	1.17
マッサージやボディワーク	0.95
瞑想	0.88
日誌に書き記した	0.56
ヨガ	0.52

Gamble et al.（調査進行中）より

パートナーとして，兄弟として，自己の関係を再確認する（ギャンブルらの心理士対象の研究によれば二番目に有用な活動とされている〈Gamble et al., 調査進行中〉。表 4-1 参照）。特に男性/女性であることを意識するような活動，あるいは，頼る立場や親切を受ける立場になるような活動に携わる。文章を書く・音楽を奏でる・芸術作品を創作する・ガーデニングなど創造的な試みに携わる，エクササイズ・ダンス・激しい肉体労働などで身体的に活動する。マッサージ・ダンス・ヨガなどで自分の身体を再認識する。これらの活動それぞれがそれなりに，われわれがトラウマ・セラピストとして仕事の場で演じている役割，すなわち援助者/傾聴者/育成者役割の面と均衡を保っているのである。

表 4-2 188人のトラウマ・セラピストのトラウマに関わる仕事と均衡を取るための活動

活　　動	普段からやっている割合(%)	役立つと思う割合(%)
同僚とケースについて検討した	87	85
ワークショップに参加した	84	76
家族や友人と過ごした	95	70
旅行、休暇、趣味、映画	90	70
面接の合間に同僚と話した	74	69
人と親しく交わった	88	64
エクササイズ	73	62
ケース数を制限した	62	56
スピリチュアルな生活を拡充した	53	44
一般的なスーパービジョンを受けた	56	44
教えた	48	43
スーパービジョンをした	58	36
社会奉仕をした	53	31
ボディワークやマッサージ	30	39
手紙を書いた	44	28
日誌に書き記した	27	25
社会運動に携わった	29	22
調査を行った	35	21
クライエントが持つ問題の解決に適当と思われる先に紹介した	23	20
運営に携わった	40	16

Pearlman & Mac Ian（投稿中）より

　トラウマ・セラピストを対象とした調査（Pearlman & Mac Ian, 投稿中）では，少なくとも回答者の3分の1が，人と親しく交わる・エクササイズ・家族と過ごすという戦略がトラウマ・セラピーで生じる要請への対処に役立つとしている（表4-2参照）。役立つものとして随所で保証されてはいるのにそれほど役立つものとして挙げられていなかったのは，社会運動に携わることとマッサージを受けることであった。シャウベンとフレイザーの調査対象者の35％以上が対処戦略として，身体的な健康を増進する活動に携わっていた（Schauben & Frazier, 印刷中）。

　休養と娯楽は，個人の自己の受容力はもちろん，準拠の構造の回復にも大きな役割を果たす。休暇を取ること，娯楽で本を読むことは第1位と第4位に挙げられており，それぞれ心理士は仕事関連のストレスの軽減に役立っているとしている（Gamble et al., 調査進行中）。シャウベンとフレイザーの調査対象者の35％以上がガーデニング，読書，音楽鑑賞，映画を見に行くなどの娯楽活

動を仕事関連のストレスへの対処方法としている。

　これもまた準拠の構造の要素である世界観も，やはり心理的トラウマ，およびトラウマ・サバイバーの援助の両方に非常に影響されやすい。世界に対する仮定が粉々になってしまったとき（Janoff-Bulman, 1992）には，次のような手段でその再構築を図ることができる。満ち足りた健康な子どもとともに過ごす。社会正義のために働く（フォレットらの調査対象の 40% 以上がこの活動に携わり〈Follette et al., 1994〉，トラウマ・セラピスト対象の調査ではそれが役に立つとしているのは 22%〈Pearlman & Mac Ian, 調査進行中〉）。共同体感覚を構築または再構築する。われわれの調査標本の 69% は旅行が有用だと言っている。まさに文字通り，旅がわれわれの世界観を広げるのだ。

　最後に挙げるスピリチュアリティは，トラウマやトラウマ回復作業の影響を大変に受けやすい。ここではスピリチュアリティを広く定義し，それは本来人に備わっている力であり，体験のとらえどころのない側面を認識する能力（Neumann & Pearlman, 未発表手稿）としている。この仕事が招きうるスピリチュアル面の損傷に対するアプローチには，瞑想，ヨガ，日誌に書き記すこと，芸術や美（詩や自然）に親しむなどがある。トラウマ・セラピスト標本の 44% が，スピリチュアルな生活面を拡充させることがトラウマ・セラピーで生じる要請への対処に有用であったとしている（Pearlman & Mac Ian, 投稿中）。これらの活動は，心理士の標本では対象者のほとんどがそれほど有用でないとしている（Gamble et al., 調査進行中）が，ここでは，実際これらの活動を行って有用だとしている者がいることを強調したい。フォレットらの精神保健の専門家対象の調査でもかなりの割合でこれらの対処戦略の使用（瞑想/ヨガ，44%；祈禱，38%）が報告されており（Follette et al., 1994），シャウベンとフレイザーの調査対象者の 35% もスピリチュアリティ志向の活動を挙げている（Schauben & Frazier, 印刷中）。が，どれだけ有用だと評価しているかは不明である。

　トラウマ・セラピーを行うことで得るものに思いを馳せ口にする討論の場を見出すことも不可欠である。そうすることが，この仕事の意味に対する感覚を一新し，他者や人類そのものとの結びつきに新しい活力を与え，人生の諸局面を認識することの重要性をわれわれに気づかせてくれるのである（Pearlman & Saakvitne, 1995 a）。

自己の受容力

われわれが肯定的なセルフ・エスティームの感覚を養うことができるのは内的能力によるのだが，内的能力はトラウマやトラウマに関わる仕事が及ぼす衝撃に影響を受けやすい。この領域における効果的なセルフケア戦略には，自分のうちに内在化する愛する他者のイメージと再び交流すること（手紙を書く，日誌を書く，瞑想する，祈るなど），肯定的な自己感覚を補強すること（自分が特に楽しい思うことをすることによって），われわれの仕事の価値を思い起こすことなどが挙げられる。感情耐性を高めたり自分の感情に対する認識を深めるための活動は，この領域において特に役に立つ。これらの活動には，心理的な支援を他者から受けること，自分自身がサイコセラピーを受けること，瞑想，ヨガ，文章を書く・創造的な気晴らしなどで，ありとあらゆる人間感情を体験し表現する機会を持つこと（愛する他者がいる場で行うことが非常に有用であることがある）などが挙げられる。トラウマに関わる仕事により引き起こされた強い感情に気づくための討論の場を設けることは，セラピストの自己受容力の回復にとって非常に有用である。トラウマティック・ストレス研究所では，毎週行う2時間のケース・カンファレンスの最初の1時間は，まさにこの目的のために，「感情の時間」に割いている。同僚とともに泣いたり笑ったりすることで，われわれが起こした反応を正常に復し，気分も新たに次の1週間を迎えられることがわかったのである。

われわれの仕事のあり方やクライエントとの関わりは，自身の自己受容力に衝撃を及ぼす。次から次へと共感的にクライエントと関わることで消耗することもあろう。そんなときの反応のひとつが，感情を封じることである。シャウベンとフレイザーは「行動的離脱」が代理トラウマ指標と正の相関を持つことを明らかにしている（Schauben & Frazier, 印刷中）。すなわち，引きこもりはトラウマに関わる仕事の否定的な衝撃と直接関連しているのである。

虐待を受けた子どもの感情体験を身を入れて聞くと，特に落ち込むことがわかっている。クライエントが自分の虐待体験や被害体験を話している間，感情的に自身を防護しながらもクライエントと気持ちを通わせ続けるアプローチの

ひとつは，意図してより広範な文脈を意識することである。具体的には，目の前のこの人はその経験に耐え生きのびたのだ，このクライエントは今はもう支えて心を砕いてくれる人と出会っているのだ，二人とも回復に関わる人の輪の一部なのだ，といったことを意識するということである。

自我の資源

われわれ自身の心理的欲求を満たしたり人間関係を上手にさばいたりするような内的能力も，トラウマやトラウマに関わる仕事によって衝撃を受けやすい。自省，意志の力，ユーモア感覚，共感性，限度を設ける能力，知性といった資源もすべて衝撃を受け得る。この領域におけるセルフケア戦略としては，スーパービジョンを行う，あるいは受けることが挙げられる。スーパービジョンで，限度を設ける重要性や自分を保護するような判断に思い至るのである。スーパービジョンを行ったり受けたりすることは，トラウマ・セラピスト (Pearlman & Mac Ian, 投稿中)，心理士 (Gamble et al., 調査進行中) 双方にとって有用であった。フォレットらが行った調査の対象者の回答では，83％が仕事のストレスに対処するためユーモアを用いていると言っている (Follette et al., 1994)。

内省や自身の心理的欲求の認識は，日誌を書くことはもちろん，自身がサイコセラピーを受けることでも高められる。心理士を対象とする調査では，このどちらの方策も仕事のストレス軽減に役立つ方法としてそれほど挙げられていないが，非常に役立つとする者もいる。シャウベンとフレイザー (Schauben & Frazier, 印刷中) の研究では，「活動的なコーピング」と「計画立案」，および，問題解決のための道具的アプローチの両方に，代理トラウマとの負の相関があった。

教育でも自我の資源を支えることができよう。トラウマ・セラピストを対象とする調査において，より多く正規の教育を受けた者のほうが，心理的混乱が少なかった (Pearlman & Mac Ian, 投稿中)。フォレットらの研究対象である精神保健の専門家においては，トラウマに関わる仕事のストレスへの対処手段として，性的虐待問題に関する自分の専門教育 (96％)，他専門教育 (62％)，

一般向教育（52％）と，かなりの割合で教育を利用していた（Follette et al., 1994）。ギャンブルらの心理士を対象とした研究では，専門文献を読むこと，ワークショップや学会に参加することはやや有用であった（Gamble et al., 調査進行中）。

心理的欲求と認知シェーマ

　5つの欲求が特に心理的トラウマに影響を受けやすいことが判明している（McCann & Pearlman, 1990 a；McCann et al., 1988；Pearlman & Saakvitne, 1995 a）。安全，信頼，評価，親密，統制感は，サバイバーはもちろん，トラウマ・セラピストにとっても，影響を受けやすい脆弱な領域である。これらの欲求，そして各分野に対するわれわれの信念は，他者との関係を形作っている。そのためこの脆弱性は，個人的，専門的関係の双方に大きな衝撃を及ぼすのである。セルフケア戦略は，他者と気持ちが通じているという感覚の回復を目的としている。これは代理トラウマの表れである孤立化に立ち向かう助けとなる。さらに，これらの戦略は，仕事によって混乱してしまったシェーマのための試金石となる。専門的および個人的つながりの重要性はトラウマ・セラピストを対象とした調査の結果に表れている。調査対象者の3分の2以上が，ワークショップ参加，面接の合間に同僚と話す，ケースについて非公式に同僚と話し合う，そして個人的には，人と親しく交わる，家族と過ごす，といったことを有用であるとしている。

　グループ・スーパービジョンでもつながりを持つことができる。信頼のおける同僚は，われわれの歪みを検討する助けとなる。また，シニシズム，恐怖，他者を信用できない，支配欲，他者と親しい関係を持てない，人間嫌いなどをよく振り返ってみれば，トラウマに関わる仕事で生じ，知らず知らずのうちに汎化していく，混乱した認知シェーマの表れであったりその反動であったりする。われわれがこの仕事をするうえで互いに学びあい，支えあっていくときに最も重要なのは，悩んでいるのは決して自分ひとりではないと思い起こすことであろう。これにより，守秘義務という非常に厳しい制約のもとで仕事を進めることから生じ得る孤立感を緩和することができよう。

イメージ

　侵入的イメージは紛れもなく，心的外傷後の適応の表れである（Brett & Ostroff, 1985 ; van der Kolk, 1989）。サバイバーを対象に仕事をすることで，セラピストも同様に侵入的イメージを体験する。たいていはサバイバーであるクライエントが鮮烈に述べたシーンのイメージで，何らかの形でセラピスト自身の心理に結びついてしまうのである。このような場合に最も有用なセルフケア戦略は，その構成要素中の自分にとっての最重要テーマ（クライエントのものとは異なることもある）をセラピスト自身で特定することである。例えば，虐待する義父が寝室に入ってきていることにクライエントが気づいた瞬間の侵入的イメージをセラピストが再体験することがある。クライエントにとっては，この記憶は主に安全に関する感覚の混乱を表すものといえるが，セラピストにとって最も重要なのは，裏切られたという感覚で，信頼に関連するものである。いったんセラピストが（自分が受けるスーパービジョンやセラピーといった話す場で）このテーマを特定してしまえば，セラピストの生活上での信頼感の混乱に関する他の問題と結びつけることができる。こうすることでセラピストはこの題材に取り組むことができるようになり，時が経つにつれてその題材を統合できるようになるのである。そうなれば，セラピストにとって侵入的でなくなる。

　多くのトラウマ・セラピストが述べるもうひとつのタイプの混乱に，自身の性的活動の最中に性的トラウマのイメージが意識上に侵入することが挙げられる。モルツもこの危険性について述べてきた（Maltz, 1992）。これは専門家としての生活が自分の私的生活に侵入するという点と，守秘義務があるためにセラピストはパートナーにも詳細を語ることができない点で，非常に苦痛となることもある。ここで効果的なアプローチとなるのは，パートナーに，悩んで困っていることと心安い関係を再び築くことが必要なことを知ってもらうことである。これらの危険全般についてのパートナーへの教育は，困難だが有用である。悩んでいた愛する者の回復を体験するような支援的なパートナーはだいたい，このようなことをパートナー関係において実際に起こるものとして受容

するし，心安い関係を再び築くために守秘を要する内容を漏らす必要は全くない。処理しなくてはならないものは，サバイバーであるクライエントが語った題材ではなく，セラピストの感情なのである。代理トラウマを受けたセラピストに性的引きこもりはめずらしくない（Pearlman & Mac Ian, 投稿中）。性的引きこもりは代理トラウマを引き起こし，代理トラウマの表れでもある孤立感を深めるだけのものである。

全般的戦略

　ここまでいくつかの領域にわたるセルフケアのためのアプローチを述べてきた。有用な戦略には，担当するケースのバランスをとること（トラウマ・サバイバーと非サバイバー，トラウマとなる多彩なライフ・イベントのサバイバー，性別，年齢，個人・家族・パートナー・グループ，慢性や急性のトラウマ・サバイバー），勤務時間内でセラピー・スーパービジョン・打ち合わせ・休憩をうまく分散させバランスをとること，臨床活動と非臨床活動（調査，教授，スーパービジョン）のバランスをとること，が挙げられる。毎日，セルフケア（昼食をとる，愛する者に電話をする，ヨガ呼吸法やストレッチング，戸外を散歩）に少しでも時間を割くことで自分の身体を再認識したり感覚を養うことができよう。

　全般的には，セラピストがクライエントに望むことと同様に，セラピスト自身が自己をいたわり，自己を鍛練することをわれわれは勧めたい。自分の欲求に対する認識を高め，身体の感覚との，自分の感情との，他者との結びつきを維持する。そうすれば，人としてひとまわり成長し，この意義ある仕事をやり通すことができるであろう。

参考文献

Brett, E. A. & Ostroff, R. (1985). Imagery and posttraumatic stress disorder: An overview. *American journal of psychiatry*, *142*, 417–424.

Follette V. M., Polusny, M. M., & Milbeck, K. (1994). Mental health and law enforcement professionals: Trauma history, psychological symptoms, and impact of providing services to child sexual abuse survivors. *Professional psychology: Research and practice*, *25* (3), 275–282.

Gamble, S. J., Pearlman, L. A., Lucca, A. M., & Allen, G. J. (work in progress). *Vicarious traumatization and burnout among Connecticut psychologists: Empirical findings.*

Janoff-Bulman, R. (1992). *Shattered assumptions: Towards a new psychology of trauma.* New York: Free Press.

Maltz, W. (1992). Caution: Treating sexual abuse can be hazardous to your love life. *Treating abuse today*, *2* (2), 20–24.

McCann, I. L. & Pearlman, L. A. (1990a). *Psychological trauma and the adult survivor: Theory, therapy, and transformation.* New York: Brunner/Mazel.

McCann, I. L. & Pearlman, L. A. (1990b). Vicarious traumatization: A framework for understanding the psychological effects of working with victims. *Journal of traumatic stress*, *3* (1), 131–149.

McCann, I. L., Sakheim, D. K., & Abrahamson, D. J. (1988). Trauma and victimization: A model of psychological adaptation. *The counseling psychologist*, *16* (4), 531–594.

Munroe, J. F., Shay, J., Fisher, L., Makary, C., Rapperport, K., & Zimering, R. 1995. Team work prevention of STSD: A therapeutic alliance. In C. R. Figley (Ed.), *Compassion fatigue: Coping with secondary traumatic stress disorder in those who treat the traumatized.* New York: Brunner/Mazel.

Neumann, D. A. & Pearlman, L. A. (work in progress.) Toward the development of a psychological language for spirituality.

Pearlman, L. A. & Mac Ian, P. S. (submitted for publication). Vicarious traumatization: An empirical study of the effects of trauma work on trauma therapists.

Pearlman, L. A. & Saakvitne, K. W. (1995a). *Trauma and the therapist: Countertransference and vicarious traumatization in psychotherapy with incest survivors*. New York: W. W. Norton.

Pearlman, L. A. & Saakvitne, K. W. (1995b). Constructivist self development theory approach to treating therapists with vicarious traumatization and secondary traumatic stress disorders. In C. R. Figley (Ed.), *Compassion fatigue: Coping with secondary PTSD among those who treat the traumatized*. New York: Brunner/Mazel.

Schauben, L. J. & Frazier, P. A. (in press). Vicarious trauma: The effects on female counselors of working with sexual violence survivors. *Psychology of women quarterly*.

van der Kolk, B. A. (1989). The compulsion to repeat the trauma: Re-enactment, revictimization, and masochism. *Psychiatric clinics of North America, 12* (2), 389–411.

第 5 章
トラウマに関わる仕事に対する援助者の反応
―――理解と組織における介入―――

デナ J. ローゼンブルーム
アン C. プラット
ローリー・アン・パールマン

　トラウマティック・ストレス研究所を訪れてみると，専門家なら，ここでは何かが違うと気づくだろう。トラウマティック・ストレス研究所にいる専門家―――そのなかにはデナ J. ローゼンブルーム，アン C. プラット，ローリー・アン・パールマンも含まれる―――は代理トラウマについて書き，研究をするだけではなく，その防止を研究所の課題としても掲げている。この雰囲気の多くはスタッフメンバーの人格によるものであることは間違いがないが，その雰囲気には独特の主義主張が含まれている。本論では，理論的見地からトラウマティック・ストレス研究所における体験と過程を概説し，援助者を守るようなコミュニティを築こうとしているほかの集団に向け提言を述べている。

　外傷性の出来事はそれを直接体験した者にとてつもなく破壊的で，しばしば長期間持続するような影響を及ぼすという認識が，今日ではこれまでにないほどに高まっている。外傷性の出来事には，見知らぬ者から，また，よく知っている者から受ける虐待や，退役軍人などのような戦争の体験，自然災害の被害などが挙げられるが，この近年の認識の高まりはどのタイプの外傷性の出来事の被害者にとっても計り知れない助けとなっている。しかし本章では，困難な外傷性の出来事に取り組むクライエントや患者に直接サービスを提供する立場の者であるセラピストたちに焦点を当てたい。スーパービジョンやワークショップ，コンサルテーション，研修などを通して，専門家も準専門家も，多

彩な懸案事項をよりよく解決するために膨大な活力を傾けている。が，それに比べ，たいていの場合，自分たちに影響を及ぼすこの仕事の様相について検討する機会はずっと少ない。それでもやはり，トラウマに関わる仕事が非常に個人的であるという性質上，援助者の感情的健康はその仕事で少なからぬ衝撃を受ける。援助者が話を聞いて起こす反応は，それを検討しないまま，処理しないまま放置した場合，さまざまな反応が起こり得る。援助者側が，もうこれ以上トラウマの話を聞くことができないと感じることがあるかもしれない。そうなると，援助者がさらなる感情に耐えられないと感じているために，クライエントが感情を存分に探索することを妨げてしまうことがある。援助者がクライエントの怒りや無力感，その他の感情に移入してしまうこともある。そのため，援助者自身の希望が断絶してしまったり，有用な「第三者である」という距離感を失ったりする。クライエントの自身や生活，外傷性の体験について当人とは違った見方をすることでクライエントの水先案内をするといったわれわれの能力も危うくなる。

　援助者のセルフケアに向けての第一歩は，トラウマに関わる仕事が及ぼす影響を理解するため，その枠組みを考えることである。まずは，トラウマを負ったクライエントに曝されると援助者に影響が及ぶこともあるという認識が重要である。訓練コースや職場の大半が，仕事でクライエントと関わっていて衝撃を受けるとはなんて自分は弱いんだ，無能なんだ，情緒不安定なんだ，と援助者に思わしめるような状態にあからさまに，あるいは意図せずに追い込んでいる。この仕事で影響を受けることは不可避であると認識することは，現実的な見解，したがって，実用的な見解である。また，援助者が曝されるトラウマ素材の性質を考えれば，衝撃の独自性が理解できるであろう。援助者が影響を受けるその受け方は，援助者個人の生育歴に由来する個人の信念システムや情緒構造に左右される。

代理トラウマ

　本章では，定められた時間で行う援助の仕事によって援助者はどのように影響を受けるかを理解する指針とするために，理論に基づいた枠組みを述べる。

「代理トラウマ」という概念が創られ，最初に記述されたのは，マッキャンとパールマンによって（McCann & Pearlman, 1990 a）であり，構築主義自己発達理論（McCann & Pearlman, 1990 b）から発展したものである。構築主義自己発達理論は，いかにトラウマがサバイバーの発達と人格に影響を及ぼしているかを援助者が理解する助けとなる。トラウマ・サバイバーと仕事で関わることにより受ける衝撃は，いろいろな面で，サバイバーが外傷性の出来事で受ける衝撃と類似しているということがわかってきた。本章の後半部では，トラウマティック・ストレス研究所の経験を踏まえて，セルフケアのための組織のモデルを示したい。

代理トラウマとは，クライエントのトラウマ素材に共感的に関わった結果，かかわった者の内的体験が変容することである（Pearlman & Saakvitne, 1995 a）。前述した通り，援助者が体験した変化は，トラウマ・サバイバーが体験した変化と類似している。これらの変化は，トラウマ・サバイバーと関わり直接曝されることによっても，スーパービジョンや書物や専門家の発表などによる暴力や被害の写実的な描写に間接的に曝されることによっても生じる。

そのような援助者側の反応を病的であるとはみなせないということを強調しておくことが重要である。外傷後ストレス障害（PTSD）が尋常でない出来事に対する自然な反応であるとされるように，代理トラウマも，ストレスに満ち，時には援助者のトラウマとなるような，被害者に関わる仕事に対する自然な反応である。そして，PTSD症状に苦しむ個人にとって介入がたいへん治癒的であるのと同様に，援助者にも代理トラウマに関連する症状の緩和法があるはずである。特に，この仕事が個人にどのように衝撃を与えたかを特定できる場合には，緩和する方法があると言えよう。加えてこの枠組みは，援助者が受けるトラウマをクライエントのせいにするのではなく，緩和できるものであるが不可避の労働災害であるとしていることにも心を留めてほしい。代理トラウマには共通に見られるいくつかの特徴がある。まず最初に，その影響が累積的であること。繰り返しトラウマ素材に曝されるという衝撃は，自身や世界に関して変わってしまった信念を徐々に補強していく。二つ目に，その影響は永続すること。自分や世界，他者に関するわれわれの考え方や感じ方はその影響で変わってしまい，ずっと続くからである。三つ目として，その影響は感情的に侵入的で苦痛であること。特定の話題や特定のクライエントとの面接が終

わった後でも援助者に特定のイメージや感情が残るからである。そして，四つ目，この特徴がなければ本章を書いていないところだが，代理トラウマによる影響は軽減できることが挙げられる。この仕事から受ける否定的な衝撃を軽減し和らげるために援助者ができることがあるのだ。

　前述したように，サバイバーの外傷性の体験による衝撃についての理解の範囲内で，代理トラウマは概念化されている。その人ごとに外傷性の出来事から受ける影響が異なるのと同様に，援助者個々人によってトラウマ素材に曝されることで受ける影響は異なるであろう。代理トラウマを概念化するにあたっては，トラウマ素材に関する変数と援助者の人格に関する変数を考慮しながら，個々人と状況の数限りない相互作用に焦点を当てている。さらに，概念化は，援助者の仕事で影響を受ける領域を確定することにも役立つ。本章では援助者と，トラウマ・サバイバーに関わる仕事で影響を受けると思われる以下のような自己の各側面について考察する。(a) 準拠の構造。そのなかには，①世界観，②スピリチュアリティ，③自己同一性を含む。(b) 心理的欲求。代理トラウマに寄与するトラウマ・サバイバーと関わる仕事のその他の面については，他著を参照されたい（McCann & Pearlman, 1990 b；Pearlman & Saakvitne, 1995 a；Pearlman & Saakvitne, 1995 b；Pearlman, 本書）。

準拠の構造

　援助者は，トラウマ・サバイバーと関わる仕事の体験のなかから準拠の構造の転換を体験することがあるかもしれない。世界観，これは準拠の構造の一部なのだが，これには因果関係に関する信念はもちろん，他者や世界に関する信念も含む。援助者は他者や世界を危険で脅威に満ちたもの，害を及ぼす邪悪なもの，信用も信頼もできないもの，骨までしゃぶりつくす支配的なもの，交わることもなく疎遠なものとしてみなし始めることもあろう。受け持つクライエントと同じように，援助者も基本的な前提が粉砕されるのである（Janoff-Bulman, 1992）。代理トラウマを体験した援助者はいつもより自問する自分に気がつくことであろう。「人はどうしてこんなむごいことができるんだろう」「人は基本的に善いものではないのではないか」「この世に正義はないのか」。

それまで「正直者が得をする」あるいは「勤勉な者は報われる」と信じてきたのに，援助者のその体験は，以前は世界に意味を与えていた前提をもはや支えるものではなくなっていることに気づくようになる。これは非常な痛みを伴う変化であろう。援助者は希望を感じる力もこの世は善いところであるというような楽天性も他者との結びつきも失ったように感じることもあるのだから。

援助者はまた，人生における意味や目的を感じる力といったスピリチュアルな信念も変化していることに気がつくだろう。意味があると思っていたことが根底から揺さぶられ，神や自然，自分が人類の一部である感覚など「人ならぬ力」とのむすびつきを維持することが難しくなるかもしれない。

自己同一性――私が誰であるかという感覚，その人が男性として，女性として，配偶者として，セラピストとして，医師として，人間として何者であるかといった感覚も衝撃を受ける。外傷性の話を聞き他者の痛みを体験することはやがて，援助者という役割の範囲内でどれだけのことができるのかという疑問を提起する。子どもをしつけるにしろ夫婦喧嘩をするにしろ，以前だったら疑問にも思わなかった点を「今，虐待していないだろうか」と自問し，自分の行動に疑いを持つようになるであろう。援助者がたまたま車で動物でもはねようものなら，死に物狂いで「私は，加害者？」と自問することであろう。それまでは動揺するような不幸な出来事ではあっても，悔やむ程度のことであったのに――。

心理的欲求

代理トラウマによって衝撃を受ける自己の部分には，心理的欲求の領域，つまり (a) 安全，(b) 信頼，(c) 評価，(d) 親密，(e) 統制もある。どの人間もこの5つ全部に対する欲求を持っているが，個々人によって特定の領域がより重要であったり中心的であったりする。その個人にとっていちばん重要な欲求領域がもっとも混乱しやすい領域である。例えば，強い統制欲求を持つトラウマ・セラピストは，実際にどの程度自分で行動や報酬を統制できるかについて疑問を持ちそうである。また，安全に対してかなり強い欲求を持つセラピストは，自分の脆弱性が高まったと思う場合に仕事での緊張を体験しそうである。

代理トラウマに取り組む際，対人関係における自己を観察することで自分の突出した心理的欲求を同定しておいて備えておくと役に立つ。その特定した，混乱が起きやすいと目された影響を受けやすい領域に対して万全を期すことができる。例えば，統制欲求が高くなっている者は，日々の生活で統制力の欠如を感じるようになり，「いつでも辞めてやる」「あれこれ口を出さないでくれ」というような考えが一緒に起こってくる。自分が統制されているという感覚を持つときは，罠にはまったという感情，怒りといった感情を伴うようである。

安全

心理的欲求のそれぞれには，2つのサブカテゴリーがある。自分に関する欲求と，自分が見聞きする他者に関する欲求である。まず安全欲求について見てみると，自己の安全は，安全で，危害で傷つけられないと感じることであり，他者の安全は，大切に思う人が危害に遭わず安全だと感じることである。安全欲求が突出しているセラピストにとって，強姦や強盗など突然起こる身体的攻撃の被害に遭ったクライエントがいるということは，不可侵幻想を打ち砕くことになる。甚大な物理的損害を受けやすい予期せぬ自然災害でもこれが起こり得る。この領域の混乱は，恐怖心が亢進する，自分が脆弱であるという感覚が増大する，車や家の施錠を過剰に気にするあるいは無頓着になる，一階に住むことを心配するなどの形で表面化する。家に防犯警報装置を設置したり護身術を習ったりといった行動変化が伴うこともある。認知変化，すなわちシェーマの転換も起こり得る。例えば，「家では安全で危険はない」などと援助者がそれまで信じてきたのに，その信念が「どこにいようと安全ではない」に置き換わる。このように，どのような欲求でも混乱すると失われるものがある。

子どもなどに及んだ不注意による加害はもちろん故意の加害に関する話を頻繁に耳にすると，他者の安全に関する領域での混乱は，子ども，配偶者，ペットなど愛するものに関する心配の亢進という形で表面化する。援助者のなかには，以前は子どもの安全に関して頭がいっぱいになったり不安に襲われることはなかったのに，例えば，特に昼間の保育や子どもの安全に関して心配になる者もある。ここに挙げたどの欲求領域でも，その重要性に関して，以前から気づいていたかもしれないし，そうでもなかったかもしれない。けれども振り

返ってみると，以前からその欲求領域を重要視しているはずである。変化するものは，その人がその欲求領域を扱ってきた方法，あるいは，以前はその欲求を満たせていたと感じられていた能力である。トラウマ素材に曝されることで，有効に対処できていたときには全く気づくことのなかった欲求領域に気づき，以前の戦略や自己同一性が問い直されるのである。

信頼

　信頼あるいは依存は心理的欲求領域のひとつである。信頼や依存が中心的な問題である援助者は，近親姦のような信頼関係を裏切る外傷性の出来事への反応として，シェーマの崩壊を起こすこともある。航空機事故などといった判断ミスから生じる災害も，他者を信頼する，依存するという援助者の能力に深刻な混乱を招くことがある。暴力を振るう配偶者の元に戻ってしまう女性などを相手に援助しようとする場合，援助者が相手に裏切られたと感じることもあろう。これらは，他者に対する信頼の混乱を促進する臨床例である。人間関係において人を信用しなくなったり頼ろうとしなくなる，あるいは，「人は信用するものではない」という信条に至るといった行動変化やシェーマ変化も随伴して起こることがある。くり返しになるが，以前からこの欲求の高い者は特に，こういった混乱を起こしやすい。

　自己に対する信頼もまた混乱することがある。他人に頼らずにいる，自分で下した判断に信頼をおくという能力の低下を感じることがあろう。相手の性質を的確に読めなくなったと思い，結果として思うように人と関わることができないと感じて腹を立てることもあろう。苦痛に満ちた疑問を抱くようになる。「自分で思っているほどこの人のことをわかっているのだろうか」あるいは「この人物が信頼に足るかどうか，自分で判断できるのだろうか」こういった類の疑問でますます自信がなくなることもある。このような疑念を他人に話さずに一人で思い悩んでいたり，自分の問題なのに他人のせいにしたりして孤立していると，特にそうである。

　実のところどの欲求領域でも混乱すると，実際に他者と疎遠になったり，孤立したと感じたりして，一層代理トラウマを体験しやすくなる。代理トラウマを受けないようにする強力で効果的な対抗策として，他者と関係を持つ，自分

の内的体験を話す場所を持つ，混乱した信念を再び変えられるような交流を体験する機会を作る，などが挙げられる。

評価

　自己評価とは，自分の価値を他者に認めてもらいたいという欲求である。援助者としての役割を十分果たせていないと思う場合に援助者は，自己評価を保つことに困難を覚えるであろう。疑問が湧き起こる。「援助したくないと思ったりする私に，本当に適性があるのだろうか」。時には，果てしなく続く苦しみ悲しみの奔流にうちのめされたり，これ以上の苦痛をとどめるために元凶を扱おうにも手に余ることもある。

　残虐性への嗜好が万人にあるものと援助者が考えるとき，ひいては他者に対してや自分たちの目的に関して悲観的になるとき，他者に対する評価もまた混乱する。他者に配慮することを中核とする者は，人と人との間に互いに行われる残虐行為に曝され続けることで，他者に対する評価が混乱してしまうことがよくある。暴力や殺人など意図的な加害といった状況に曝され続けることでこれは起こる。誰が被害者で誰が加害者であるかということについての疑問が湧き，通りすがりの人についての経験というものが変化するかもしれない。親子連れやカップルが公の場で楽しそうにしているのを見ると，援助者は「本当はとんでもないことをやっているのでは？」あるいは「和やかに見えるが本当は違うのでは？」などと考えてしまうのである。新たに知己を得ることや新しい考え方に触れることで感じる高揚感や活力が，シニシズム，疑惑，自己防衛にすり替わってしまうこともある。

親密

　自己への親密さとは，自己との疎通を意味のある方法で感じたいという欲求である。この領域が混乱すると，一人でいる時間を味わうことが難しくなる。一人でいると，苦痛に満ちたイメージが立ち現れ，安寧を感じるために何をしたらよいのかわからないこともある。そんなときは，これ以上感情に向かい合わないですむように，一人でいる時間を極力作るまいとするようになる。ま

た，一人でいると孤立感や虚しさを感じずにいられなくなったと思うかもしれない。表面的なつきあい，食べ物やアルコールやその他の物質による自己治療，過度に仕事や運動にのめりこむなど強迫的な行動といったもので気を紛らわす必要に迫られてくることもある。

他者への親密さ——他者と気持ちを通じ合わせたい，身近に感じたいという欲求——もまた混乱することがある。この領域が混乱すると，援助者はこれ以上苦痛を受けないように防御するため，他者に対して引っ込み思案になっていく。親密さが持つ可能性よりも，人間関係の不快な面やつきあいでは避けられない仲たがいにばかり目が行って他者から疎遠になり，疎隔感や孤立感をさらに強めていく。異なる仕事をしている同僚や，自分がやっている仕事を違う面から見ることができる同僚たちと距離をおいてしまうこともある。例えば，「よくそんな仕事ができるね」あるいは「よくそんな話を終わりまで聞いたね！」といった相手の反応で，間違って受けとめられている，他人にはわかってもらえないのだ，という思いをすることもあるだろう。われわれが関わるクライエントについて，一般に人びとは，その記憶や残虐行為が実際に起こったものかどうか疑わしいと評価したり，あるいは，被害者は過去にこだわらず前向きに進むべきものだと説教することが多いようである。

他者への親密さの混乱を起こすと，以前に比べ友人や，また家族とも顔を合わせなくなる。援助者は他人の意見を聞くことだけでなく，トラウマについての話をさらに聞くことにさえも身構えるようになる。日々の生活で他人が遭遇した困難に対して以前より，役に立つ気がなくなったり，関心がなくなったり，共感的になれなかったりすることもある。逆にこの領域の混乱で，仕事や関連する感情で完全に頭がいっぱいになり，常に時と場所を選ばず専門の話ばかりする「仕事人間」になったあげくに，仕事以外の付き合いにおいて疎外感を感じたりすることもある。

統制

統制，または支配力も，心理的欲求のひとつである。自制とは，自分の思考や感情，行動に対して統制を加えようという欲求である。この領域が混乱すると，援助者は自分の生活のさまざまな面に関して統制ができなくなったと感じ

ることになる。援助者はトラウマに関わる仕事をすることで，クライエントがさまざまな出来事，その大半が個人の統制力の及ばない出来事に曝されていることに気づく。これは自然災害やドメスティック・バイオレンス，その他の犯罪被害について言える。その結果表れる無力感や恐怖といった援助者の感情は，被害者が体験する感情と同様と言ってよい。この形で表れた代理トラウマによって，個人の支配力と能力に関する援助者の信念が侵食されていく。個人の支配力と能力は，自分の権利を主張するため，あるいは，状況を操作するために使用されるものである。信念が侵食された援助者は，日々の生活でやりがいがだんだん感じられなくなる。統制力を欠いていると思うことでうちひしがれていると，できるだけ難題の少ない状況を捜し求めるようになる。そのため，その人が関わっている活動や人間関係をせばめていくことになる。

　他者の統制——他者の行動を管理したい，あるいは他者の行動に対して支配力を発揮したいという欲求——もまた代理トラウマの影響を受ける。統制感を取り戻そうという努力の表れであろう，援助者が仕事や私生活で以前より操作的で支配的になっていることに気づくことがある。この領域の混乱のもうひとつの現れとして，自分の精神的な世界を制限したり狭くしたりすることがある。これは，自分で統制できないような状況を排除しようとしてであろう。あいまいさや不確定性が次第に耐え難いものとなり，クライエントも含め人と関わることが耐え難くなることもある。また，仕事で欠いていると思われる統制力を取り戻そうと，私生活で関わる人びとに対して支配力を発揮しようという強い衝動を感じるようになることもある。

代理トラウマに寄与する変数

　前述の5つの心理的欲求領域の一部あるいは全部が，影響を受けることとなる。個人が臨床で曝される素材の内容はもちろん，個人の心理的な下地によって，程度は異なる。代理トラウマに寄与すると思われる変数は多数あるが，本章では2つをとりあげたい。

　まず，クライエントのトラウマ題材に対する反応の性質は，援助者自身のトラウマ受傷歴に影響される。援助者のクライエントと共通する体験は，クライ

エントの反応への理解と感受性を深めることになる。それにより，クライエント側の理解してもらった，批判されていない，という感覚は高まる。しかし，もし援助者自身が自分のトラウマ経験に目を向けずに未処理，あるいは未解決のままで放置していたとすると，援助者自身の混乱した欲求領域のほうが喚起されやすくなり，クライエントの差し迫った課題を扱いそこねる危険性が高まる。加えて援助者は，クライエントが訴える侵入的なイメージを体験しやすくなったり，クライエントの話に刺激されて援助者自身が持つイメージを再体験しやすくなったりする（Pearlman & Mac Ian, 投稿中）。援助者の生育歴にかかわらず，クライエントが鮮烈に語る非常に痛ましいイメージ（聴覚，嗅覚，触覚体験の報告を含む）はわれわれにとって忘れ得ぬものである。忘れ難いものは，われわれ自身の中心的な欲求領域と関連あることが多い。できる限り自分で意識しクライエントの役に立つ援助者であるためには，自分自身の問題を自覚し必要な支援を捜し求める必要がある。例として，自身がセラピーを受けることが挙げられる。

　援助者の代理トラウマ体験に影響する二つめの因子は，組織の状況，すなわち，援助者が働く場である所属組織が援助者の働きに対して，支援したり，蝕んだり，理解したり，その他の反応を示す体制である。本章次節では，ある組織が代理トラウマの有害な影響を最低限に押さえるために包括的戦略を発展させてきた過程について述べる。

トラウマティック・ストレス研究所の組織的状況

　われわれの所属組織，トラウマティック・ストレス研究所では，代理トラウマの悪影響を防ぐためと代理トラウマを体験した援助者に応じるためのふさわしい戦略を備えている。代理トラウマから受ける可能性がある有害な影響の予防には，援助者に及ぶトラウマの衝撃に対する組織の態度といった無形の支援への注目，スーパービジョンや適度に休みの時間を取るといった規程のような具体的な問題への注目の両方が挙げられる。構築主義自己発達理論で直接トラウマあるいは代理トラウマで影響を受けるとされた心理的欲求領域に取り組むため，有形無形双方の側面が配慮されている。最も大切なのは，われわれは理

論的枠組み（構築主義自己発達理論）のなかで臨床を行っているということである。この枠組みは，セラピストに癒し，希望を与える道筋となることはもちろん，クライエントの体験を理解する手立てともなっている（Saakvitne, 1994）。

　トラウマティック・ストレス研究所では，臨床活動をしている者全員に適切な訓練とスーパービジョンが必要であるということに重きを置いている。臨床家すべてがスーパービジョンを受けることは，開業免許があろうとなかろうと，不可欠である。スーパービジョンには，個人スーパービジョン，小規模グループスーパービジョン，隔週のケースカンファレンス，隔週のセミナー，必要に応じて行う非公式のコンサルテーションが挙げられる。トラウマ・セラピーによって引き起こされる困難な問題を模索しようとしているセラピストに対して，スーパービジョンが有用であるということを保証するだけでなく，目に見え手に触れる形ではないが，スーパービジョンを敬意に満ち，安全で，統制された雰囲気をかもしだすものとすることが大事である。敬意に満ちた雰囲気は，セラピストが間違いや困難な逆転移問題を検証する間の自己評価の維持や安全感の土台とすることができる。スーパーバイズ関係での境界を公に検証することで，セラピストは状況に対する統制力と親密レベルの調節とを保つことができる。

　困難な転移/逆転移の力動を同定するときや，トラウマの再現を認識するとき，スーパービジョンはセラピストの支えとなり，代理トラウマの影響を軽減することができる。セラピストの自己と，この仕事をするうえで引き出された強力な感情を同定し表現したいというセラピストの欲求の双方に敬意を払うスーパービジョンは，セラピストにとって，臨床活動では控えているべき強い感情を出してもいい，安心できる環境となる。

　ケースについて，そして逆転移反応についてスーパービジョンで多角的に討論する機会に加え，さらに，われわれは毎週1時間，臨床スタッフ全員のために，トラウマ素材に曝されたことやトラウマ再現に関与したことで喚起された感情を表現し整理する時間をとっている。われわれはこの仕事で影響を受けずにはいられないのだという雰囲気を全員で盛りたてている。援助者は強い感情を体験するもので，そのような反応はセラピストが恥じたり孤立するような方法で扱ってはならないものとしている。なお，この過程において，守秘やクラ

イエントへの敬意については高度に認識されている。

　トラウマ・サバイバーであるクライエントのトラウマ素材に今現在曝されていることに対処していく方法をよく考えるとともに，研究所では所員の心理的欲求に同じくらいの注意を払ってグループ内での危機に取り組んできた。災害地に召集されたとき用いるのと同種の介入法を所員に対しても使用している。組織が危機に直面したときには，非常事態ストレスデブリーフィングが設けられる。非常事態ストレスデブリーフィングには初期情報，公式なデブリーフィングのセッションが含まれ，各構成員の日程や必要に応じた柔軟性を持つ。同様のどの状況についても言えることだが，早期介入を行うことで，長期持続する有害な影響の危険性が低減する。

　代理トラウマの影響からセラピストを守るために用いる他の方法は，どこの組織とも似たり寄ったりだが，いずれも特に予防のために立案されたものである。当研究所では，以下の事柄を，組織をあげてセラピストに奨励している。十分な休暇を取ること，体調が悪いときは休みを取ること，専門教育を受け続けること，種々の仕事（サイコセラピー，評価，コンサルテーション，研究，執筆，トレーニング）を引きうけることはもちろん，ケースの種類も多彩にすること。健康保険の種類も所員が好きにサイコセラピストを選べるように，最大幅のものを選択した（つまり，健康医療団体〔中央医療センターのみで医療を受ける〕や特約医療機構〔一定の範囲内で医師，病院を選択できる〕とは対極の補償型である）。

　このようにトラウマティック・ストレス研究所では，代理トラウマによる不可避の影響を緩和するために，具体的方針や無形のものとして雰囲気を意図して開発してきた。この開発を通じて，自己に持続的にダメージが及ぶことなくトラウマ・サイコセラピーを実践できるようなモデルを生み出し，この種の仕事を続けることができたならば幸いである。熟達したトラウマ・セラピストは引く手あまたである。しかし，セルフケアを軽視してセラピストを絶滅危惧種にしてはならないのである。

参考文献

- Janoff-Bulman, R. (1992). *Shattered assumptions: Towards a new psychology of trauma.* New York: Free Press.
- McCann, I. L. & Pearlman, L. A. (1990a). Vicarious traumatization: A framework for understanding the psychological effects of working with victims. *Journal of traumatic stress, 3* (1), 131–149.
- McCann, I. L. & Pearlman, L. A. (1990b). *Psychological trauma and the adult survivor: Theory, therapy, and transformation.* New York: Brunner/Mazel.
- Pearlman, L. A. & Mac Ian, P. Vicarious traumatization in trauma therapists: Empirical findings. (submitted for publication).
- Pearlman, L. A. & Saakvitne, K. W. (1995a). *Trauma and the therapist: Countertransference and vicarious traumatization in psychotherapy with incest survivors.* New York: W. W. Norton.
- Pearlman, L. A. & Saakvitne, K. W. (1995b). Treating traumatized therapists. In C. R. Figley (Ed.), *Compassion fatigue: Coping with secondary stress disorder in those who treat the traumatized* New York: Brunner/Mazel.
- Saakvitne, K. W. (1994). The Traumatic Stress Institute: A model for psychoanalytic psychological practice. *Psychologist psychoanalyst, 14* (2), 1994.

第6章
二次的外傷性ストレスの対処
―― セラピストのピア・グループの重要性 ――

ドン R. カセロール

　フェニックス研究所での経験に基づき，働くための安全な環境をトラウマ・セラピストが作る方法をドン R. カセロールが示す。カセロールは対クライエント関係のみならず，対ピア（仲間）関係についての注意を喚起している。この慎重に養われた仲間環境こそが，トラウマ・クライエントを対象とする極めて主観的な仕事に欠くことのできない客観性をもたらすものであると彼は考えている。トラウマ・セラピストのピア・グループとは，規準を設けたり，援助を行ったり，歪みの是正を手伝ったり，一般的にはトラウマの再構成の機会を提供するものである。これらの仲間に恵まれた環境は，現在進行中の，二次的トラウマを癒すためのセルフケア研究を促進する絶好の場であると言えよう。

　トラウマ・サバイバーを対象に働くセラピストは，二次的外傷性ストレスに曝される最前線にいる。セラピストはクライエントのトラウマに深刻な影響を受けることなく幾人ものトラウマを負ったクライエントの面倒を見ることができることもあるだろうが，時には影響を受けずにいるその能力を突破するクライエントが現れることも必然的にある。そのような折には，セラピストはそれぞれの援助資源や心理的栄養源にあたってきたはずである。さもなければ，(a) つまずきの石となったクライエントに対して適切な関係を提供することができなくなり，(b) 自ら否定的な影響を受けることになる。セラピストのための基本的な援助資源のひとつに，専門家のピア・グループがある。セラピストのピア・グループには二次的外傷性ストレスの衝撃を軽減する力があり，支障

をきたすような反応を正常に復し，そして，セラピスト個人が激変してもクライエントと治癒的関係を維持する一助となる。またその一方で，ピア・グループには状況を著しく悪化させる力もある。

孤立して仕事をする危険性

　仲間との意思疎通はどの仕事においても重要な要素であるが，精神療法家にとっては特に重要である。クライエントとの意思疎通はきわめて個人的な性質を持つため，われわれの仕事においては，他の専門の仕事においてよりも主観性の比率が大きい。そのため，仲間からのより客観的な観点に接することが役に立つのである。セラピストはこの必要性を以前から理解しており，スーパービジョンや同僚との相談という形を借りて仲間との意思疎通を図ってきた。同僚との相談は，クライエント寄りになることで自分の見方が歪んできていないかを確認することに役立つ。また同僚との相談は，クライエントと話し合うのは不適切と思われる反応について話す場，いわばはけ口ともなる。

　仲間と相談する機会のないセラピストには，全体像をつかむ分別を失う危険性や，クライエントに不適切な反応をする危険性がある。セラピストの不適切な反応の極端な例には，専門家としての倫理に反する行動や専門家にあるまじき行動がある。しかし，もっとありふれた不適切な反応の例は，クライエントの最善の利益とはなりようのない行動であろう。不適切な反応の連続体の両極にも根底には同じ過程があると言えよう。すなわち，そのような不適切なセラピストの振る舞いは，セラピストが自分の仕事や担当するクライエントに対する自分の個人的な反応について討論する相談の場を持たないときに生じることがあるのだ。クライエントを性的に虐待するという形でのセラピストの行動化には，おそらく，性愛的逆転移反応について討論することをタブー視することが寄与しているとタンジーは述べてきた（Tansey, 1994）。同様に，クライエントに対するその他の類の逆転移反応について論じる相談の場のないセラピストは，それらの反応を行動化する危険性が高い。

　反応が二次的トラウマ受傷の領域に属するようであれば，この問題はセラピスト個人の機能性と関係してくる。トラウマを負ったクライエントを対象とし

て仕事をした結果，二次的外傷性ストレスを体験したセラピストは，行動化——クライエントから遠ざかる，あるいはクライエントを治療の場から放逐してしまうかもしれない——の危険があるばかりでなく，外傷性ストレス障害を起こす危険もある。このように，セラピストが二次的外傷性ストレスを体験していると，クライエントもセラピストも危険にさらされる。この危険は，セラピストが自分の反応を話せて援助を受けられるような適切な相談の場があれば，ただちに減少する。そのため，セラピストが職務関連の支援システムと縁がないならばトラウマ・クライエントを対象に働くことは倫理に反する（Munroe, 1994）という見解を持つトラウマ専門家もいる。

「支持的」支援システム

外傷性ストレスを調整する機能としてのソーシャル・サポートの重要性がフラナリーにより検証されている（Flannery, 1990）。フラナリーによれば，ソーシャル・サポートの構成要素に含むべきは，(a) 感情的支援，(b) 情報，(c) 社会的連帯感，(d) 道具的支援であった。精神療法家のピア・グループは一般にこれらすべてを，特にストレスを受けている時に提供する。専門家の仲間により提供されるソーシャル・サポートは，普段行われている意志疎通によりそこそこ得られるであろうが，コンサルテーション・グループ，治療チーム，ケース・カンファレンス，臨床セミナーなどある程度明示的な正規の専門家グループという文脈で行うと最もよく得られる。このような組織されたグループで得られる支援の機会は，明快で，組織に好ましい影響を与える。容易に支援を行うことが可能で，最も効果的な方法で集団構成員間に支援を分配できるからである。さらに，相乗的な特徴が発生するため，集団から受ける支援は個人から受ける支援の総和以上になる。しかし集団から支援を得ることは，集団の持つ独特の力動に対処するということであることも認識しておかなければならない。

二次的外傷性ストレスに影響を受けた者に支援を提供することをその機能とする集団は，一次的外傷性ストレスに影響を受けた者が家庭で受ける支援を手本に作ることができよう。一般的なストレスの管理において家族からの支援

は有用であると広く実証されてきている（Cobb, 1976; Dean & Lin, 1977; Hirsch, 1980; Solomon et al., 1987）。一般的なストレスの管理における家族からの支援には，感情的支援，励まし，助言，付き添い，具体的な援助が挙げられる（Burge & Figley, 1982; Figley, 1983）。フィグリーは外傷性ストレスの影響を受けた家族を研究し，トラウマを受けた者を効果的に支えた家族には，4つのスキルが共通にあることをつきとめている（Figley, 1989）。そのスキルとは，(a) 特定のソーシャル・サポートのスキルだけでなく必要な資源を提供するという形での具体的な援助，(b) 洞察を明確にする，(c) 認知の歪みを是正する，(d) 認知の再構成を支援する，である。これらに加え，筆者としては，(e) 共感的な調和（Catherall, 1995）を挙げたい。これらのスキルは専門家のピア・グループの見地から詳述できよう。

1. 仲間は必要な資源を提供することにより支持的になることができる。必要な資源とは，事務処理の手伝いをする，電話で話をする，勤務時間以外における支援などの形の具体的援助を指す。
2. 話をていねいに予断を持たずに傾聴すること，ありのままに事実を聞くこと，トラウマを受けたセラピストが体験しているすべての感情を受容することで，仲間は（二次的に）トラウマを負ったセラピストが洞察を明晰にする役に立つことができる。
3. 二次的外傷性ストレスによりトラウマを負ったセラピストの話を傾聴すること，そして，セラピスト自身の行動評価や困難なケースに関する責任に対する認知の歪みを是正することによって，仲間は援助を提供する。これは特にセラピストが罪責感を感じているときに適切である。よく知っている聞き手はセラピストが責められるべき点や誉められるべき点をより客観的に特定する役に立つことができる。まわりのセラピストはトラウマを負ったクライエントを扱う際のセラピストの役割についてよく知っているから，セラピストの責任と限界の現実について非常に貴重な見方を呈示することができる。
4. 二次的外傷性ストレスでトラウマを負ったセラピストに対してまわりのセラピストが提示できる見方は，トラウマの再構成を引き起こすことがしばしばある。障害を引き起こすようなストレス反応について，まわ

りのセラピストはより寛大あるいは正確な見方を提案し支持することができる。これによりトラウマを負ったセラピストは，トラウマ・サバイバーを扱う際自分が果たす役割について，これまでとは異なった認知的評価を展開することができるのである。
5. 二次的外傷性ストレスでトラウマを負ったセラピストに対して仲間が共感し調和的であることが，支援となる。具体的には，そのセラピストの感情体験を認識することと，それに対してよい反応を返すこと，そして，影響を受けたセラピストがひどく不機嫌な状態になっていたとしても共感的関係を維持することが支援となる (Rowe & Mac Isaac, 1989)。共感的調和とは傾聴スキルの基礎となるものであり，異なる見方を提案する機会を生み出すものである。

回復を促進する集団の規準

トラウマを負った構成員の回復体験を促進する力量という点で見ると，家族と同様の次元で，集団もさまざまである。フィグリーは外傷性ストレスに影響を受けた者に対して治癒的な家族環境であるために重要な多くの変数を同定している (Figley, 1989)。これらすべての変数は，セラピストのピア・グループの「家族」環境にあてはまる。トラウマを負った集団構成員の回復を最も促進する環境は，以下の通りである。

1. ストレス源が実際にあり，道理にかなったものであると認められる。
2. 問題が集団全体の問題として捉えられる。その個人だけの問題とは考えられることがない。
3. 問題への全般的なアプローチは，解決を追求するためのものであって，責任を追及するものではない。
4. 個人の動揺に対して高水準の耐性がある。
5. 支援は賞賛，強い関心，愛情などの形で明確に，直接に，ふんだんに表される。

6. 公開で実践的なコミュニケーションである。発言に対する制裁規定はほとんどない。コミュニケーションの質は良好で，伝達事項は明確で率直である。
7. 結束が固い。
8. 役割に関して柔軟性に富み，個人個人が異なる役割に就くことを厳しく制限しない。
9. 資源——物質的，社会的，制度的資源——が効率よく利用される。
10. 集団内に暴力のサブカルチャーがない（感情の爆発は暴力の一形態ではない）。
11. 物質乱用がない。

　オックバーグは効果的な外傷後セラピーの基礎となる三つの原則を見出した (Ochberg, 1991)。これらの原則は——上記で概説したフィグリーの健全な家庭の特徴と呼応しているもので——その構成員に見られる二次的外傷性ストレスを最も効果的に処理するような集団を特徴づける前提という基礎を形作る。オックバーグの三原則とは，(a) 個別性，(b) 正常性，(c) エンパワメントである。

1. 個別性の原則では，外傷性ストレスを受けた後，個々人はそれぞれの回復の道筋をたどるということを重要視する。ピア・グループの構成員は，構成員個々人特有の欲求や回復へのアプローチを尊重する必要がある。
2. 正常性の原則は，個人の回復の固有性を重視することとの均衡をとるものである。この原則では，外傷後の適応の普遍的なパターンを同定し，このパターンを構成する混乱した思考や感情が本質的に正常であることを重要視する。
3. エンパワーの原則では，外傷性ストレスに影響を受けた人が自分自身の尊厳やパワーとコントロールの感覚を取り戻せるように，自身の回復において能動的な主体者として参加する必要性を重要視する。

グループダイナミクスに関する諸問題

　トラウマを受けることで引き起こされたり，二次的トラウマ受傷の過程で共感的に体験する強烈な原始的感情は，集団においてきわめて破壊的であることもある。このような強烈な感情の状態はグループダイナミクスに影響を及ぼし，集団構成員の対立を招くこともある（Gabbard, 1989）。トラウマ・サバイバーによく見られる，疎外されている，理解してもらえないと感じる体験過程がグループダイナミクスにおいて演じられやすい。

　トラウマ・サバイバーであるクライエントを対象とする仕事でセラピストがトラウマを受けたということは，その仲間にとって戸惑わずにはいられない出来事である。この出来事がただ一度起こるだけで，まわりのセラピスト全員が，自分達も同様にもろいのだと思い至る。この脆弱性に関する見聞からわが身を守る方法のひとつが，この出来事を仕事に特有なこととして見るのではなく，関わった特定のセラピストに特有なこととして見ることである。普通，この防衛法が取られると，脆弱性を意識させる出来事を対岸の火事としか考えなくなる。例えば，トラウマを負ったセラピストを，その人に何かがふりかかったためではなく，その人に何か落ち度があるために職務を存分に果たせていないとみなす。二次的トラウマは個人に何かしらの瑕疵(かし)があることを示しているのだとみなすことで，まわりのセラピストは自分自身の外傷性ストレスに対する脆弱性を他人事とすることができ，トラウマを負ったセラピストが呈する困った影響を自分は起こさないと思っていられる。これは集団プロセスにおいて古くから認められるメカニズムである（Jaques, 1955）。

　トラウマという現実に関わることは，各自の基本的な前提や当然としてきた安定した世界観・安全感にとって脅威となる（Janoff-Bulman, 1992）。それゆえに，トラウマを負った者との共通関連性を認めないという見方をとる者も——専門家であるセラピストでさえも——少なくない。これは一次的トラウマにも二次的トラウマにも起こる。しかも，どちらの場合でも，集団環境においてなおさらひどくなる。集団では現実の出来事に対し共感性認知を確立する。いったん数人の集団構成員がこうと考えれば，その考え方は相当の影響力

を得るのである。

　この防衛的な見方——影響を受けた者は第一の理由として，その人が普通と違うから影響を受けたのであるという見方——が集団内で重視されるようになると，トラウマを受けた者は疎外されている，傷つきやすくなっている，個人的にダメージを受けたと感じることになる。この社会的切り捨てがさらなるトラウマ，関係外傷となる。これは元々のストレス反応を悪化させる（Catherall, 1989 ; Symonds, 1980）。

　グループダイナミクスの観点から見ると，他の構成員たちが影響を受けた者との共通関連性を認めないとき，影響を受けた構成員は集団全体から傷つけられているという感覚を抱いている（Yalom, 1970）。影響を受けた構成員を集団から——物理的にあるいは心理的に——切り捨ててしまえば，他の集団構成員たちはトラウマの脅威とは無縁であるという幻想をゆるぎなく維持できるのである。

集団内の被害者つるしあげの防止

　ピア・グループを何らかの方法で公式に組織するときは，トラウマを負ったセラピストに対して距離をおき，非難するといった反応が起こる可能性について議論し備えておくべきであろう。この可能性については，事が起こる前に集団内で議論しておくことが望ましい。集団内のセラピストがこういうことが起こることを承知のうえでトラウマ・サバイバーと関わるのであれば，その集団で二次的トラウマの危険性について議論する時間を割くことが得策である。最初の目標は，逆転移について開示することを奨励する集団の規準を作ることである。一般にこのような開示をできるのは，集団構成員たちが安全だと感じる（すなわち，批判的な反応に脅えることのない）雰囲気のなかでのみである。

　集団内のセラピストの一人が仕事の結果影響を受ければ，皆が感情的反応を起こさずにはいられないということを集団構成員は認識する必要がある。集団がなすべきことには，自分たちが外傷性ストレスに曝されることについて定期的に集まり話し合う機会を持つことが挙げられる。このような集まりの主要な目的は，二次的に曝されることで感情に影響が及ぶ体験は普遍的であるとする

ことである。統率する立場にある者が率先して集団の課題のひとつとしている場合に，これらの論議が継続的になされていることが多いようである。

集団の一員であるセラピストが外傷性ストレスに影響を受けたときには，集団でそれについて議論し，他の構成員たちは自分たちの反応を話し合う必要がある。集団のリーダーはこの問題を個人的な問題ではなく集団にとっての問題だと定義し取り組むことで，異分子排除の動きを封じることができよう。

集団のひとりであるセラピストにトラウマ受傷があったと発覚することは，集団の存亡の危機となる。この事態が集団全体にとっての危機と受けとめられるならば，この危機に関わるために総動員で事にあたることになろう。しかし事の重大性が却下された場合には，行動化やわれ関せずという反応が多くなる可能性がある。それゆえ，集団では危機的期間に集団を防護する役割を果たす適切な規則を持つことが推奨される。下記の規則は集団環境にあって安全な雰囲気を維持しようとするための推奨である。

1. 全般において守秘義務をルールとすべきである。集団構成員は集団内の出来事を構成員以外に話してはならない。
2. 集団の会合の場以外で，集団内の出来事を2人以上の構成員からなる小集団で話し合うことも禁止するべきである。確かにこの規則は非現実的な極端な解釈をされることもあるが，最も肝心な点は，母体集団のための協議事項を小集団で決定したり練ったりしないということである。集団の構造に関するすべての決定が集団全体の会合のなかで下されれば，より安全なのである。
3. 危機的な状況のあいだ，集団の構成に変化がないことが望ましい。これは必ずしもできるとは限らないが，可能な限り心がけるべきである。集団に新しく入った構成員がいる場合，彼らに対し二次的外傷性ストレスに関して教育し，集団のその危機状況の特質について必要な情報を与えるべきである。構成員が集団を脱退しなければならない場合，離脱に先だって，その逸失についての各々の感情，変化のタイミングについて話し合う機会を持つべきであろう。
4. 個人的な反応を話し合うことを免除される集団構成員がいてはならない。学生ゼミなど状況によっては，集団のリーダーが他の集団構成員と

同様の基準によらないこともある。しかし集団の一員がトラウマを負って危機に際したときに個々人の反応を話し合うようなときはこの限りではない。個人的反応の話し合いに参加しなくてもよいとされる者がいたりすると、集団全員のための安全感を培う妨げとなる。集団構成員全員の参加が正常化の過程を養い、集団全体の団結力に寄与するのである。

集団内での非難やわれ関せずという態度の増大は、誰かがトラウマを受傷する前に心理教育活動を導入することで、効果的に防止できる。個人の内に自覚が宿らずとも、そのかわり、集団の文化のなかに保持されるように、集団として、集団に情報を提供するべきである。心理教育情報は事務的な講義形式で提供してはならない。こういった題材を生きたものとし、各集団の歴史と文化の一部とするためには、集団構成員が話し合い、題材を再現する機会が必要である。新しい構成員が集団に入ってきたときには、集団全員で心理教育や後に続いて起こる二次的外傷性ストレスの目に見えない影響の話し合いにかかわるべきである。集団としての自覚がばらばらになってしまうこともあるので、新人たちは別個の場で教育されるべきではない。現在いる集団のアイデンティティにおいて自覚を重要な要素とするためには、二次的外傷性ストレスの目に見えない影響に関して、ある程度、その集団で理解を繰り返し深めるべきなのである。

結　論

訓練を積んだ臨床家は二次的トラウマに対処するうえである程度有利とはいえ、彼らもまた理解や統合のために特殊な欲求を持つこともあると言える (Talbot et al., 1992)。集団構成員に経験や高度の臨床知識があっても、防衛的になって、二次的外傷性ストレスを認識して効果的に処理できないこともある。セラピストのピア・グループを最も効果的に活用するためには、集団の文化そのものにまず焦点をあてなければならない。集団の倫理は、特定の構成員が選択したわけではない方向へ動くこともある。トラウマ受傷に関して強い抵抗の感覚がはびこる余地が集団にあるとき、トラウマを負ったクライエントと

関わる仕事によって影響を受けたセラピストたちは,頼るべきほかならぬ同僚のわれ関せずという反応にもう一度傷つけられることになるのである。

謝辞

　本章の洞察は,シカゴのフェニックス研究所で現在も活動中のトラウマ・セラピスト集団の一員として所属する筆者の体験から地道に集めたものである。被害者非難を防止するルールは,われわれが自分自身やこのやりがいある仕事に対する自分の反応について学ぶにしたがい,集団内で徐々に発展した。正常性と個別性の原則が日常においてもリアリティを持っていることを学び,また,トラウマ・セラピストとして成長することができたのは,ひとえにこの集団の一員であったからである。

参考文献

Burge, S. & Figley, C. R. (1982). The social support scale. Unpublished manuscript, Purdue University, Lafayette, IN.

Catherall, D. R. (1989). Differentiating intervention strategies for primary and secondary trauma in post-traumatic stress disorder: The example of Vietnam veterans. *Journal of traumatic stress*, 2 (3), 289–304.

Catherall, D. R. (1995). Preventing institutional secondary traumatic stress disorder. In C. R. Figley (Ed.), *Compassion fatigue: Coping with secondary traumatic stress disorder in those who treat the traumatized*. New York: Brunner/Mazel.

Cobb, S. (1976). Social support as a moderator of life stress. *Psychosomatic medicine*, 38, 300–314.

Dean, A. & Lin, N. (1977). The stress-buffering role of social support. *Journal of nervous and mental disease*, 165, 403–417.

Figley, C. R. (1983). Catastrophes: An overview of family reactions. In C. R. Figley & H. I. McCubbin (Eds.), *Stress and the family, vol. II: Coping with catastrophe*. New York: Brunner/Mazel.

Figley, C. R. (1989). *Helping traumatized families*. San Francisco: Jossey-Bass.

Flannery, R. B. (1990). Social support and psychological trauma: A methodological review. *Journal of traumatic stress*, 3 (4), 593–611.

Gabbard, G. O. (1989). Splitting in hospital treatment. *American jour-

nal of psychiatry, 146, 444–451.
Hirsch, B. J. (1980). Natural support systems and coping with major life changes. *American journal of community psychology*, 8, 159–171.
Janoff-Bulman, R. (1992). *Shattered assumptions: Towards a new psychology of trauma*. New York: Free Press.
Jaques, E. (1955). Social systems as defence against persecutory and depressive anxiety. In M. Klein (Ed.), *New directions in psychoanalysis*. New York: Basic Books.
Munroe, J. F. (1994). Compassion fatigue: Secondary traumatic stress from treating the traumatized. Symposium presented with D. R. Catherall, M. A. Dutton, C. R. Figley, C. Harris, and J. Shay at the 10th Annual Meeting of the International Society for Traumatic Stress Studies, Chicago, IL.
Ochberg, F. M. (1991). Post-traumatic therapy. *Psychotherapy*, 28 (1), 5–15.
Rowe, C. E., & Mac Isaac, D. S. (1989). *Empathic attunement: The "technique" of psychoanalytic self psychology*. Northvale, N.J.: Jason Aronson.
Solomon, Z., Mikulincer, M., & Hobfoll, S. E. (1987). Objective versus subjective measurement of stress and social support: Combat-related reactions. *Journal of consulting and clinical psychology*, 55 (4), 577–583.
Symonds, M. (1980). The "second injury" to victims. *Evaluation and change*, special issue, 36–38.
Talbot, A., Manton, M., & Dunn, P. J. (1992). Debriefing the debriefers: An intervention strategy to assist psychologists after a crisis. *Journal of traumatic stress*, 5 (1), 45–62.
Tansey, M. (1994). Sexual attraction invoking dread in the countertransference. *Psychoanalytic dialogues: A journal of relational perspectives*, 4 (2).
Yalom, I. D. (1970). *The theory and practice of group psychotherapy*. New York: Basic Books.

第Ⅲ部
セラピーの場以外で

第 7 章
コミュニケーションとセルフケア
——基本的問題——

クリス J. ハリス
ジョン G. リンダー

　クリス J. ハリスとジョン G. リンダーは，非常にシンプルな問題を提起している。他者を理解する能力と自分を理解してもらう能力は，まさにわれわれのメンタルヘルスの基礎である。そして，ストレス下ではわれわれのコミュニケーション能力が脅かされるために，ストレスのレベルが一段と高くなる可能性がある。ハリスとリンダーは，コミュニケーション形態を検証すること，どのようにわれわれは理解し理解されているかについて深く考えることを私たちに促している。危機に備えることができて，目下の危機の緩和に役立つような提言と訓練課題を彼らは挙げている。自分自身のコミュニケーションを理解すること，そしてそれが他人とどれだけ同じあるいは異なるかを理解することで，生活上の欲求不満を取り除き，心豊かに過ごすことができるかもしれないのである。

　自分がやっていること，感じていること，考え方，あるいは言っていることをどうしてわかってもらえないのだろうと私たちは何度思ってきたことだろうか。非常に簡単な印象でさえしばしば伝えることが難しいのはなぜなのか。考えを他者にうまく伝えられないとき，自信にはどのような影響があるのだろうか。意志疎通するためのコミュニケーションの障壁となるものは何か。人がストレス下で機能するとき，コミュニケーションはどのように変化するのか。
　この最後の問いから考えてみよう。ストレスとはごく私的なものであり，それぞれの個人的状況なのである。実際にトラウマを負った被害者やサバイバー

で一次的外傷性ストレスに苦しんでいるか，あるいは，トラウマ被害者を評価し治療するべき立場にあり二次的外傷性ストレスに苦しんでいるかにかかわらず，起こる可能性がある。ストレスは，われわれ自身に影響を及ぼす破滅的な刺激を受けたときに結果として起こるものである。われわれが識別するストレスの度合やそれにどのように反応するかは，事態を処理する資質，過去あるいは現在受けているストレスの度合，コーピングのスキルなど多数の因子によって異なる（Patterson & McCubbin, 1983）。個人的な認知や経験によっても異なる。ストレスを受けている受けていないにかかわらず，どのようにコミュニケーションを図るかを支配するのは個人の認知である。しかし，ストレス下では，われわれは根本的，本質的な基礎的コミュニケーション体系を動員することになる。

　筆者らは，本質的なコミュニケーション（ストレス下において用いるようなコミュニケーション）について基礎的な2つの論点に整理できると考えている。2つとは，われわれが内的・外的世界をまとめ上げたり説明するときに使う人間の感覚と，感覚情報を適合させるときに基礎となる個人の分類様式である。これら2つの概念は，われわれのコミュニケーションは感覚に基づくものであることを意味する。事実，筆者らは他稿でもそう述べてきたし（Simmerman & Linder, 1989 ; Harris, 1995），まさにそのことをここでも述べている。外的環境を理解する，あるいは，環境とわれわれの相互関係を評価するためには，自分の感覚経験に頼るしか方法がないのである。

　人間の感覚とは，大昔小学校で教わった通り，視覚（見る），聴覚（聞く），嗅覚（嗅ぐ），味覚（味わう），触覚である。後に詳しく述べるが，あえて第六の感覚，感触というものも加えたい。これは触覚（触覚も感触という言葉で表すことが多い）とは異なる。情動感覚あるいは筋感覚反応（Lewis & Pucelik, 1982）は，しばしば環境の知覚を伴う内的覚醒である。

　自分の内的自己さえも感覚に基づくものである。われわれの記憶とはひとつ以上の感覚と連関した出来事の回想である。われわれが記憶をたどるとき，何を見た，聞いた，嗅いだ，味わった，触った，筋感覚を感じた，と言い換えて記憶を述べる。体調，思考，欲望，欲求を述べるとき，感覚に言い換える。実際，感覚的知覚をきれいさっぱり取り除いてしまったなら，おそらくわれわれは精神的にも身体的にも機能できなくなるであろう。

われわれは日常，環境との相互作用において，諸感覚すべてをある程度併用している。しかし，人それぞれの傾向がある。われわれはたいがい世の中の情報を最初に探るために中核的感覚（視覚，聴覚，筋感覚）のひとつを用いる。これらは，われわれが動機づけや意志決定，抽象的思考のために最も多用する感覚である。

だからといってその他の感覚を用いないということではなく，単に，主な感覚径路として中核的感覚のひとつを用いているのである。例えば，世界を主に視覚によって識別する者は，外傷性の出来事を最初は見たものすべてに関して言葉で映像を——まず他の感覚データに注意が向けられることはほとんどあるいは全くなく——表現することになろう。だが，世界を主に聴覚によって把握する者は，同一の外傷性の出来事を，耳にした音での描写で——同じく，他の感覚データに注意が向けられることはほとんどあるいは全くなく——言い表すであろう。そして，世界を主に筋感覚で把握する者は，その外傷性の出来事をその瞬間の感情や感覚のみの表現で，これも，他の感覚データに注意が向けられることは，ほとんどあるいは全くなく叙述する。

われわれの中核的感覚は基礎的なものなので，ストレス状況下では主要感覚径路としている感覚にとらわれ，その他の感覚データを排除してしまっていることがしばしばある。事実ストレス状態では，他の感覚データは意識的にせよそうでないにせよ，表されることがない。

個人が中核的感覚のどれを主に用いているかという判断は，そう複雑なことではない。これは，個人がしゃべる際に用いる必要不可欠な動詞を同定することで見極められることをルイスとピュースリックは示唆している（Lewis & Pucelik, 1982）。

主に視覚に頼る者は視覚志向の動詞で話す傾向にあり，一方，聴覚的な者は聴覚志向の動詞を使う傾向にある。ご想像の通り，筋感覚的な者は筋感覚志向動詞を使用する傾向にある。表7-1はこれら中核的感覚と関連する動詞をいくつか挙げた例である。

外傷性の出来事の描写に話を戻すと，視覚的な者が何を見たかでなく何を感じたかという感覚的叙述に困惑するということは理解しやすい。同じく聴覚的な者は，音声による出来事の叙述ではない，視覚的な者が出来事を表現した視覚的イメージに当惑することであろう。外傷性の出来事の描写はどの中核的感

表 7-1 動詞と中核的感覚の関連

視覚的動詞	聴覚的動詞	筋感覚的動詞
見る see	聞く listen	感じる feel
見えた saw	聞こえる hear	触れる touch
私に見せて show me	私に言って tell me	把握する grasp
描写する picture	静かにする keep quiet	苦痛な painful
見つける discover	盗み聞く eavesdrop	なだめる soothe
思い描く imagine	口にする speak of	わくわくする excite
検分する examine	口をつぐむ button up	ぞくぞくする thrilling
精査する inspect	口にしない keep a secret	ぞっとする shudder
目をやる look at	〜のように聞こえる sounds like	いらいらする irritate

覚による叙述であろうと，同一の出来事を異なる知覚で叙述しているというだけで間違っていると認識されてはならない。知覚の差異がコミュニケーションにおける種々の障壁の原因となり得るのである。

以下に，コミュニケーションにおける知覚による障壁を最低限に抑えるための演習をいくつか挙げる。

1. 表 7-1 に挙げたものの他に動詞を探してみる。これにより，主な中核的感覚を同定する能力が高まる。
2. 自分や他人が顕著に用いる動詞に注目する。並行して，自分や他人の主な中核的感覚をはっきりさせる。これは，自分や他人の感覚的見地がいかに異なるかの理解への一助となる。
3. 周囲の環境を自分が主に用いる以外の中核的感覚で知覚してみる。用いようと選択した中核的感覚に関連する動詞を使うことは困難であることに留意せよ。この演習で得たものは何か。

コミュニケーションの意味は，発信者から生じるのではなく，受信者から生じるものである。換言すると，コミュニケーションの意味とは，コミュニケーションが引き出した反応のことである (Reese & Yancer, 1986)。だから，個々人の物事の把握の仕方とは，コミュニケーションで自分が受け手となったときの意味づけに用いる物事の把握の仕方のことになる。外傷性の出来事の話に戻ると，話し手の主な中核的感覚を通してトラウマを表現する意図のいかんにかかわらず，受け手の主要中核的感覚はその表現を解釈してしまう（あるい

表 7-2 分類様式

主要中核的感覚	肯定/否定
全体/末梢	時間
類似/差異	基準指標切替
権威	接近/回避
因果	内的/外的
対立反応	任意/順次

は解釈しようとしてしまう)ということがわかるだろう。自分がやっていること,感じていること,考え方,あるいは言っていることをわかってもらえないことがしばしばあるが,これがその理由のひとつなのである――個々で知覚による認識結果が異なるのだ。

本章の冒頭で,効果的なコミュニケーションには2つの重要な論点の理解が欠かせないと述べた。われわれが内的・外的世界をまとめ上げたり説明するときに使う人間の感覚と,感覚情報を適合させるときに基礎となる個人の分類様式である。感覚を基礎とするコミュニケーションについては前述の通りである。以降では,分類様式について述べる。

個人の分類様式とは,個人が世界を分類し情報を統合するための精神的メカニズムのことを指す。表7-2に12種類の分類様式(Densky & Reese, 1989を改変)を示す。この様式では通常,前述の主要中核的感覚径路が最重要分類メカニズムとなる。

肯定/否定分類は個人的な分類で,状況が肯定的であるか否定的であるかということに重点を置く選択指向のことである。人は無意識に肯定的あるいは否定的な体験過程を選択するが,過去の記憶や未来への関心において,その選択と逆の判断をしていることはまれである。理由は不明だが,肯定的な物事にしか専心することができない者がいる一方で,否定的な問題に重点を置く者もいるようである。この分類様式を変えようといかに努力しても,分類様式の修正は困難を極めるようである。

全体/末梢分類は個人的な分類で,内容に関して,広範な構成要素あるいは狭小な構成要素に注目する選択指向のことである。「森」しか目に入らない者がいる一方で,「木を見て森を見ず」という者もいる。しかし,多くの者は柔軟にどちらでも苦もなく分類を行っているようである。

時間分類は個人的な分類で,内容に関して,過去のこと,現在のこと,未来

のことに顕著に注目する選択指向のことである。過去にとらわれ抜け出せないように見受けられる者もいる。彼らは過去の成否に基づき現在・将来を判断する。「今を生きる」姿勢をとって過去や未来に目もくれずにいることを好む者もいる。さらに，過去や現在の条件に目を向けずに未来指向の生活を進んで送る者もいる。特定の時間分類が突出している者もいるが，おおよその者は過去，現在，未来を通じて普通容易に時間分類することができる。

類似/差異分類は個人的な分類で，物事が類似しているかあるいは差異があるかで同定する選択指向のことである。それまでの生活で出会った別の状況と同様であると説明できる出来事であることを強調したがる者もいるし，それとは逆に，状況をこれまでなかったものと識別し，その状況を異なるものとして位置づけたがる者もいる。

基準指標切替分類は個人的な分類で，自分の基準点から他者の基準点に切り替える能力を含む選択指向のことである。この分類様式ではいくつもの様相がありうる。どのように「私」が感じるかから「彼」「彼女」「彼ら」が感じるかに切り替えられよう。相手にふりかかった出来事が自分に起こったらと仮想もできる。基準指標を切り替えるねらいは，ある者の感覚知覚と他者の感覚知覚を同等とみなすことである。基準指標切替能力は，親密な関係を築き理解するうえで重要な因子となる。これはトラウマ被害者を援助しようという者にとって価値ある長所でもある。

権威分類は無意識的な分類で，個人がよりどころとする権威を識別する選択指向のことである。そのようなよりどころとする権威には，私，あなた，われわれ，家族，神（宗教），文化，民族，その他が挙げられる。中核的感覚動詞のように，個人が用いる構文でその人の頼みとする権威を識別することができる。「私が思うに……」「あなたは……とお考えになりますか」「われわれがすべきことは……」「彼の説によれば……」などという表現で，われわれはよりどころとする権威を明かしている。

接近/回避分類は無意識的な分類で，望ましい結果に近寄ろうとする，あるいは，望ましくない結果から遠ざかろうとする選択指向のことである。この分類様式はわれわれの動機づけの戦略を決定する。このような動機づけ戦略は，われわれの行動は快を求め不快を避けるという理論に基づいている。この理論はまた，人間は快を求めるよりも不快を避けるほうが勝るということも示唆し

ている。日常生活において回避を接近より多用している者が多いとはいえ，われわれの多くは両方の戦略をとっている。

因果分類は，仕事や特定の問題を考える際，われわれの人生において，思うような因果に反する物事がなぜあまねく起こるのか説明したいという個人的欲求を伴う選択指向のことである。人によりこの分類メカニズムを持っていたり持っていなかったりする。生活全般で因果分類をする者は，なぜ物事が起こったのか知りたいという欲求が強迫的といえるくらいにある。こういった者は，しばしば優れた問題解決者となる。

内的/外的分類は，個人的な分類で，自分の体験の基準を内的に求めるか，外的に求めるかという選択指向のことである。われわれはほとんどが，環境の認識を評価する方法として感覚原則を用いつつ，内的経験を基準としている。しかし，環境を外的に評価する者もいる。彼らは実生活から解離し，距離感を持って認識し，実生活に対して筋感覚反応をほとんど，あるいは全く示さない。外的分類はしばしば苦痛に対する防衛として用いられる。

対立反応分類は，言われた，あるいはされたことに対して，自動的に正反対の反応を起こさせる過程である。典型的な対立反応を起こす者は，敵対的な立場をとる。

任意/順次分類は，個人的な分類で，情報管理の指向のことである。特に形式もなしに情報を任意にまとめる者もいれば，順序だった方法で逐次分類する者もいる。

われわれは同じように分類する者と出会ったときには，コミュニケーションにおいて肯定的な共通感や安心感を持つ。そこには理解，結びつき，「波長」が合うという含みがある。このラポール（同調的関係）状態は調和感や一体感を醸す。しかし，（分類様式の対立により）ラポールが破綻した，あるいは，確立されなかった場合，われわれはコミュニケーションにおいて否定的な孤立感や辛苦にまみえるのである。この否定的な感覚によりわれわれはしばしば，相手が悪いのだと考えるようになる。

初めの演習では，主要中核的感覚を確立した。

1. 今度は，表7-2に示した残りの11の分類様式について自分の傾向を確認してみよう。

2. あなたが日常コミュニケーションを図っている人の分類様式を確認してみよう。
3. 同じ分類戦略はあったか。異なった分類戦略はあったか。
4. 生活上，他者とのコミュニケーションの障壁となるものは何か判明したか。

　分類様式の対立で起こる混乱でよく見られるのが，了解の達成についてである。コミュニケーションにおいて，分類様式が同様のときにのみ了解は成就する。例えば，肯定的に分類する者がもう一人の肯定的分類をする者に何かを説明した場合は，共通の肯定的見地にあるため，明らかに彼らは了解に達することができる。しかし，分類様式が異なる場合，齟齬をきたす。
　肯定的分類をする者が否定的分類をする者に対して何かを説明するとき，たいてい論争が起こる。この論争を決まって象徴する標準的な疑問は「どうして？」である。どうしてと問うことで，人は相手がどのように分類しているか了解できないことを示す。不幸にして異なる分類様式間では了解が実現しないことのほうが多い。異なる分類様式についての理解がないために，論争が起こったり意見の衝突が起こったりすることもある。それなら，分類様式の異なる他者とどう関わればよいのか。
　この問いに対する答えは，知識と寛容性という概念にある。異なる分類様式間で了解を達成しようと努力するより，知識として知っておこうと努力するほうがはるかに効率がよい。われわれには自分の分類様式のほかにもいくつも分類様式があること，外界を分類する方法は自分にとっては適当だが，他人にとってはそうではないかもしれないことを知る必要がある。知識を通じてわれわれは，異なる分類様式は了解できないことを容認することができ，同時に，個人差に対する寛容性を植え付けることができるのである。このような個人差に対する寛容性を持つことで，すべての分類様式が並存することを認め，個人間の分類法の相違を尊重し配慮する雰囲気を創造することができる。
　要約すると，ストレス反応によりわれわれは，最も初歩的な方法によるコミュニケーション，個人ごとの志向の分類様式によるコミュニケーションを強いられる。相手とのコミュニケーションにおけるラポールが確立されている場合，共通の感覚認識や分類様式から生じた調和感と一体感がある。コミュニ

ケーションにおいて生じる障壁は，分類様式の対立に由来すると言える。これらの障壁を乗り越える最も容易な方法には，(a) 了解しようとするよりも，知識（他の分類様式についての知識）によって理解する方法をとる，(b) 他者が自分とは異なる分類様式を用いた結果生じる個人差に対する寛容性を養う，がある。

参考文献

Densky, A. B. & Reese, M. (1989). *Programmer's pocket summary*. Indian Rocks Beach, FL: Southern Institute Press.

Harris, C. J. (1995). Sensory-based therapy for crisis counselors. In C. R. Figley (Ed.), *Compassion fatigue: Coping with secondary traumatic stress disorder among those who treat the traumatized*. New York: Brunner/Mazel.

Lewis, B. A. & Pucelik, R. F. (1982). *Magic demystified*. Lake Oswego, OR: Metamorphous Press.

Patterson, J. M. & McCubbin, H. I. (1983). Chronic illness: Family stress and coping. In C. R. Figley & H. I. McCubbin (Eds.), *Coping with catastrophe*, vol. 2. New York: Brunner/Mazel.

Reese, M. & Yancer, C. (1986). *Practitioner manual for introductory patterns of neurolinguistic programming*. Indian Rocks Beach, FL: Southern Institute Press.

Simmerman, S. J. & Linder, J. (1989). *Mindworks*. Greenville, SC: Eagle Network.

第8章

傷だらけの教授法
――大学や研修の枠組でのトラウマについての授業――

スーザン L. マッキャモン

　傷だらけの教授法――何かよい調子のこの言葉には，実際のところ，トラウマについて教えるときには見えないところでさまざまな努力をしなくてはならないかもしれないということが裏に隠されているのである。トラウマ研修に興味を示す者の多くがトラウマ歴を持つ。サイコセラピー研修においてスーパービジョンを行うことは難しいことだが，少なくともスーパーバイザーは学生を助けるものとされている。自分がやっている大人数の学部講義で，泣きじゃくりながら部屋を走り出る学生を想像してみるとよい。このような体験で教授は無力感に陥り，しかも決まった形式の指針もない。スーザン L. マッキャモンの章は，困難な授業素材を扱う教師の強い味方となり，教授の心をくじくことなく，トラウマ素材の全容を伝えつつもその破壊的な衝撃を軽減するための教授戦略を示唆するものとなろう。

　マッキャンとパールマンは代理トラウマについての論文で，セラピストは「自分のクライエントの外傷性記憶に曝露されたことに付随した，苦痛に満ちたイメージ，思考，感覚を免れない」(McCann & Pearlman, 1990, p. 132) と指摘している。私は，彼女らの論文を読んだとき「その通りだ」と思った。トラウマを負った人びとを援助する他の専門職も同様に影響を受けやすい，とも思った。私は，性的児童虐待事件の裁判に携わっている弁護士と話したことを思い出した。子どもから虐待内容の説明を聞くことによる感情的影響について私が尋ねたところ，彼が言うには，弁護士のはしくれとして，このようなことで感情的に影響を受けることはない，とのことであった。しかし，話している

うち，彼は見た夢について語ってくれた——桟橋のボートのところに立っていると，子どもの服が押し流されていく（虐待の話のなかにボートが出てきていた）。ふと気づくと，彼の知るその子どもの靴も水面に浮いている。彼は背筋が凍る思いを……というものであった。私はそのぞっとする悪夢の体験に同情したが，プロ意識を持つことで感情的影響から免れられるはずという彼の考えをかえって面白がってしまった。私はそんなにも何も気づいてなかったのだ。

セラピストは自分の「認知シェーマ，あるいは，自己や他人に関する信念・予測・前提」の変性を体験しているとマッキャンとパールマンは言っている (McCann & Pearlman, 1990, p. 132)。彼女らは，かたわらで防犯警報装置を設置しつつある部屋で，脱稿する皮肉について言及している。彼女らも認めているが，警報装置の設置はまさに，犯罪被害者多数を援助したことによる安全シェーマの混乱の結果である。待てよ！ 私だって，自覚していなかった者のひとりじゃないか！ かの論文を読むまで，自分が新たなフィットネス——空手——に興味を持った原因など深く考えもしなかった。

私は大学で教え始めたとき，心に決めたことがあった。万が一，教授としての終身在職権をもらえたら，自分へのご褒美としてピアノのお稽古をするんだ。しかし，終身在職権を得た頃には，興味はそれまで考えてもいなかった方向へ移っていた。護身術の講習を2，3度地元の道場で受けたのち，私は空手のレッスンを受けるようになったのだ。振り返ってみると，これに興味を持ち出したのは，私が新しく練り上げた授業「性的虐待——その発生，衝撃，防止策」を始めた頃とほぼ同時であることがわかる。この授業では，性的虐待のさまざまなタイプ，それらの発生パターン，衝撃，サバイバーと加害者への治療，原因に関する理論，虐待防止に向けてのアイデアやプログラムについて概観した。選りすぐりとりあげた資料を読むこと，特別講師の話を聞くこと，自分の虐待経験に取り組むことができるような相談先を聞きにきた学生の告白を聞くことは，確かに私のシェーマに影響を及ぼした。そのうち私は，トラウマを負った者を対象とするセラピストに及ぶ衝撃と，トラウマについて教える教師に及ぶ衝撃の類似点に気づくようになったのだった。

別の授業で起こったある出来事で，私はトラウマについて教えることに関してさらに考えるようになった。私は女性学入門講座を分担して担当し，強姦と性暴力について教えていた。「知人によるレイプ」という概念に，何人かの学

生から，そんなものが本当にあるのかとの疑念，大げさに言っているだけではないのかとの声があがった。他の学生からこの主張に対する反論があり，授業は特に何事もなく進んだ。ところがその学期の最後の授業で，ある女子学生が割り当てられていた地元のバタード・ウーマンのシェルターでのボランティア活動レポートを発表せず，かわりに用意してきた，最近体験した強姦とそれを打ち明けた友人のけしからぬ反応について詳述した声明文を読み上げたのだった。彼女は人前で初めて明らかにしたわけだが，こうやって話すことは彼女にとって，そして，こういった問題があることを知らないクラスの学生にとって，有益のように見えた。しかし，彼女が話しているうち，女子が一人，また一人，またまた一人，と泣きながら教室を飛び出して行ったのである。私はそっと彼女らの後を追い，各々が女子トイレの個室で別々に泣いているのを見つけた。みな強姦か児童期の性的虐待の被害者だった。彼女らは，なんの前触れもなく自身の強姦について公然と明かした学生に対して怒っていた。油断していたので，彼女らは予想外の告白に対して感情的反応を調節できなかったのである。私が三人と，まずはトイレで，そして学部の研究室へと移動して危機介入カウンセリングのセッションを行う間，もう一人の分担担当教授が授業を続行したのであった。

　トラウマに関して教えることについて考えてみると，教師も学生も賢くなるよりも悲しくなるだけということもあり，時には骨折り損とも言える教育である。ヤーノフ゠バルマンが言う通り，外傷性の出来事を体験することで，被害者の基本的な前提事項「世界は自分に好意的である／世界には意味がある／私には価値がある」は粉々に打ち砕かれる（Janoff-Bulman, 1992, p. 6）。

　トラウマに関する資料に学ぶ事やその衝撃もまた，学生や教師に自分の脆さを気づかせることがあり，その結果，ヤーノフ゠バルマンのトラウマに遭った者についてぴたりとはまる表現を借りれば，「世界や自分自身についての認知についてポリアンナのようでは——何でも楽天的に解釈しては——いられなくなる」（Janoff-Bulman, 1992, p. 90）ようである。そのうえ，教育的枠組での学生や研修生のなかには，今現在世界観を再構築中かもしれないトラウマ・サバイバーがいる。授業で扱う素材に曝されることで感情的な苦悩を引き起こすかもしれない。

　このような授業を避けるべきだというのではなく，教育者として，トラウマ

について学ぶことが及ぼす衝撃や，私の授業や学生の学識がどのように影響されるかについてもっと学ぼうとする責任があると言いたい。私の地域臨床心理学者としてというよりも教育者としての役割において，担当する学生の多くがカリキュラムに含まれるような外傷性の出来事やその影響に曝されてきているが，それでも授業を受け単位を取ろうとしているという事実にどの程度敏感に反応すべきなのか？ 授業やワークショップをどんな調子でやればいいのか？ 難しいトピックについてのクラス討論を執り行うには，授業あるいは研修（セラピーではない）現場で学生に応対するには，どのような戦略を使えるのか？ 後述するアイデアは，私の体験や私が専門家会議でこのトピックについて組織したシンポジウムや討論会で意見を交換した同僚（McCammon et al., 1992；Farr & McCammon, 1992；McCammon et al., 1994）の体験からはもちろん，読んだ教育に関する論文からも得たものである。

学生のトラウマ歴

　大学や研修の枠組，特に福祉，医療，保安関係の職種の教育現場では，カリキュラムにトラウマ関連の素材がますます含まれるようになっているようである。これらのトピックはサバイバー・目撃者・強姦や性的虐待の通報を受ける立場・他のタイプの犯罪被害・自然および人為災害から戦争あるいは政治的虐殺までと幅広い。われわれ教える立場の者の多くが教える素材に学生を引きつけようと苦労することが時々あるというのに，トピックがトラウマやその後遺症，あるいは外傷性の出来事への対応となると，素材になじみきった，それはとりもなおさず生育歴のなかで素材になじんできた学生に出くわすこともある。例としては，ストレス・マネジメントについての授業で，ある教授が学生にこれまで遭ったストレスとなる出来事について尋ねたときのことである。その教授は車が故障したとか，試験の日に寝坊した程度のものを予期していたのだが，学生が詳述したのは，強姦や，死を目の前にしたなどの深刻な話であった。

　近年の研究で非臨床標本のトラウマ受傷率が実証されている。ヴラーナとラウターバッハは，心理学入門の授業をとっている学部学生の 84％ が，PTSD

のストレッサー診断基準に合致するほどに激しい出来事を1つ以上体験していると申告したことを明らかにしている（Vrana & Lauterbach, 1994）。およそ3分の1の学生が4つ以上の異なる外傷性の出来事の体験を申告し、9%は7つ以上の出来事を体験したと申告していた。

スタムの調査では、学生標本におけるトラウマ体験の本質の一端が示唆されている（Stamm, 1993, 1995）。これまでの人生で最もストレスとなった体験について1,012人の大学生を対象に行ったこの調査では、学生の24.5%が家族（両親のことが多かった）や知人の死を体験していた。学生のうち4.3%が性暴力被害を受けており、9.4%が友人が性暴力被害を受けたと申告している。知人が生命の危険を感じるような事故や災害を体験したという学生が15.2%いた。人生で最もストレスとなった体験で最も多く挙げられていた（46.5%）のは、失業や仕事上余儀なく転居すること、その他同様の生活ストレッサーなどの生活上の一般的な問題であった。

フォレット、ポラズニー、ミルベックらが精神保健の専門家と警察官などの司法関係者を対象に児童期の身体的・性的虐待体験の調査を行ったところ、セラピストのおよそ30%、司法関係者のおよそ20%が児童期の虐待経験を申告していた（Follette, Polunsny, & Milbeck, 1994）。これらの割合は一般人口における研究で得られたものと似ている。大学生対象の研究と同様、男性セラピストと男性警察官は軍隊で戦闘体験がある者が多い傾向、女性セラピストと女性警察官は成人してからの性被害または虐待的関係の経験が多い傾向があった。

これらのデータに基づけば、学生のうちかなりの者がトラウマ・サバイバーであると、教師あるいはワークショップ講師は考えてよいようである。教師が直面するかもしれない問題には、学生が自分のトラウマ体験を教師にあるいはクラスに向かって打ち明ける可能性や、これを思いとどまらせるべきか、勧めるべきか、あるいはこれを雛型としてしまうかの選択が挙げられる。

授業中の告白

学生がトラウマや虐待の体験を個人的に、レポートや日誌のなかで、あるい

は教授との会話のなかで告白することもあろう。クラスの学生に向かって公然と体験について披瀝することもあろう。聞くほうの学生は，自身の体験について披瀝することはなくても聞いた内容に対して感情的な反応を起こし，その後の学習に影響を及ぼすはずである。自己開示にはいくつかの利点がある。(a) 証拠を提供することになり，それがトラウマ・サバイバーにとって，治癒的な意味があることが明らかになっている（Agger & Jensen, 1990）。個人的な苦痛が政治的・社会的枠組に組み込まれるようになる。トラウマが意味を持つように再構築される。その話を聞くあるいは読む者はその証人となるのである。(b) 自身のトラウマについて話すという行動は，その人の受動性を活動性に変えるのに役立つ。ウォルフェンシュタイン（Wolfenstein）によれば，「無力な被害者から影響力を持つ語り手と変わり，その体験を耐えることになるのは相手，聴衆なのである」(Janoff-Bulman, 1992, p. 109)。(c) 告白することで，なかったふりや忌み言葉ならぬ忌み話を打破することになる。同じような体験をしていた者は自分だけではなかったのだということを悟るはずである。恥と罪責感を表現し，認知の再構成ができる。ハーマンは，心的外傷の矛盾の中核は，身の毛もよだつ口にできないような出来事を打ち消そうとする努力と，それらを口にし物語ろうとする努力との間での意志の葛藤であると述べ，自分の話が語られるまでは墓に安んじることなくさまよう亡霊の民話イメージで説明している（Herman, 1992）。ハーマンによれば，残虐行為に関する真実を語ることは，被害者個人の回復のためだけでなく，社会秩序の修復のためにも不可欠であるという。(d) 告白することで学生にとっては，存在価値を認めてもらい，支援，照会の機会が得られる。リーの論文では，女性学入門講座（全21名，全員女性）において得られた暴力被害のサバイバーの証言とその価値が論じられている（Lee, 1989）。(e) 最後に，公然と開示することで，他の学生たちに対し，このような問題が現実にあることやその衝撃のうかがい知れない深さが真実であると立証することになる。クラスメイトや教授にとっては自分たちの体験を話したり家族や友人の話をすることで，題材に対して他人事でないと感じることができる。このことにより，学生が自分たちに関係なさそうな出来事だとして無視したり過小評価したりすることを防止できる。教師が予定を組んで，授業に特別講師を招いて証言してもらってもよい。

　ホロコースト文献についての授業を担当する同僚は，自身がホロコーストの

サバイバーである人や，親がサバイバーの人に話してもらっている。その教授は，時折サバイバーである彼の伯母の話を，そして自分の少年期の彼女の思い出の話をしている。私はいくつかの授業で，ゲイ・バッシング襲撃で障害を負った私の親戚の話をしてきた。レズビアンやゲイに対する敵対感情や迫害に（少なからず）関心はあるのだが，ゲイである人が周りにいない，と言う学生もいる。私の親戚の事件を聞いて，そして彼の被害が及ぼした私の家族への衝撃を聞いて，学生の共感性が養われることを願う。

　しかし告白には，とりわけクラスの学生に向かっての告白には，固有の危険性もある。(a) 告白しても，支援が受けられない危険がある。聞く側の学生が告白を信じず，非支持的であったり，あるいは，告白した学生に怒りを向けることすらある。ヤーノフ゠バルマンが警告しているように，トラウマを負った者に対してまわりの者の反応は一律に好意的ではない（Janoff-Bulman, 1992）。被害を受けた，あるいは災難に遭った者に思いがけず出くわすことは，脅威にさえなる。学生は告白に当惑したり不安を感じたりして，適切に反応できないかもしれない。聞く側の反応は告白した側の心的外傷後の適応に甚大な影響を及ぼすから，したがって，クラスの学生に向かっての告白は有害となる可能性があるのである。(b) 授業においては，守秘が保証されない。セクシュアリティの教科書教師用マニュアルでコロドニーが警告しているが，授業で個人的体験を討議した後，学生がゴシップのネタにされたり食いものにされたりするかもしれない（Kolodny, 1985）。(c) 他人の被害の話を聞いて，虐待のサバイバーは自身の虐待体験を「それよりはひどくなかった」といって割り引いて考えることもある。ヤーノフ゠バルマンが述べるように，自分より不幸な他人を比較して自分の状態に安心感を覚えることは，ときには，有用な対処戦略となる（Janoff-Bulman, 1992）。しかし社会的比較の結果，サバイバーが恥ずかしいと思ったり，告白者のトラウマと比べて「それほどひどくない」のにこんな感情的反応を起こす資格はないと思うとなると，出来事を統合する妨げとなり得る。(d) 誰かが告白することは，聞く側の学生（そして教職員）を動揺させ，感情の起伏を非常に激しくさせる可能性がある。自分たちの体験からの連想や体験の記憶を引き起こすかもしれない。特に公開された場では，学生はこういった感情を扱うことになろうとは思っていなかったと感じるだろう。

教職員への提言

　どのようにトラウマ関連のトピックや学生の反応に取り組むかについて，教職員が考慮し討議するたたき台となる提言を下記に示す。このなかには単位取得試験やこの題材を教える目的も含む。

　1．受容的だが，決して告白大会のようではない雰囲気の授業にする。性的虐待について討論する授業では，私はまず「他大学の学生対象に行われた調査結果と同じ割合と仮定すると，このクラスの女性の 25% 以上が強姦か強姦未遂を体験している可能性があり，このクラスの男性の 16% が性的被害に遭っている可能性があります。したがって，この題材はあなたがたの個人的体験に関係するかもしれません」ということを指摘してから授業を始める。学部のヒューマン・セクシュアリティの授業ではまず，これはセラピーの授業ではなく（どうすればセラピストになれるか教える場でも，心理的セラピーを行う場でもない），学生が治療の可能性や資源についてアイデアを得られるように見守る授業であることを指摘する。授業で扱う素材で問題が起きたなら私に言ってくれてよい，そのときにはセラピストあるいはしかるべき照会先を紹介することができることを言っておく。学生には，あなた方の深淵に沈んだ秘密を打ち明けろとは言うつもりはないし，授業で個人的に告白することの是非を考えろと言うつもりもない，ということを伝える。個人的な問題を授業で討論する備えがあるかどうか，聞かせる相手であるクラスメイトが聞く備えがあるかどうか，教育的に見て告白することが目的にかなうかどうか，よく考えることを学生に勧める。

　2．学期ごとにどのトピックを扱うかについて学生にあらかじめ伝えておく。視聴覚資料やその他特殊な教材を使う場合，見聞きするに耐えないと思う学生は欠席していいことも伝えておく。次回の授業でデート・レイプのビデオを見ると予告した後，私はある学生から次のようなメモをもらった。「次回の授業には参加できそうにありません。この題材は私にとってあまりに身近で，率直に討論できなさそうです。まだその段階にまで達していません。扱えるよ

うになることを願っています。以上です。大変申し訳ありません。よろしければ，別の課題を出していただけないでしょうか。まだ夢に見てうなされています」。

　学生は何かの問題を考えるとき虚を突かれると，手に余る問題に取り組む覚悟として感情に鎧を着せることができないということに私は気づいた。ヒューマン・セクシュアリティの授業でのことである。強姦について2コマ，これといったこともなく終えた。ところが，その次の授業で新しいトピックに移る前に，ある学生から前回の題材に関する質問が出た。そのやり取りを聞いているうちに，一人の学生が泣きながら教室を飛び出して行ったのだった。彼女は前回の授業までは感情的に備えていたのだが，思いがけず前回のトピックが蒸し返されたときは油断していたのである。

　コロドニーが観察しているように，「無害な」ビデオや映画でさえも不快で嫌だという学生がいる可能性がある（Kolodny, 1985）。私が担当したある学生は，科学番組 NOVA のビデオ「生命の奇跡」の胎児の発育図を見て落ち込んでいた。彼のガールフレンドは最近流産したのであった。HIV/AIDS 関連のビデオに苦しむ学生もいる。ビデオを見せているあいだ教室のドア際に陣取り見ていてわかったのだが，AIDS 教育ビデオが引き金となり，学生が一人パニック発作を起こしていた。

　3. 講義で引用する実例や，ビデオや事例研究といった教材，課題はよく吟味すること。必要以上に刺激された学生は，教師側が伝えたい知的ポイントを整理できなかったり，伝えたい知的ポイントから逸れてしまうことがあるので，喚起されそうな感情強度のレベルを熟慮すること。セラピストを教師になぞらえたヤーノフ=バルマンが言う通り，「優れた教師はそれぞれがもつ能力や弱さを理解し，個別の必要や力量に応じた学習課題を課すものである」（Janoff-Bulman, 1992, p. 164）。

　題材に対する学生の反応を，その日の授業の振り返りを書かせたものでチェックする教師もいる。私は受講生が多い場合，隔週に「感想カード」を提出するように言っている。4×6インチのインデックス・カードに，授業トピックについての意見や感じたことを2〜3行，あるいは1段落分くらい学生が書くものである。これに点をつけることはないが，提出した回数だけは控えておく。学期末の成績評価で，この評価レベルには足りないような気がするの

でその下の評価にしようかと迷う学生については，このカードが何枚か提出されていれば切り上げ評価にしている。大多数の学生が提出することや，講義・討論・読本に対する学生の感じ方についてのフィードバックを大量にもらうことは，非常に励みとなる。

4．学内外両方のカウンセリング・支援資源についての知識を持つこと。それら機関の受け入れや不該当ケースの実際についても知っておくようにすること。私はある学生と十分に話し合い納得してもらったうえで大学カウンセリングセンターを紹介したことがあったが，彼女がそこのセラピストに何から何まで話してしまってから，センターからクライエントとして受け入れられないと言われて非常に困ったことがある。彼女の場合，おそらく5回以上のセッションを要し，センターの短期介入モデルでは対応できないとのことであった（ちなみにその後，私は彼女に開業セラピストを紹介することができた）。今いる地域で，さまざまな領域（成人サバイバーとトラウマの解消，摂食障害，物質乱用，グループ・ファシリテーション他）において誰がどういう訓練を受けどういう経験を持っているのかを確認すること。性暴力被害，セクシャル・ハラスメント，被害通報についての大学の方針について熟知しておくこと。職場の場合は，被雇用者支援プログラムについて熟知しておくこと。

5．学生から打ち明けられたら，すぐにその学生と個人的に話し合うか，日誌に返信を書くこと。その問題が最近のものでまだ継続中か確認する。もしそうであれば，必要に応じて危機介入カウンセリング，緊急シェルター，医療機関や保安機関（警察）の支援を受けられるようにする。傾聴すること。尋問調にならないよう留意する。支持的に学生の話を聞くこと。

学生が望む場合，カウンセラーや他の関連機関と連絡がつくように取り計らう。可能であれば，学生が連絡できるように照会先の名称と電話番号，窓口となる担当者の名前（機関名のみだけ教えない）を教える。そこに連絡をとるべきだと思っている理由を説明する（例えば，「私はカウンセラーではないのでできないが，カウンセラーならあなたのその感情を整理する手伝いができるのではないだろうか」「セラピストがあなたのように怖い思いをしている強姦サバイバーの役に立つことは多いですよ」「私はセラピストだが，あなたを担当する教授であって，両方の役割をとることはできないので」など）。学生に，紹介した先が役に立っているか（セラピーの内容の詳細ではなく，紹介した人

または機関が役に立っているか）を教えてくれるように言う。面接の必要が特にあると思われるのに電話で予約を入れることに抵抗がありそうな学生の場合，了承を得てから，あらかじめ伝える要件を学生に説明しておき目の前で，私の研究室から相談機関に電話して面接の予約を取るようにしている。

6. 授業の討論の際に告白が行われた場合，その学生の意見に感謝の意を表し，その授業時間でそれを扱う。まわりの学生の反応が適切でないときは，共感的な言い方を見本として示し，討論を建設的な方向に導く。

7. 学生は得てして専門レベルあるいは素人レベルのセルフ・ヘルプの文献や推薦図書に興味を示す。何度か——何か私にできることがあればという気持ちの結果と言えるが——私の本や論文を貸したことがある。何冊か行方知れずになった末，私的にコピーしてあるものに限り館外持ち出しを許可している。

8. 強姦や性的被害，児童性的虐待，セクシャル・ハラスメント，ゲイやレズビアンに対する暴力などのトピックについての授業を行うとき，私はサバイバーや加害者の治療，理論（原因についての概念を含む），防止についての討論を入れている。そうすることで，目をむくような救いようのないデータが示されていても，建設的な視点を持てる。例えば，カッツが行った87人の強姦サバイバーを対象とした研究では，被害を受けたのは調査時点の6〜15年前であるが，約半数の女性が全快，あるいはほぼ全快したと感じていた（Katz, 1991）。これは，強姦には長期間に渡る影響があるとはいえ，回復することができるという証である。私の授業のなかである学生が書いた授業感想がある。「この授業は，回復できるんだという希望を高めてくれました」。同様に，個人レベル・社会レベルで防止戦略を練ることは，被害を減らすため尽力する役に立つはずである。

9. ある教育チームでは，深いショックを及ぼすような近親姦サバイバーの話について討論する際に外傷性の衝撃を受ける可能性があるとして，その衝撃を緩和するために授業用改変版非常事態ストレスデブリーフィング（CISD）を採用している（Zuk & Wetmore, 1993）。ズクは英文学の教授であるが，エリー・ダニカの著作『やめて——ある女性の言葉』（*Don't: A Woman's Word*, Elly Danica）を読んだ学生の感想文から，かなりの学生に近親姦や虐待の体験があるとしている。彼女はセラピストであるウェットモアの協力を得，感情的処理の援助と討論で起こるさまざまな反応の増長防止のために非常

事態ストレスデブリーフィングモデルを活用した。彼女らはその動機と過程について深慮ある意見を述べている。彼らの主張は，「近親姦についての恐ろしい話を穿鑿(せんさく)することは不毛もいいところだが，かといって近親姦の自伝的事実に目をつぶることは的外れである。だから，近親姦の話に知的に取り組む道筋を明らかにするために，ある種の『デブリーフィング』セッションが必要なのである」(p. 25)。彼女らも認めている通り，ほとんどの英文学教授が「この題材に明るいセラピストを見つけられる」わけではないが，専門を越えたチームの活用は，「この教育プロジェクトの運営には格好の戦略のようである」(p. 25)。

10．あなたが被害の問題に関わっている人物であることが知れると，周囲から見こまれて学生を送り込まれるようになる。自分が代理トラウマを受ける可能性があることや，トラウマについて教えることが自分の前提やシェーマに及ぼす衝撃について考えておくこと。つまり，回復の手立ても探しておく必要がある。

結　論

　トラウマについて教えようとすることは，学生にとってはもちろん，教師にとっても非常に骨の折れることである。ある同僚は学生に嚙みつかれたと私に嘆いたことがある。彼が異常心理学の授業で外傷後ストレス障害を講義し，強姦の後遺症を例として論じたときのことである。その女子学生は強姦のサバイバーであったのだが，彼に向かって男に強姦についてあれこれ言う権利はない，強姦の衝撃を本当に理解できるはずがない，と言ったそうである。その教授は，強姦についてのトピックは感情的負荷が高すぎた，PTSD講義から強姦のトピックを割愛するよ，と私に言った。サバイバーに共感できるようになるには出来事を体験していないといけないというその学生に賛成できないが，逆鱗に触れるようなトピックを授業で題材とするには，時間を大いに割かなければならないことや，題材を適切に処理できるようにクラス討論をさばかなければならないということを懸念する教授の立場はよくわかる。今度は，彼はPTSD講義の最初の授業で地元のアパート爆発事故のフィルムを導入として

使い，救援者が仕事の結果起こす反応についての討論を始めようとした。だが，このトピックも全くあたりさわりないトピックではなかった。学生の一人がその爆発したアパートの住人だったのだ！

　トラウマについての教育において，学生はこのようなことを「単に他人の外傷性の体験として知るのではなく」，このようなことに「対峙して自分自身の体験の叙述として整理する」という認識が大切である（Zuk & Wetmore, 1993, p. 21）。しかし，これらのトピックと取り組む目的は「被害を受けた者を特別扱いする」ためではなく，あるいは被害者を「醜聞や憂うつのただなかに浸る」（p. 25）に任せるためでもなく，学生の知識を，そして学生の共感能力を増進するためなのである。

　1985年にフィグリーはトラウマ被害者の福利への関心の高まりと，災難に見舞われた被害者に対して社会の責任意識が強まっていることに言及している。われわれが自分なりの立場で，トラウマが及ぼす感情的衝撃は軽視できるものでも忘れられるものでもないことをそれぞれが認識することで，被害者やその家族が建設的で幸福なサバイバーになれるようにそれぞれが手を貸すことで，社会的責任感の質を高められることを彼は示唆している。教育者として，教師として，研修講師として，われわれはいろいろな方向からこのゴールを目指している。保安機関や医療の専門家の研修では，われわれは技術的なスキルだけでなく，各自の仕事で受ける可能性がある衝撃についての知識，どのようにセルフ・ケアを行うか，どのように支援的介入や組織を確立するかについても取り組んでいる。精神保健専門家の教育者として，われわれはトラウマの後遺症，そして建設的なコーピングや適応を促進する介入法について教えている。保安関連の職に就くわけでも精神保健関連の職に就くわけでもない学生の大学教育においても，われわれはトラウマについて教えることで，見識ある市民を，有権者を，陪審員を，弁護士を，裁判官を，親を，そしてソーシャル・サポートを行う者を育むという重要な教育サービスを行っている。

　マッキャンとパールマンが同定したトラウマ・セラピストにとっての肯定的な影響（McCann & Pearlman, 1990）の多くが，教育者にとっても肯定的な影響である。トラウマについて，コーピングについて，回復力について教えることによって，われわれも得るものがある。

被害者の苦しみに対して感受性を高めたり共感性を増進することで，他者との結びつきを深く感じるようになる。（中略）耐える，克服する，外傷性の体験を変化させることすらできるという人間の能力に対して満ち溢れる希望を心底感じる。そして，人間性の闇と癒されゆくイメージとの融合を通して現実的な世界観を得るのである。(McCann & Pearlman, 1990, p. 147)

トラウマに関するトピックを教えることは大変だが，この困難を克服すれば得られるものがたくさんあるのである。

参考文献

Agger, I. & Jensen, S. B. (1990). Testimony as ritual and evidence in psychotherapy for political refugees. *Journal of traumatic stress*, 3, 131–149.

Farr, M. & McCammon, S. (1992). What do we do when teachers' theory meets students' experience? Trauma survivors in the introductory women's studies course. Paper presented at the Southeastern Women's Studies Association, Tampa, FL.

Figley, C. R. (1985). From victim to survivor: Social responsibility in the wake of catastrophe. In C. R. Figley (Ed.), *Trauma and its wake: The study and treatment of PTSD*. New York: Brunner/Mazel.

Follette, V., Polusny, M., & Milbeck, K. (1994). Mental health and law enforcement professionals: Trauma history, psychological symptoms, and impact of providing services to child sexual abuse survivors. *Professional psychology: Research and practice*, 25, 275–282.

Herman, J. L. (1992). *Trauma and recovery*. New York: Basic Books.

Janoff-Bulman, R. (1992). *Shattered assumptions: Towards a new psychology of trauma*. New York: Free Press.

Katz, B. L. (1991). The psychological impact of stranger versus non-stranger rape on victims' recovery. In A. Parrot & L. Bechhofer (Eds.), *Acquaintance rape: The hidden crime*. New York: John Wiley & Sons.

Kolodny, N. J. (1985). *Instructor's manual for Masters, Johnson, and*

Kolodny's human sexuality (2nd. ed.). Boston: Little, Brown and Company.

Lee, J. (1989). "Our hearts are collectively breaking": Teaching survivors of violence. *Gender and society*, 3 (4), 541–548.

McCammon, S., Bassman, M. & Sorenson, S. (1992). Teaching college courses about trauma. Paper presented at the International Society for Traumatic Stress Studies, Beverly Hills, CA.

McCammon, S., Miller, M., Violanti, J., & Schmuckler, E. (1994). Painful pedagogy: Trauma survivors in academic or training classes. Paper presented at the International Society for Traumatic Stress Studies, Chicago, IL.

McCann, I. L. & Pearlman, L. A. (1990). Vicarious traumatization: A framework for understanding the psychological effects of working with victims. *Journal of traumatic stress*, 3, 131–149.

Stamm, B. H. (1995). Contextualizing death and trauma: A preliminary endeavor. In C. R. Figley (Ed.), *Death and trauma*. New York: Brunner/Mazel (manuscript under review).

Stamm, B. H. (1993). Conceptualizing traumatic stress: A metatheoretical structural approximation. Ph.D. dissertation, Laramie, WY: University of Wyoming.

Vrana, S. & Lauterbach, D. (1994). Prevalence of traumatic events and post-traumatic psychological symptoms in a nonclinical sample of college students. *Journal of traumatic stress*, 7, 289–302.

Zuk, R. J. & Wetmore, A. A. (1993). Teaching the incest narrative: Problems and possibilities. *Feminist teacher*, 7 (3), 21–26.

第9章
プライマリ・ケアのためのトラウマを
基礎においた精神医学

リンドラ J. ビルズ

　プライマリ・ケアの提供者（日本では開業医にあたる。プライマリ・ケアの専門家は日本ではまだそれほど多くない。以下，プライマリ・ケア医とする）は，トラウマ・ケースが医療システムを通過していくのを数多く見ている。にもかかわらず，現行の医療教育では外傷性ストレスについての実地訓練はほとんど行われていない。その結果，プライマリ・ケア医は不平不満を唱える患者を相手に取り組む羽目になることがある——医者側が挫折して患者を避ける事態もありうる。このような患者が，本当に役立つ治療効果をほとんど，あるいは全く得られず医者から医者へと渡り歩くといった例は枚挙にいとまがない。医者に対抗して患者側に与することは簡単であるが，その際，医者側の医者としての苦悩を見過ごしがちである。内科医，そして精神科医として教育を受けたリンドラ・ビルズが，プライマリ・ケア医がトラウマを負う患者特有の健康問題を治療できるような体系的なアプローチを提案する。このアプローチにより，プライマリ・ケア医は患者の役に立ちたいという欲求を満たすと同時に，よりよいトラウマ患者の治療法を選択することが可能になる。

　近代医学テクノロジーの進歩のおかげで，冠動脈疾患，高血圧，脳血管障害，髄膜炎，その他人類を脅かしてきたいろいろな身体性疾患を，昔に比べプライマリ・ケア臨床医が容易に診断できるようになっている。また，分裂病に効くクロザピン，双極性感情障害に効くバルプロ酸，カルバマゼピン，リチウム，大うつ病性障害や不安障害のいろいろな型に効くフルオキセチンなどのようなセロトニン選択性再取り込み阻害剤など，非常に効果的な向精神薬物療法

もいくつか登場するなど，近代テクノロジーにより精神科治療も進歩してきた。とはいえ，プライマリ・ケア医や精神保健の提供者のもとには，妥当な診断をつけることが非常に難しい病訴を持つ患者が引きも切らず通ってくる。

プライマリ・ケア医は患者の症状を迅速かつ効率良く軽減させるべく訓練されているため，患者の症状を正しく診断し緩和することができないことは，プライマリ・ケア医にとって仕事上の重大なストレスとなり得る。ケア提供者のほとんどが，問題があると思う患者に出会っている。こういった患者は，ケア提供者が最善の努力を払っているにもかかわらず，ずっと症状を呈しているように見える。このような厄介な患者の存在で，ケア提供者側がいくつかの種々の反応を引き起こすことがある。例えば，ケア提供者が患者を拒否し始めたり，患者によくなろうとする気がないのだと思い始める。あるいは役に立ちそうもないのに患者に専門家を紹介し，たらい回しにすることもある。最後には，ケア提供者は自分の力量を疑いだし，ひいてはそれがケア提供者の二次的外傷性ストレスに対する脆弱性となることもある（本書のスタムとピアースの章〔この第2版では，スタムによる第11章をさす〕参照）。

興味深いことに，問題患者の病訴の多くはストレスに関連している。ケア提供者は慢性ストレスが患者の身体的心理的幸福にマイナスの衝撃を与えることを知ってはいるのだが，医学の訓練においてストレスの影響を理解するための一貫した枠組みが明確に示されているわけではない。ケア提供者のための予防策として，本論ではプライマリ・ケアにおけるトラウマを基礎とする精神医学へのアプローチについて論じる。

多数の患者がプライマリ・ケア医に対し，不安，抑うつ，睡眠に関する困難，悪夢，自殺念慮，記憶障害などに加え，胸痛，慢性疼痛，慢性頭痛，消化器に関する病訴といった身体的愁訴も訴える。錯綜した症状は特定の医学診断または精神医学診断に必ずしも合致するとは限らない。このようなどっちつかずの患者は，診断カテゴリーにすっきり該当することのない，あるいは，しかるべき検査や評価の結果判明する臨床上の病気とはみなされないような身体的/心理的愁訴を訴える。それにもかかわらず，患者やその家族は紛れもなく苦しんでいる。このようなケースではトラウマを基礎とするアプローチは有用であろうし，このような患者を前にしたときに医師ができる何より重要なことは，直近あるいは過去に何かあったかを尋ねることである。

外傷後ストレス障害（PTSD）は，外傷性の出来事の後に起こる精神と身体の変化についての記述である。具体的には，激しい恐怖や無力感，重大な（あるいは軽微な）トラウマに対する戦慄といった反応を示し，(a) 侵入的再体験症状，(b) トラウマを表すものに対する回避反応や，全般的心理的麻痺や孤立，(c) 広範囲にわたる身体的覚醒，という症状を呈す人についての記述である（Tomb, 1994）。換言すれば，PTSD は患者に生理心理社会的変化を引き起こすことが多い。したがって，診療室やオフィスでケア提供者が愁訴の解釈が困難かつ/または紛らわしい患者と出会ったときは，PTSD 診断の可能性を考慮すべきである。

PTSD は急性のことも，慢性のことも，遅延性のこともある。そのうえ，たいてい他の精神医学的，医学的疾患を併発している。一部の人間がストレッサーに対してどのように，なぜ，ポスト・トラウマ反応を起こすかは，ストレッサーの性質・強度・継続時間，その人の既往歴・過去受けたトラウマに対する脆弱性，そして，トラウマとなる出来事の後に受けた治療によって異なる。

患者の提示と評価

ロバーツ（Roberts, 1994）の概算では，プライマリ・ケア医を訪れる者の75％ が身体的愁訴によって心理社会的困難を示しているという。あるプライマリ・ケアのクリニックにおける調査では，児童期の性的虐待の体験率は37％，成人の性的暴力の体験率は 29％ であった（Walker, 1993）。同調査では，プライマリ・ケア医に被害経験を尋ねられた者は患者のうち 4％ しかなかったことが明らかになっている。プライマリ・ケアの場における別の調査では，説明のつかない身体的愁訴の多さは，治療可能と思われる不安障害または気分障害の有病率の高さと相関関係があった。不安障害と診断された者の60％，気分障害と診断された者の 48％ が多数の身体的愁訴を持っていた（Kroenke, 1994）。

どっちつかずの患者の訴えは，トラウマを基礎とするアプローチにより説明することができよう。トラウマとは，交通事故，自然災害，戦闘体験，強姦，暴行・暴力の目撃，誘拐，拷問およびテロ行為，および医療措置による外傷に

加え，身体的，性的，心理的虐待のことも指す（Stuber et al., 1991）。

次のケースを検討してみよう。骨盤部，下腹部の痛みに加え，膣感染症を繰り返し訴えプライマリ・ケア医院を訪れた21歳女性，学生のケースである。性感染症，繰り返す上気道感染症，過敏性大腸症候群の既往があった。3回続けて膣，骨盤部の異常を訴え来院したが，身体的および婦人科検査の結果に異常はなく，妊娠検査も陰性，泌尿器感染も婦人科系の感染も見られなかった。それでも彼女は骨盤部の検査と，感染症があるに違いないということを言い募った。被害経験を尋ねたところ，児童期に性的虐待を受け，成人してから性的暴力を受けたということであった。医学的病因なき婦人科症状の頻発は，外傷性記憶が身体的に表現されたためであったのだ。虐待について話してからは，症状頻度が減少した。

もうひとつの例は，かなりひどい炭坑事故に遭った後，右足の慢性的な痛みでプライマリ・ケア医を訪れた45歳男性のケースである。事故後10年の間，彼はプライマリ・ケアを頻繁に訪れては慢性の痛みと抑うつ治療のために精神科入院，ということをひっきりなしに繰り返していた。しかし，この10年間に，彼が遭った事故について話を聞く者はいなかった。とうとうこの核心に触れたとき，彼は事故について語り始め，たちまちのうちに痛み，抑うつ，PTSD症状が軽減された。

調査結果からは，トラウマを病因とするに足る確実な関連性が種々の身体化（Blank, 1994）や，解離や，気分障害の事例において得られている。解離性障害と診断された患者の3分の2が身体化障害診断にも合致する（Saxe, 1994）。一般外来患者の調査では，心気症患者は17歳以前の児童期のトラウマに思い当たることが多いとされている。成人精神科患者を母集団とする調査では，40〜70％が虐待のサバイバーであった（Briere & Runtz, 1987）。戦争捕虜体験者は自殺，殺人，事故による死亡率が一貫して高い（Segal et al., 1976）。バタード・ウーマンの研究では，42％が自殺未遂の経験があった（Gayford, 1975）。解離と時間感覚・記憶・集中力の障害は長期的に繰り返されるトラウマや被害のサバイバーによく見られる（Putnam et al., 1986）。同様のことを指摘する統計値は多数ある。つまり，日常の治療戦略では問題解決に漕ぎ着けられない場合，医療提供者は偏見をなくして外傷性の体験について質問する必要がある。

したがって，トラウマを基礎とするアプローチは，身体的愁訴のために取れるいくつかの手段をプライマリ・ケア医が会得する一助となる。これには少なくとも2つの利点がある。第一に，プライマリ・ケア医は患者が洞察を得られるよう助言することができる。その洞察により患者は身体化に終止符を打つことができよう。第二に，これは重要なことだが，プライマリ・ケア医自身が自分の対応能力を測ることができるので，どっちつかずの患者の扱いにおける自信のなさをいくらか軽減することになる。通常，外傷性の出来事に対する正常なストレス反応を示している患者は，医者を翻弄したり自信喪失させたりするような永続的で治療不可能な症状に苦しむことはない。トラウマを基礎とするアプローチを知っていればプライマリ・ケア医は，扱いに困る患者やどっちつかずの患者がしばしば外傷後ストレス反応を示していて，それがある種の機能障害の一因である可能性に思い当たる。要するに，プライマリ・ケア医は精神と身体の結びつきの重要性を見られる独特の位置にあり，それが精神科分野の一般的な問題やどっちつかずの患者の個別の問題を扱ううえでの強みとなっているのである。

　身体的あるいは心理的困難のために受診する患者全員に既往歴と身体的検索を徹底して行う必要がある。ここでトラウマ受傷歴も含めておく必要がある。以下は，プライマリ・ケアの場でルーチンとしてトラウマ受傷歴を尋ねるとき最低限聞くべき質問項目である。

1. 今までにあなたの身に起こったことで最もトラウマとなった出来事は何ですか。
2. 今までにあなたの家族に起こったことで最もトラウマとなった出来事は何ですか。
3. 犯罪の被害にあったことがありますか。
4. 医師の診察を受けなければならないほどの大変な事故に遭ったことがありますか。
5. 医療措置あるいは外科手術でひどく怖い思いをしたことがありますか。
6. 軍隊に所属していたことがありますか。あるならば，実戦経験はありますか。当時の職務を教えてください。

7. 児童期あるいは成人してから，性的または身体的に暴行されたことがありますか。
8. 上記の体験をしたとき，あなたの心身や生命が脅かされたと思いましたか。

(Peterson et al., 1991)

既往歴，身体的検索の一環として，精神状態の検査では見当識，外見と行動，気分と情動，思考内容，認知機能，判断力，洞察力といった要素が入っている必要がある。適切な評価には，必要であれば，甲状腺刺激ホルモン感受性テスト，薬物のスクリーニング，胸部 X 線，心電図といった基礎的な臨床検査も含む。既往歴と検診結果からトラウマを基礎とする介入が妥当であるとなれば，いくつかの方策が考えられる。

セルフ・ヘルプ・プロトコル

セルフ・ヘルプと支援は，プライマリ・ケア医がどっちつかずの患者の治療にあたるうえで取ることができる 2 つの治療様式である。これらは一般的に精神科分野の問題解決に用いるが，特に外傷後の状態からの回復に適している。トラウマを受けた者は通常，被害を受けたという感覚でコントロール感の喪失や孤立感を感じ，何もする気にならなくなる傾向がある。そのため，自分で物事を進めさせるということと充実した支援を提供することは多くの場合，治癒効果がある。

精神科分野の困難を扱うにあたって，プライマリ・ケア医が実践的な問題志向アプローチをとっていることは好都合である。プライマリ・ケア医は患者が自分でいろいろなことができるように助言することができる。自分で物事を進めることが，総体的な健康の促進となる。また，プライマリ・ケア医の元に診察を受けに来る患者は，自身の健康状態の改善に時間と労力を割き，与えられた課題をこなし自らの治癒に多少なりとも責任を負う意志を持つものと考えられる。その根拠の一つが行動に関する契約——患者は設定した期間の間に，ある行動を改めることを約束し，同意のうえ署名をする (Neale, 1991)——であ

る。これは体重やコレステロール値の改善で成功を治めているが，睡眠時間の減少，自傷，安全を保つ行動に対しても適用できる。

　健康と安全は万人がすべてのことに健康に生きるために本質的なものである。たいてい患者は他に相談する先を持たないし，プライマリ・ケア医と患者はそれぞれ物理的に離れた場所で危機管理を行わなければならない。下記のプロトコルはこのような事実を認識する指針である。要は，回復に向け患者自身の参加を求める，医療提供者のためのチェックリストである。

1. 健康プロトコルには，食事，運動，ストレス・マネージメント，睡眠，衛生，身体的健康，気晴らし/リラクセーション，予防保健がある。ストレス・マネージメントの要素として，瞑想，自己催眠，呼吸制御，怒りの管理，教育，運動が挙げられる。

2. 安全プロトコルは元々自殺行動がある患者向けのもので，危険要素の同定，安全契約，連絡先/相談先電話番号リストが挙げられる。危険要素の同定には，銃，アルコール，薬剤，ジェンダー，年齢，医学的な問題，孤立の度合いが挙げられる（Beaumont, 1992）。安全契約では，患者に24時間ごとに安全確認のため連絡をするという同意を取りつけ，24時間以内に電話を入れさせるか顔を合わせるようにさせ，その患者の表（患者の同意署名入り）に確認を書きこむ。可能であれば，協力する家族に立ち会ってもらう。患者に友人あるいは家族としばらくの間一緒に住むという同意を取りつける。最後に挙げた電話連絡先/相談先リストには，患者がどうしようもなくなったり危険なときに頼ることができる5つの個人あるいは団体の連絡先を記載する。これには電話を利用できない場合に尋ねる場所や住所も記載するとよいかもしれない。

3. 自傷プロトコルには，行動監視，自己評価，患者の安全を増進するための実践的な提言が挙げられる。尖ったものなど怪我の元になりそうなものをすべて排除することを患者に約束させる。何が自傷行為の引き金となるのか知るため，患者に尋ねる必要がある。自傷エピソードについて，どのように感じていたか，自傷行為の前に何があったか，今度自傷しそうになったら防ぐために自分で何ができるかなどを書かせる。また，患者に1日の自分の行動を監視してもらう。まず30分ごとに行動を振り返り，時間表に記入してもらう。24時間経過し，患者が安全な行動を示し自傷企図が低下するにつれ，振り返り間隔

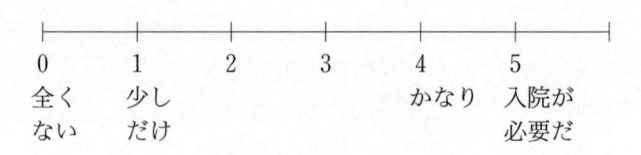

```
  |----|----|----|----|----|----|
  0    1    2    3    4    5
  全く  少し            かなり 入院が
  ない  だけ                  必要だ
```

自己虐待尺度の例

を徐々に長くする。患者はわが身の安全を自分で図ることができるようになるまでは，家族や友人に頼らなくてはならない。家族や友人にはこの課題において重要な役割を担っていることを知らせておく。プライマリ・ケア医は，自傷行動の主な病因はトラウマであるということを心得ておく必要がある。だが，暴力の持続が自傷行動を支えているのである。患者は自分の怒りとストレスの管理を学ぶ必要があるが，同時に自分の自傷行動は自分に対する暴力であることを理解する必要もある。患者が自分のトラウマの問題に目を向けることができるように，サポート・グループ，セラピー，日誌をつけるなどの機会を設ける。最後に，患者が自分の自傷の程度を振り返ることができるように，自己虐待尺度〔上図を参照〕を用いる。

　自己虐待尺度は簡単にできている。程度を示す数字の意味については患者と医師の間で同一の了解が必要である。例えば，尺度上の5は入院を必要とする，あるいは精神保健関連部署への照会などの比較的集中的な介入が必要という意味で要治療である，というように。

　4．抗退行プロトコルは退行を軽減するために用いられる。退行とはいくつかの精神的病態に共通して見られる深刻な症状の発現である。自我境界の喪失とも言われる（Peterson et al., 1991）。退行は，重篤な抑うつ，心因性精神病，譫妄，痴呆，解離で起こる。実際的見地から言えば，自分の身体感覚や精神感覚が不明瞭で困っており，しばしば見当識障害を起こし，毎日決まった時間に眠ったり食事をしたりすることができなくなった患者にもあてはまる。抗退行プロトコル（Tinnin, 1990）は，退行を軽減，うまくいけば阻止するための，プライマリ・ケア医と患者のための指針である。これには，自我境界定位回復を目的とする，規則正しく睡眠と食事の時間を取ること，近しい友人や家族など（ただし自分自身自我境界が明瞭で，実践的なソーシャル・サポートを提供できる人）にそばについていてもらうなど身体的安全を最大限図ること，

危険な物を遠ざけること，患者の現実感・見当識・視線を合わせた会話・身体的接地感（地に足をつける）・物体認識（物の感触）を回復させるための接地技法を用いること，などが挙げられる。

5. **セルフ・ヘルプのための参考書**　患者が自分が抱える問題をよりはっきり知るためにプライマリ・ケア医が支えとなるとき，患者教育は重要なツールである。下記に挙げたのは，患者に勧めても差し支えないであろう参考書のリストである。だが，患者教育はこれに限らず選択肢が多数ある。医師は自分で良書を探し出す必要があろう。

> *The Authoritative Guide to Self-Help Books*, John W. Stantrock [1994 Guilford Press 絶版]
> *Mind Body Medicine*, Daniel Goleman, Ph. D. and Joel Gurin, eds. [1995 Consumer Reports Books]
> *Ten Days to Self-Esteem*, David D. Burns, M. D. [1999 Quill]
> *Feeling Good Handbook*, David D. Burns, M. D. [2 nd ed. 1999 Plume]
> *Mastery of Your Anxiety and Panic*, David H. Barlow, Ph. D. and Michelle G. Craske, Ph. D. [3 rd ed. 2000 Psychological Corp]
> *Courage to Heal*, Ellen Bass and Laura Davis [3 rd ed. 1994 Harper Perennial]
> *Courage to Heal Workbook*, Laura Davis [1990 HarperCollins]
> *Victims No Longer*, Michael Lew and Ellen Bass [1990 HarperCollins]
> *The Castle of the Pear*, Christophe Biffle [1990 HarperCollins]
> *Workbook for survivors of war*, Joel Osler-Brende, M. D. [出版年，出版元不明]
> *I Can't Get Over It : a handbook for trauma survivors*, Aphrodite Matsakis, Ph. D. [2 nd ed. 1996 New Harbinger]
> *Adult Survivors of Childhood Abuse Workbook* (workshop models for family life education), Christine Courtois, Ph. D. [1993 Families Intl]
> 〔上記リストでは，*Courage to Heal* のみ邦訳『生きる勇気と癒す力』（三一書房）がある〕

6. サポート・グループとセルフ・ヘルプ・グループ　前述のセルフ・ヘルプ・プロトコルに加え，プライマリ・ケア医と患者が利用できる有用なセルフ・ヘルプの資源は，まだ他にある。プライマリ・ケア医が患者主導型のサポート・グループを始める手助けをすることも可能なのである。プライマリ・ケア医は忙しすぎて多数のサポート・グループを指導するだけの時間がとれないとはいえ，プライマリ・ケア診療を通して，同じような悩みを抱え，こういったグループに参加することがためになるはずの患者たちを引き合わせることができる。患者たちがお互い知り合うきっかけとなること，患者を励ますこと，患者がセルフ・ヘルプ・スキルに着手できるよう十全に支えることにおいて，プライマリ・ケア医は重要な役割を果たすのである。セルフ・ヘルプ・グループは全機能を果たすことができるが，元々は，互いに慰め元気づけたり，教育したり，個人的な変化を図ったりするための手段として機能するものである (Self-Help Groups, "Harvard Mental Health Letter," March 1993)。このようなグループには，アルコホリックス・アノニマス，アダルト・チルドレン・オブ・アルコホリックス，退役軍人センター，性的虐待サバイバーやバタード・ウーマンのためのサポート・グループ，地域の教会や宗教センター，専門家が支援あるいは主導するグループなどがある。

一般的な生活上の問題

　一般的な生活上の問題には，ほぼすべての人間が1回やそこら直面する，ありふれた問題が挙げられる。ありふれたとは言えど，それは必ずしも，すべての人がその特定の問題を解決することができるということを意味するわけでも，その問題が重大なストレスの原因とならないことを意味するわけでもない。プライマリ・ケアの枠組で見られる精神科の問題の90%が一般的な生活上の問題で説明できると推測されている (Kathol, 1988)。1,081人の大学生を対象にした調査では，調査協力者のおよそ50%が生活上のストレス関連の問題を挙げていた (Stamm, 1993)。これらの問題には，夫婦間の問題，職業上の問題，学業上の問題，普通の死別，親子間の葛藤，経済上のストレス，治療に対する不服，宗教的あるいはスピリチュアルな問題が含まれる。

第9章　プライマリ・ケアのためのトラウマを基礎においた精神医学

　プライマリ・ケアの枠組では，これら一般的な生活上の問題のほとんどに対して簡便だが効果的なセラピーを行うことができる。プライマリ・ケア医としてできる最も重要なことは，患者が持つ問題について尋ねることと，自分で解決するべく努めるように促すあるいは支援する方向に持っていくことである。たとえ医療に関する資源には限りがあっても，尽きることのない地域社会資源があるということを認識しておくことは特に重要である。患者の友人や地域のサポート・グループ，地域のカウンセラーはもちろん，牧師，司祭，ラビといった地域の聖職者も活用するべきである。また，前述したように，患者同士が顔を合わせてお互いに支援するように，同様の困難を抱えた患者何人かに声をかけてみることも考えられる。

　また，ストレス管理技法はプライマリ・ケアの枠組で教えやすく，勧めやすい。アントーニ（Antoni, 1993）は，ストレス対処には4つの基本的な対処戦略があることを示唆している。4つとは，(a) 不合理な思考パターンや認知の歪みに気づく，(b) アサーティブネス・トレーニングを受ける──これは，他者の欲求や要望を尊重しつつも，自分の願望を具体的に表現するのに役立つ，(c) ストレスの原因や徴候，特定の病気の様相についての情報を得ておく，(d) 受けられるサポートを知ることや，サポート・ネットワークの弱い部分を増強することなどを通してソーシャル・サポートについて学ぶ，である。

　プライマリ・ケアの枠組では，普通，診療は非常に短く，ひとつの問題に焦点を絞っている。ほとんどの患者にとって解決志向型のブリーフ・セラピーは大変に有効であろう。診療時間が15～20分しかないからといって，効果を期待できないと思ってはならない。プライマリ・ケア医は，大半はほとんど訓練も受けずに臨床で図らずもセラピーをやっている。以下のいくつかの単純な手順を追えば，一般的な生活上の問題に対してブリーフ・セラピーを行いやすくなる。(a) 患者が問題について説明しているときは，注意を払い傾聴する，(b) その問題を患者がどうやって解決したいか尋ねる，(c) その問題を解決するための資源や方法について患者に知識を与える，(d) 患者とともに代替案を模索し，どうやって問題を解決したらいいか患者自身が考えるようにする，(e) 場合によっては患者に，すべきことを具体的に推奨する。ただし，セラピストとしての資質として，親身に聞く耳，患者に対して誠実でいようとする思い，人としての患者に対する全般的積極的な関心，薬物治療はそれほど必要で

はないという認識が必要であることを忘れてはならない（Kathol, 1988）。この手順が効を奏さないときは，患者に精神科医を紹介し受診してもらうことを検討するべきであろう。

実践的アプローチのアルゴリズム

たしかにアルゴリズムは臨床診療技法に代わるものではないが，患者のケアにおいて意志決定するための有用な指針とすることができよう。これから述べるのは，患者が初めの愁訴をどのように表出するかということに基づいた一連のアルゴリズムである。これらは必ずしも初めの精神科的診断に従うものではないことに注意されたい。アルゴリズム内には，前述したセルフ・ヘルプ・プロトコルを参照する個所もある。

実際のさまざまな精神医学的症状の観点からの詳細については，文献を参照されたい。ここで述べるアプローチは簡略化してあり，多数の資源にあたれない多忙なプライマリ・ケア現場用であることに留意してもらいたい。これらの指針のなかで最も重要な点は，精神医学的徴候の原因を特定することと，ただ向精神薬を投与して安定化を図るだけではないということである。もちろん，投薬は有益なこともあるし，患者の総体的なケアの一部分として重要である。プライマリ・ケア医は，まず総体的な心身の健康を目指しているものなので，治療方針を決定しやすかったり，患者やその家族を動員して自らの面倒を見させやすい。

多くのプライマリ・ケア医は，信じがたいくらいに多忙を極め，ありとあらゆる種類の健康上の問題を抱えた大勢の患者を診れないほど担当している。患者が自分の問題に責務を負えるように，患者にいくつか尋ね方向性を与えれば，医師，患者双方のためになるというものである。責任の共有は医師にとっても患者にとっても，患者のケアに関するストレス軽減となろう。

トラウマを持つ患者にとって，責任の共有はとくに重要である。トラウマへの曝露に関して質問することにより，重複した診療所や病院通いの回数を減らすことができ，通常の治療が功を奏さない患者に対するムダ撃ちの数を減らすことができる。そのうえ患者は，なぜ患者がそんなに多くの困難を抱えて

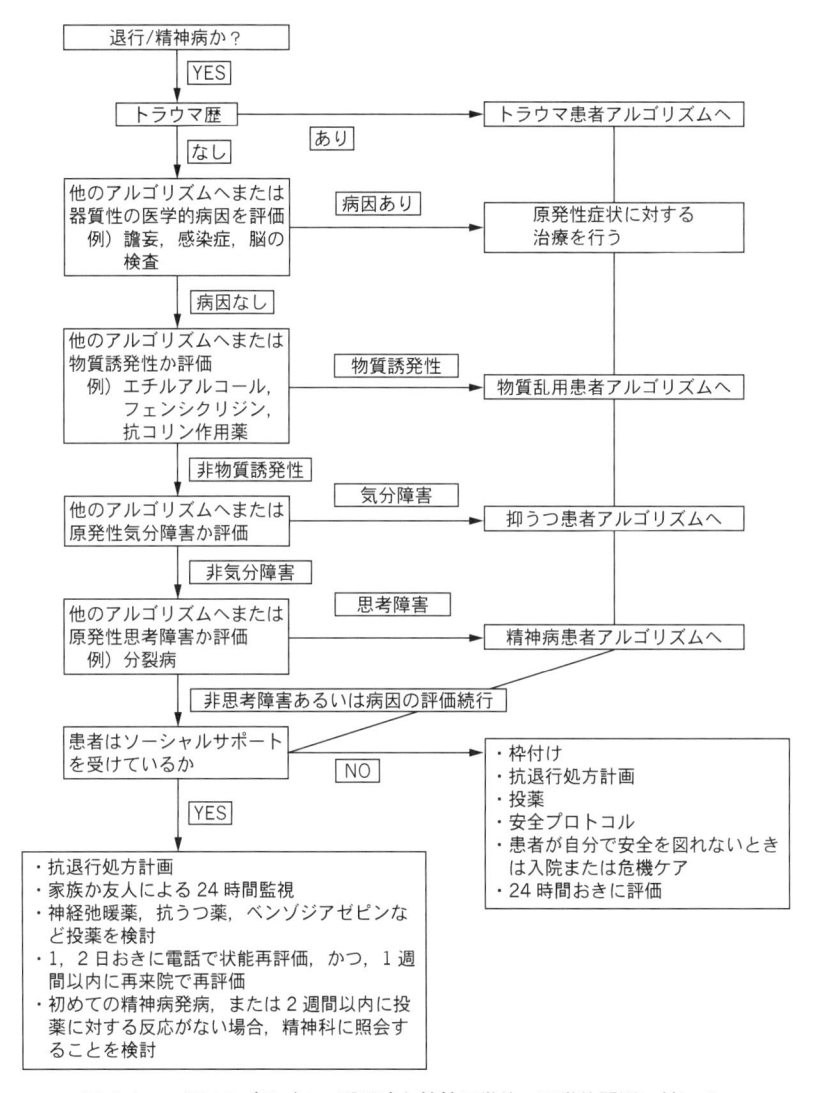

第9章　プライマリ・ケアのためのトラウマを基礎においた精神医学　127

```
┌─────────────────┐
│ 退行/精神病か？ │
└────────┬────────┘
         │YES
┌────────┴────────┐        あり      ┌──────────────────────┐
│  トラウマ歴     ├─────────────────→│ トラウマ患者アルゴリズムへ │
└────────┬────────┘                  └──────────────────────┘
         │なし
┌────────┴────────────┐
│ 他のアルゴリズムへまたは │   病因あり   ┌──────────────────┐
│ 器質性の医学的病因を評価 ├─────────────→│ 原発性症状に対する │
│  例）譫妄，感染症，脳の │              │   治療を行う     │
│      検査               │              └──────────────────┘
└────────┬────────────┘
         │病因なし
┌────────┴────────────┐
│ 他のアルゴリズムへまたは │  物質誘発性  ┌──────────────────────┐
│ 物質誘発性か評価         ├─────────────→│ 物質乱用患者アルゴリズムへ │
│  例）エチルアルコール，  │              └──────────────────────┘
│      フェンシクリジン，  │
│      抗コリン作用薬      │
└────────┬────────────┘
         │非物質誘発性
┌────────┴────────────┐
│ 他のアルゴリズムへまたは │   気分障害   ┌──────────────────────┐
│ 原発性気分障害か評価     ├─────────────→│ 抑うつ患者アルゴリズムへ │
└────────┬────────────┘              └──────────────────────┘
         │非気分障害
┌────────┴────────────┐
│ 他のアルゴリズムへまたは │   思考障害   ┌──────────────────────┐
│ 原発性思考障害か評価     ├─────────────→│ 精神病患者アルゴリズムへ │
│  例）分裂病             │              └──────────────────────┘
└────────┬────────────┘
         │非思考障害あるいは病因の評価続行
┌────────┴────────────┐
│ 患者はソーシャルサポート │     NO       ┌────────────────────────┐
│ を受けているか          ├─────────────→│ ・枠付け               │
└────────┬────────────┘              │ ・抗退行処方計画        │
         │YES                           │ ・投薬                 │
┌────────┴────────────────────┐      │ ・安全プロトコル        │
│ ・抗退行処方計画              │      │ ・患者が自分で安全を図れない│
│ ・家族か友人による24時間監視  │      │   ときは入院または危機ケア │
│ ・神経弛緩薬，抗うつ薬，ベンゾジアゼピンな│ │ ・24時間おきに評価      │
│   ど投薬を検討                │      └────────────────────────┘
│ ・1，2日おきに電話で状態再評価，かつ，1週│
│   間以内に再来院で再評価        │
│ ・初めての精神病発病，または2週間以内に投│
│   薬に対する反応がない場合，精神科に照会す│
│   ることを検討                  │
└──────────────────────────┘
```

図 9-1　一般アルゴリズム：不明瞭な精神医学的・医学的問題に対して
　　　　――既往歴＆検診／トラウマ歴／精神状態に関する検査

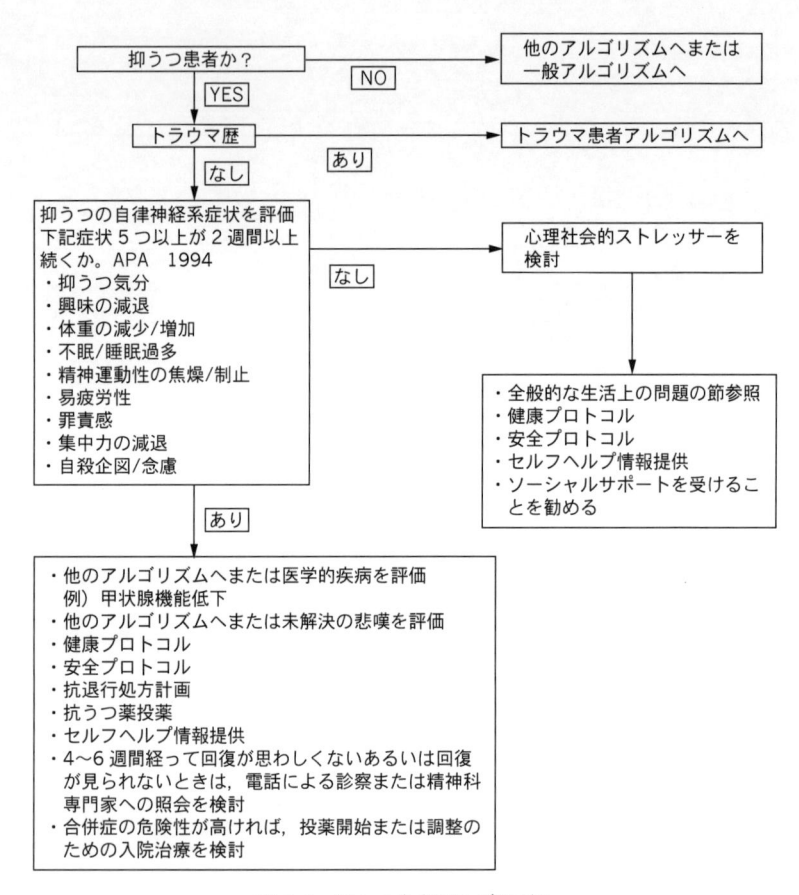

```
┌─────────────────┐  NO   ┌──────────────────────┐
│  抑うつ患者か？  ├──────→│ 他のアルゴリズムへまたは │
└────────┬────────┘       │ 一般アルゴリズムへ     │
         │YES              └──────────────────────┘
         ↓
┌─────────────────┐  あり  ┌──────────────────────┐
│   トラウマ歴    ├──────→│ トラウマ患者アルゴリズムへ │
└────────┬────────┘       └──────────────────────┘
         │なし
         ↓
┌──────────────────────────┐
│ 抑うつの自律神経系症状を評価   │
│ 下記症状5つ以上が2週間以上   │        ┌──────────────────┐
│ 続くか。APA 1994         │  なし   │ 心理社会的ストレッサーを │
│ ・抑うつ気分              ├───────→│ 検討              │
│ ・興味の減退              │         └─────────┬────────┘
│ ・体重の減少/増加         │                   ↓
│ ・不眠/睡眠過多           │         ┌──────────────────────┐
│ ・精神運動性の焦燥/制止    │         │ ・全般的な生活上の問題の節参照 │
│ ・易疲労性                │         │ ・健康プロトコル          │
│ ・罪責感                  │         │ ・安全プロトコル          │
│ ・集中力の減退            │         │ ・セルフヘルプ情報提供     │
│ ・自殺企図/念慮           │         │ ・ソーシャルサポートを受ける  │
└──────────┬───────────────┘         │   ことを勧める           │
           │あり                      └──────────────────────┘
           ↓
┌──────────────────────────────────────┐
│ ・他のアルゴリズムへまたは医学的疾病を評価     │
│   例）甲状腺機能低下                    │
│ ・他のアルゴリズムへまたは未解決の悲嘆を評価   │
│ ・健康プロトコル                        │
│ ・安全プロトコル                        │
│ ・抗退行処方計画                        │
│ ・抗うつ薬投薬                          │
│ ・セルフヘルプ情報提供                   │
│ ・4〜6週間経って回復が思わしくないあるいは回復  │
│   が見られないときは，電話による診察または精神科 │
│   専門家への照会を検討                   │
│ ・合併症の危険性が高ければ，投薬開始または調整の │
│   ための入院治療を検討                   │
└──────────────────────────────────────┘
```

図 9-2　抑うつ患者アルゴリズム

第9章 プライマリ・ケアのためのトラウマを基礎においた精神医学

```
┌─────────────┐
│ 不安患者か？ │──[NO]──→ 他のアルゴリズムへまたは
└─────────────┘           一般アルゴリズムへ
    │[YES]
    ▼
┌─────────────┐
│ トラウマ歴  │──[あり]──→ トラウマ患者アルゴリズムへ
└─────────────┘
    │[なし]
    ▼
┌──────────────────┐
│ 抑うつの自律神経系 │──[あり]──→ 激越性うつ病の可能性
│ 症状評価         │            うつ病指針を参照；
└──────────────────┘            抗不安薬使用？
    │[なし]
    ▼
┌──────────────────┐
│ 他のアルゴリズムへまたは │──[あり]──→ 離脱の治療・監視
│ 物質乱用/離脱の評価     │            必要であれば，入院して解毒治療
│ 例）アルコール離脱の場合， │
│ 解毒を検討              │
└──────────────────┘
    │[なし]
    ▼
┌──────────────────┐
│ 他のアルゴリズムへまたは │──[あり]──→ カフェインと興奮薬の不安に
│ カフェイン中毒/興奮薬の │            おける役割の教育
│ 使用評価              │            使用量の漸減と中断の勧告
└──────────────────┘
    │[なし]
    ▼
┌──────────────────┐
│ パニック発作/障害の評価 │──[あり]──→ 抗パニック薬投薬
└──────────────────┘            例）SSRI（フルオキセチン），
    │[なし]                      3 環系抗うつ薬（イミプラ
    │                            ミン），モノアミンオキシ
    │                            ダーゼ阻害薬（使用前に専
    │                            門家と相談のこと）
    │                            患者に認知行動療法ワークブック
    │                            MAP*を紹介
    ▼
┌──────────────────┐
│ 一般的な不安障害の評価 │──[あり]──→ ベンゾジアゼピンまたはブスピロン
└──────────────────┘            で治療。
    │[なし]                      様子を見ながら使用
    ▼
```

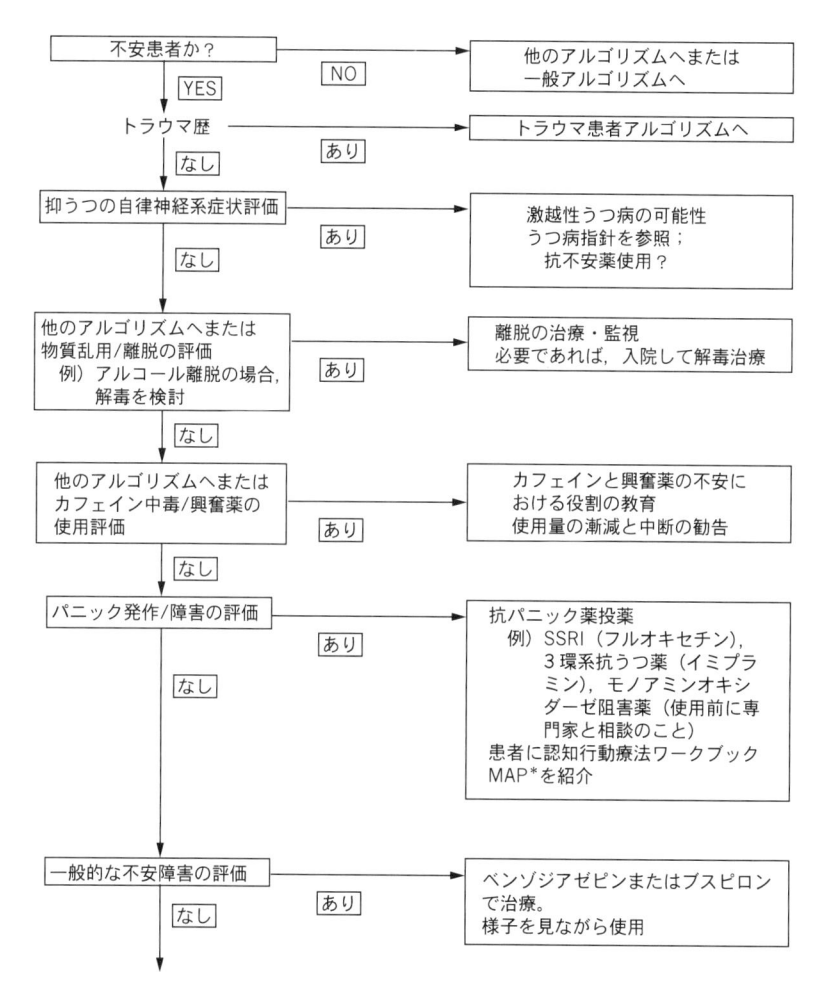

図 9-3 不安患者アルゴリズム

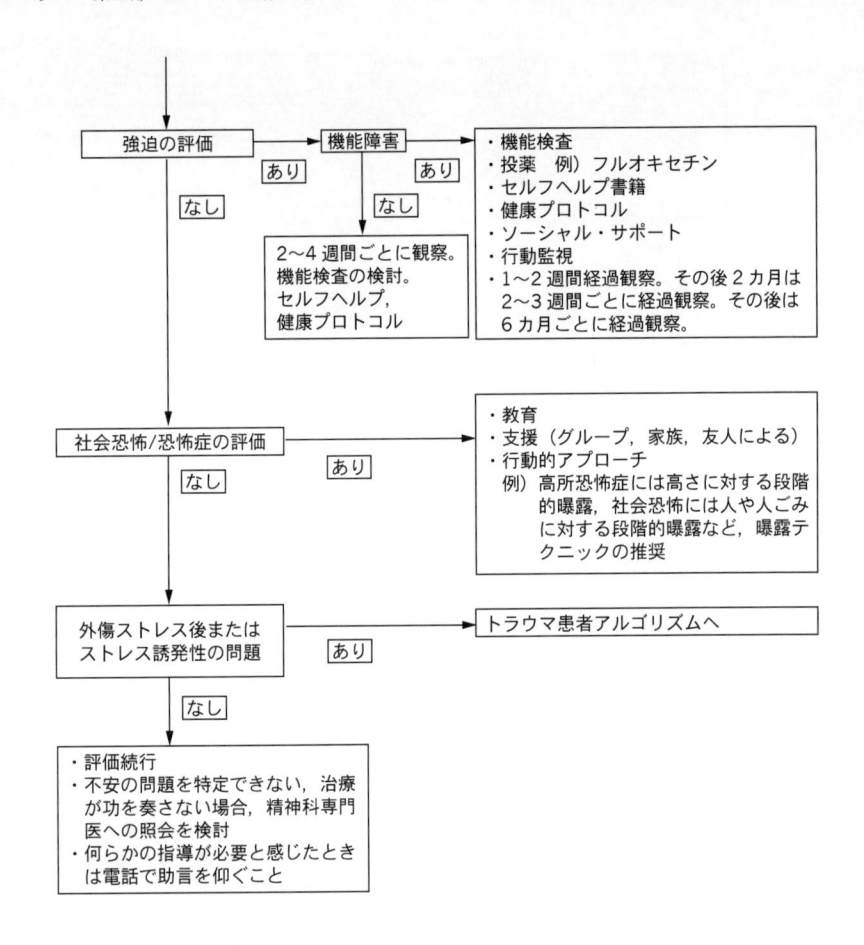

130　第Ⅲ部　セラピーの場以外で

```
[強迫の評価] ──あり──→ [機能障害] ──あり──→ ・機能検査
     │                      │              ・投薬　例）フルオキセチン
     なし                    なし            ・セルフヘルプ書籍
     │                      │              ・健康プロトコル
     │                      ↓              ・ソーシャル・サポート
     │              2～4週間ごとに観察。   ・行動監視
     │              機能検査の検討。       ・1～2週間経過観察。その後2カ月は
     │              セルフヘルプ，           2～3週間ごとに経過観察。その後は
     │              健康プロトコル           6カ月ごとに経過観察。
     ↓
[社会恐怖/恐怖症の評価] ──あり──→ ・教育
     │                              ・支援（グループ，家族，友人による）
     なし                            ・行動的アプローチ
     │                                例）高所恐怖症には高さに対する段階
     │                                    的曝露，社会恐怖には人や人ごみ
     │                                    に対する段階的曝露など，曝露テ
     │                                    クニックの推奨
     ↓
[外傷ストレス後または   ──あり──→ [トラウマ患者アルゴリズムへ]
 ストレス誘発性の問題]
     │
     なし
     ↓
・評価続行
・不安の問題を特定できない，治療
  が功を奏さない場合，精神科専門
  医への照会を検討
・何らかの指導が必要と感じたとき
  は電話で助言を仰ぐこと
```

＊MAP：Mastery of your Anxiety and Panic；バーロウとクラスクによる，不安・パニック障害患者向けの体系的な認知行動療法プログラムのワークブックとキット。セラピストガイドもあり。

図 9-3　不安患者アルゴリズム（続き）

第9章 プライマリ・ケアのためのトラウマを基礎においた精神医学　131

```
物質乱用か？ ─YES→ 医学的に不安定 ─YES→ 安定化のため入院，
                                         臨床上望ましい場合，
                                         解毒
                              │
                             NO
                              ↓
              ・必要であれば解毒
              ・嗜癖患者サポートグループ情報；
                AA, ACOA, NA, OA*など
              ・健康プロトコル
              ・安全プロトコル
              ・頻繁に薬物スクリーニング
              ・家族会議/直面化
              ・患者の精神状態が清明でないあるい
                は薬物解毒や治療で改善がみとめら
                れない場合，機能検査を含めさらに
                評価を検討
                              ↓
                         トラウマ歴 ─あり→ 二元アプローチ，
                              │            トラウマ患者アルゴリズムへ
                             なし
                              ↓
                    物質乱用の治療続行または
                    他のアルゴリズムへ
```

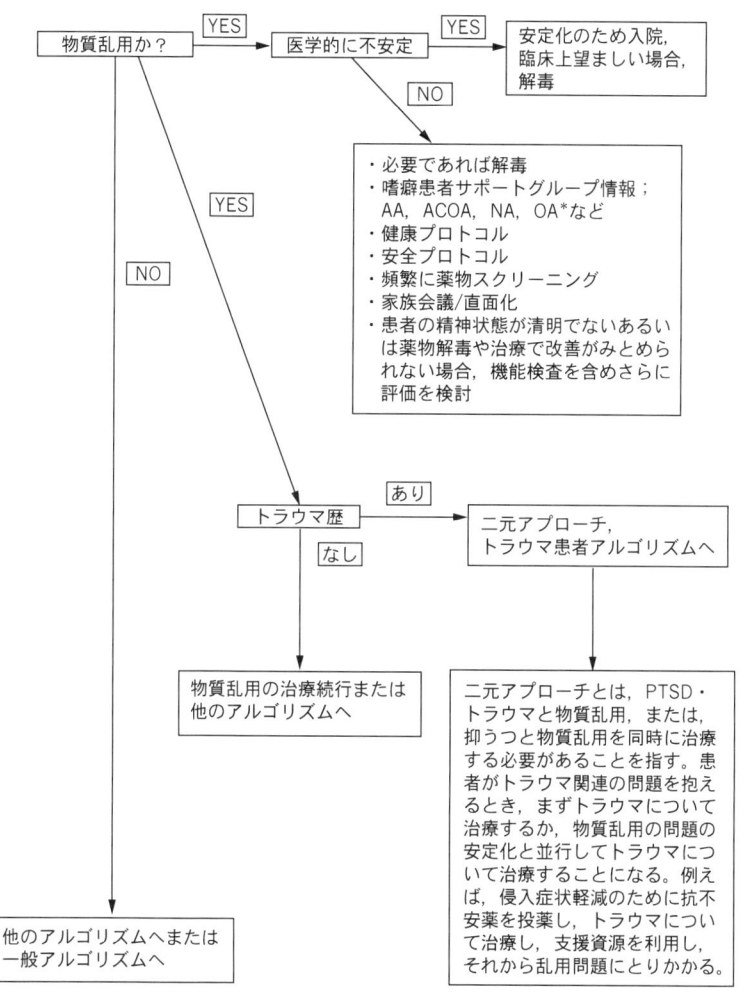

YES（物質乱用か？→YES分岐からトラウマ歴へ）
NO → 他のアルゴリズムへまたは一般アルゴリズムへ

二元アプローチとは，PTSD・トラウマと物質乱用，または，抑うつと物質乱用を同時に治療する必要があることを指す。患者がトラウマ関連の問題を抱えるとき，まずトラウマについて治療するか，物質乱用の問題の安定化と並行してトラウマについて治療することになる。例えば，侵入症状軽減のために抗不安薬を投薬し，トラウマについて治療し，支援資源を利用し，それから乱用問題にとりかかる。

*AA　　：アルコーホリックス・アノニマス
　ACOA：アダルト・チルドレン・オブ・アルコーホリックス
　NA　　：ナルコティクス・アノニマス
　OA　　：オーバーイーターズ・アノニマス

図 9-4　物質乱用患者アルゴリズム

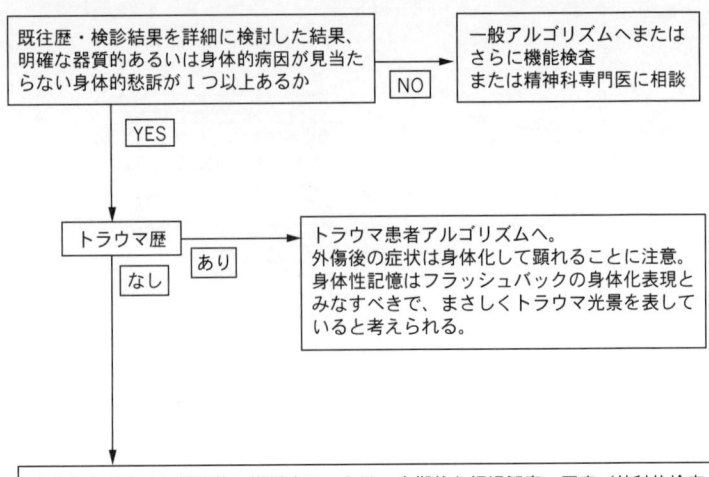

```
┌─────────────────────────────────┐
│ 既往歴・検診結果を詳細に検討した結果、      │      ┌──────────────────────┐
│ 明確な器質的あるいは身体的病因が見当た│─NO─→│ 一般アルゴリズムへまたは │
│ らない身体的愁訴が1つ以上あるか      │      │ さらに機能検査         │
└─────────────────────────────────┘      │ または精神科専門医に相談│
              │                            └──────────────────────┘
             YES
              ↓
       ┌──────────┐         ┌─────────────────────────────────┐
       │ トラウマ歴 │──あり──→│ トラウマ患者アルゴリズムへ。         │
       │          │         │ 外傷後の症状は身体化して顕れることに注意。│
       │  なし    │         │ 身体性記憶はフラッシュバックの身体化表現と│
       └──────────┘         │ みなすべきで、まさしくトラウマ光景を表して│
              │              │ いると考えられる。                  │
              │              └─────────────────────────────────┘
              ↓
┌─────────────────────────────────────────────────────────┐
│ 身体化患者向けに慣例的に推奨することは、定期的な経過観察、医療／外科的検査│
│ や措置を最小限度に抑えること、そして支援である。                      │
│ 患者に、問題となっている身体の部分や範囲を絵に描くまたは文章にすることを勧│
│ める。これが日常機能をどのように低減あるいは増強させるかについて患者に尋ね│
│ る。この作業を終えたら（この作業を完遂するだけの時間を取ること）、今度はど│
│ のように物事を変えたいかあるいはどのように身体を変化させたいか、そのために│
│ は自分で何をしなければいけないかを文章に書いてもらうあるいは絵に描いてもら│
│ う。これらの作業は、同時に日常定期的に支援しつつ行う。              │
└─────────────────────────────────────────────────────────┘
```

図 9-5　身体化患者アルゴリズム

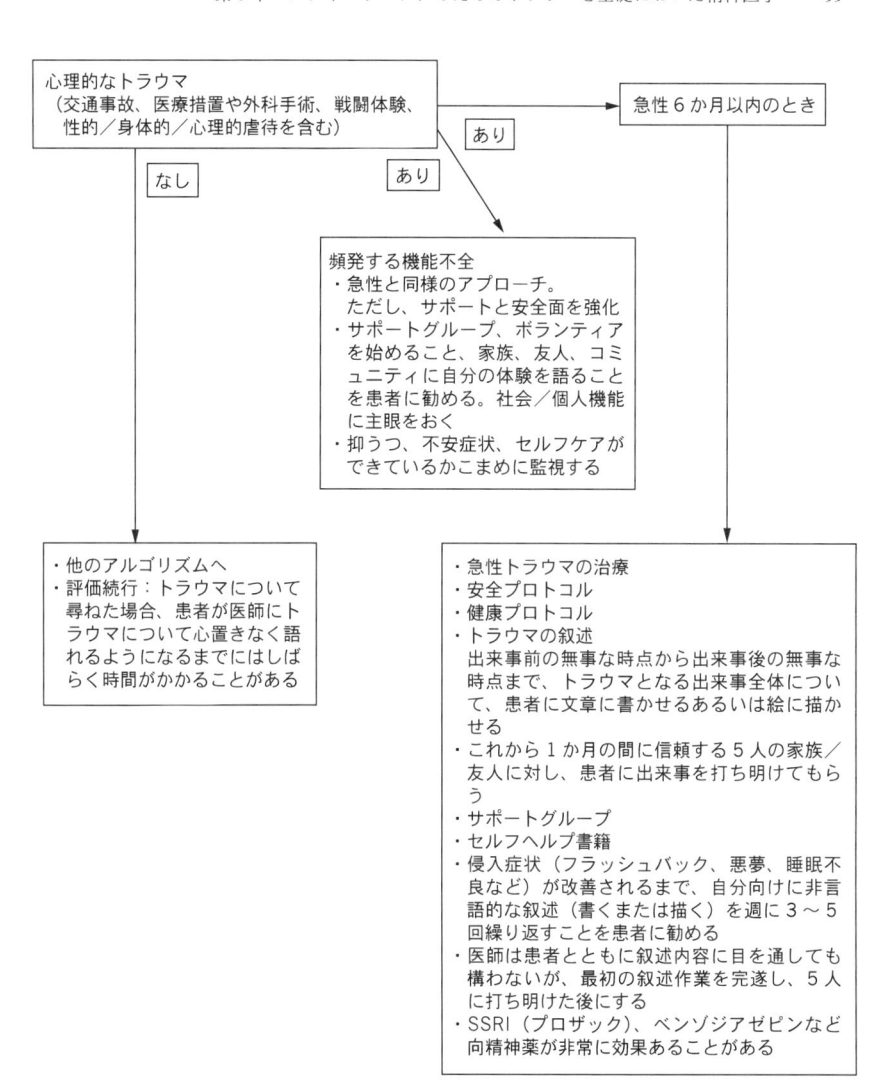

第9章 プライマリ・ケアのためのトラウマを基礎においた精神医学　133

```
┌─────────────────────────────┐                    ┌─────────────────────┐
│ 心理的なトラウマ              │      あり          │ 急性6か月以内のとき │
│ (交通事故、医療措置や外科手術、├──────────────────→│                     │
│ 戦闘体験、                    │                    └─────────────────────┘
│ 性的／身体的／心理的虐待を含む)│
└─────────────────────────────┘
   │ なし      │ あり
   │           ↓
   │        ┌──────────────────────────────────┐
   │        │ 頻発する機能不全                 │
   │        │ ・急性と同様のアプローチ。        │
   │        │   ただし、サポートと安全面を強化 │
   │        │ ・サポートグループ、ボランティア │
   │        │   を始めること、家族、友人、コ   │
   │        │   ミュニティに自分の体験を語ること│
   │        │   を患者に勧める。社会／個人機能  │
   │        │   に主眼をおく                   │
   │        │ ・抑うつ、不安症状、セルフケアが  │
   │        │   できているかこまめに監視する   │
   │        └──────────────────────────────────┘
   ↓
```

- 他のアルゴリズムへ
- 評価続行：トラウマについて尋ねた場合、患者が医師にトラウマについて心置きなく語れるようになるまでにはしばらく時間がかかることがある

- 急性トラウマの治療
- 安全プロトコル
- 健康プロトコル
- トラウマの叙述
  出来事前の無事な時点から出来事後の無事な時点まで、トラウマとなる出来事全体について、患者に文章に書かせるあるいは絵に描かせる
- これから1か月の間に信頼する5人の家族／友人に対し、患者に出来事を打ち明けてもらう
- サポートグループ
- セルフヘルプ書籍
- 侵入症状（フラッシュバック、悪夢、睡眠不良など）が改善されるまで、自分向けに非言語的な叙述（書くまたは描く）を週に3〜5回繰り返すことを患者に勧める
- 医師は患者とともに叙述内容に目を通しても構わないが、最初の叙述作業を完遂し、5人に打ち明けた後にする
- SSRI（プロザック）、ベンゾジアゼピンなど向精神薬が非常に効果あることがある

図 9-6　トラウマ患者アルゴリズム

134　第III部　セラピーの場以外で

```
┌─────────────────────────────┐
│ 幻聴、妄想、連合弛緩などの異常思考形態など │ ──NO──→ ┌──────────────────┐
│ を持つ患者か？               │         │ 他のアルゴリズムへ。 │
│ 視覚的幻覚は器質的病因（例：脳腫瘍）の徴候 │         │ 退行症状がないかこまめに │
│ である可能性にも注意。                  │         │ 監視              │
│ また、トラウマを負った患者はよく視覚的あ │         └──────────────────┘
│ いは聴覚的幻覚を表出するが、それは分裂病に │
│ おける頭の『外部』から現れる幻覚ではなく、 │
│ 通常『内部』から現れる幻覚である。       │
└─────────────────────────────┘
            │ YES
            ↓
      ┌─────────┐ ──あり──→ ┌────────────────────┐
      │ トラウマ歴 │             │ トラウマ患者アルゴリズムへ。      │
      └─────────┘             │ リスペリドンまたは伝統的なハロペリ │
       なし │  │ なし             │ ドール、チオチキセンなど抗精神病薬 │
            │  │                 │ 投薬も検討するべき。（高効力の神経 │
            ↓  ↓                 │ 遮断薬投薬が効果的）              │
         急性   慢性               └────────────────────┘
```

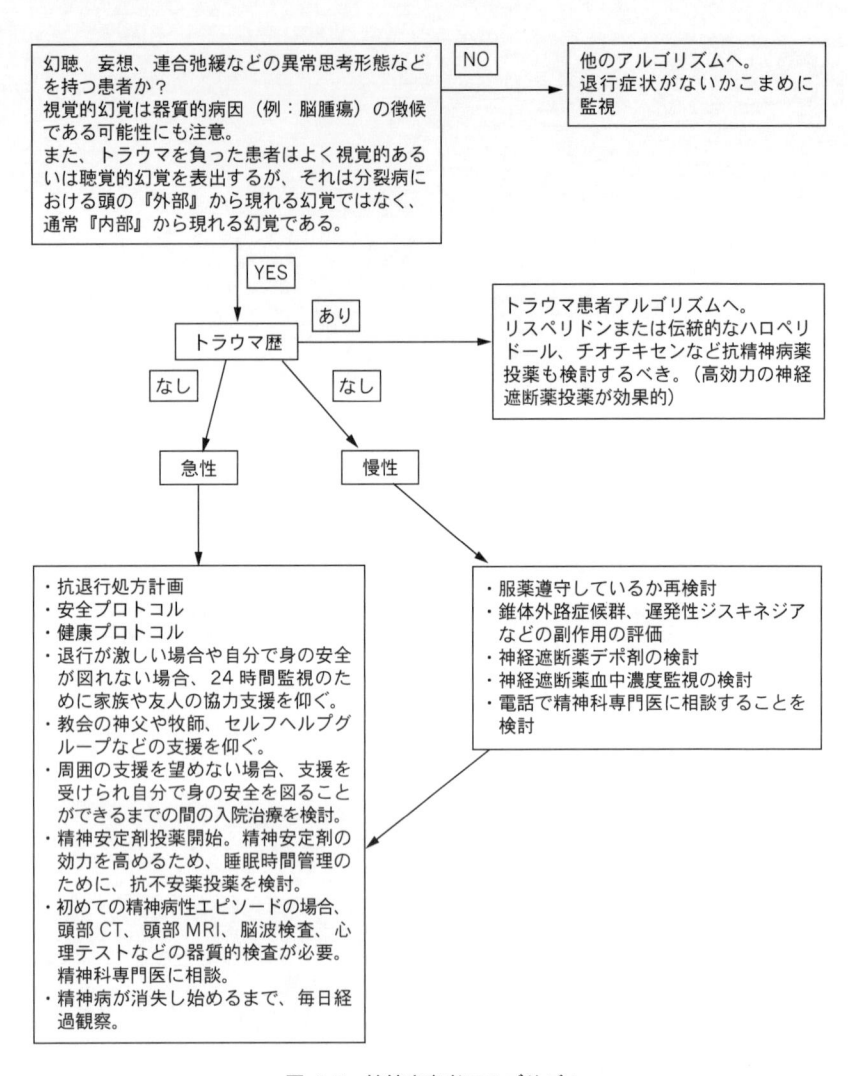

急性:
・抗退行処方計画
・安全プロトコル
・健康プロトコル
・退行が激しい場合や自分で身の安全が図れない場合、24時間監視のために家族や友人の協力支援を仰ぐ。
・教会の神父や牧師、セルフヘルプグループなどの支援を仰ぐ。
・周囲の支援を望めない場合、支援を受けられ自分で身の安全を図ることができるまでの間の入院治療を検討。
・精神安定剤投薬開始。精神安定剤の効力を高めるため、睡眠時間管理のために、抗不安薬投薬を検討。
・初めての精神病性エピソードの場合、頭部CT、頭部MRI、脳波検査、心理テストなどの器質的検査が必要。精神科専門医に相談。
・精神病が消失し始めるまで、毎日経過観察。

慢性:
・服薬遵守しているか再検討
・錐体外路症候群、遅発性ジスキネジアなどの副作用の評価
・神経遮断薬デポ剤の検討
・神経遮断薬血中濃度監視の検討
・電話で精神科専門医に相談することを検討

図 9-7　精神病患者アルゴリズム

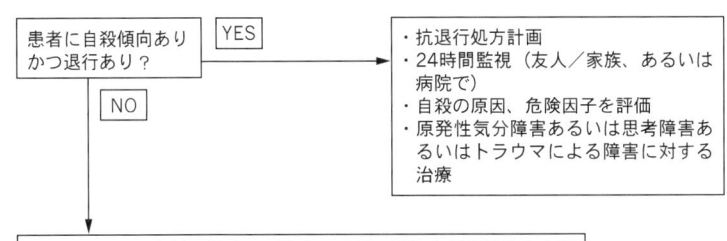

図 9-8 自殺傾向患者アルゴリズム

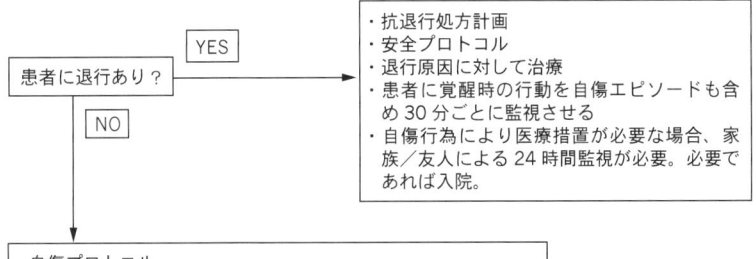

患者に自殺傾向あり かつ退行あり？

- YES →
  - 抗退行処方計画
  - 24時間監視（友人／家族、あるいは病院で）
  - 自殺の原因、危険因子を評価
  - 原発性気分障害あるいは思考障害あるいはトラウマによる障害に対する治療

- NO →
  - 慢性性の評価。慢性の場合、重篤度の評価。適切な経過観察と支援で自殺衝動が軽減することもある。
    - 24時間監視のための支援システムの活用。このシステムは視覚的である必要あり。例：患者を24時間監視
    - 支援が得られない場合、入院の必要あり。
    - 安全でないと感じる時のために、患者に5段階安全プランを書くよう勧める。例：相談先の電話番号、行動、緊急時計画など
    - 抗退行処方計画
    - 安全プロトコル
    - 健康プロトコル
    - 患者に改善が見られない場合、あるいは医師側で聞きたいことがある場合は、精神科専門医に相談

図 9-9 自傷患者アルゴリズム

患者に退行あり？

- YES →
  - 抗退行処方計画
  - 安全プロトコル
  - 退行原因に対して治療
  - 患者に覚醒時の行動を自傷エピソードも含め30分ごとに監視させる
  - 自傷行為により医療措置が必要な場合、家族／友人による24時間監視が必要。必要であれば入院。

- NO →
  - 自傷プロトコル
  - 安全プロトコル
  - 健康プロトコル
  - 患者の自傷に対する行動指針を作る。
    例）簡単な自傷評価尺度で患者が自己評価。その結果医療措置を要する程度に至っているならば、集中監視するまた入院させる。
  - 他者に対してはもちろん、自分に対しても暴力を用いない方法を確立する。
  - 指針に沿った服薬遵守の評価：患者が服薬を遵守していない場合、患者家族との面談の機会を持ち医師側の懸念を伝えることを検討。家族のほかの支援要員すべてにも知らせること。
  - 自傷衝動を軽減するためにナルトレクソン投薬を検討。（患者が麻薬中毒あるいは肝臓障害でない場合に、50-150 mg／日を単独服用）

いるのか知りたいという医師の姿勢を大変に高く評価する。これは患者・医師双方にとって,「この薬を飲みなさい」というアプローチを一新する変化である。

　図9-1〜図9-9に,一般用,抑うつ患者用,不安患者用,物質乱用患者用,トラウマ患者用,身体化患者用,精神病患者用,自殺傾向患者用,自傷患者用のアルゴリズムを示した。

結　論

　多くのプライマリ・ケア医が問題患者だとしてきた,あるいは「手に負えない」患者は,実は,トラウマや重篤なストレッサーに苦しむ者の一部であることがある。これらのトラウマは日常,新聞報道で目にするような,機能不全家族,児童期の身体的虐待や性的虐待,心理的・物理的ネグレクト,戦闘体験,地震・洪水・他の自然災害,地下鉄内での銃乱射,その他大小さまざまなトラウマである。こういった患者が体験した社会的,生理的,心理的損失を取り戻そうとするための方法のひとつが,医療システムへの参加である。

　プライマリ・ケア医はしばしば現場の最前線で,多数の,トラウマを持つ患者の問題を見聞きし治療する特有の機会を持つ。これは,教育,予防,患者が自分自身の回復に参加しようとする動機づけを持つきっかけとなることが多い。医療措置や外科手術,ストレス・マネジメント,予防健康管理,ソーシャル・サポート,セルフ・ヘルプの観点から,教育的・予防的思考は欠かせない。

　患者が医療措置や外科手術で積極的な役割を果たすと,快方に向かう (Bennett & Disbrow, 1993)。したがって,ケア提供による医師側のストレスと治療による患者側のストレスの軽減を促すには,患者に自分自身で手術前,治療前に治療方針を練ることを勧めるべきである。例えば患者は,治療法やなぜその治療法を用いるのかについての情報と知識を積極的に知るべきである。痛みを緩和する方法,心拍数を減少させる方法,自律機能はもちろん免疫系・胃腸機能などの身体的機能に効く方法を学ぶ機会を持つべきである (Bennett & Disbrow, 1993)。

通常，プライマリ・ケア医は予防健康管理や患者教育に秀でている。プライマリ・ケアのこの立場は，トラウマを元とする問題の解決に都合がよい。プライマリ・ケア医は患者が基本的ヘルスケアへの欲求を満たしていることを期待し，患者はプライマリ・ケア医に最新の最高の治療法に造詣が深いことを期待する。それならばそれを敷衍して，暴力の予防，児童期の身体的・性的虐待の原因や影響，外傷性の出来事直後の迅速なデブリーフィングの有効性などについての最近の情報を反映することができよう。

　豊富なスキルと知識を持つ者（ケア提供者）と，欲求あるいは困難を抱え，それを軽減あるいは消滅させたい者（患者）の相互作用があるということが，プライマリ・ケア医院の持つ性質である。自分自身のケアや，より健康的なライフスタイルに対して，人は責任を持つことが勧められるが，決定権も持つ必要がある。限られた医療資源を利用し，患者によるセルフ・ヘルプあるいはサポートプロジェクトを推進する機会はいくらでもある。理想的な筋書きでは，プライマリ・ケア医は，どうすれば健康になれるかについての指導者，託宣する者，教える者となることができる。スタンフォード大学のスピーゲルによるソーシャル・サポートについての研究では，喫煙・アルコール・身体活動・肥満の影響を考慮したうえでも，社会的な関与が希薄な群は関与している群に比べ死亡率が2倍であった（Spiegel, 1993）。免疫機能の低下が独身者，離別者に見られたが，破綻した結婚生活も健康に有害な要因となる。霊長類の研究からは，肯定的な関係がコルチゾルなどのストレスホルモンの分泌を減少させることが示唆されている（Spiegel, 1993）。

　医療が技術的に進歩すればするほど，プライマリ・ケア医は人間対人間の相互関係による回復能力の可能性に注目する必要が高まるであろう。トラウマを原因とみなす精神科治療やプライマリ・ケアにおいて最も重要なポイントは，傾聴しようとする姿勢と理由について尋ねることである。心臓に異常がないのになぜ「胸が痛い」と言うのか，あるいは，偏頭痛でもないのになぜ「頭が痛い」と言うのか。理由は明白である。患者が言うことに耳を傾けるかどうか，患者の外傷性の出来事が本当に身体的な痛みや症状となり得ると考えるかどうかの問題である。スミス夫人の尿管感染症の原因となる細菌は何であろうかと定石通りに考えるように，ジョーンズ氏のしつこい非定型の胸痛の発症に先立ってどういった出来事やトラウマがあったかを探るべきである。患者の症状

が特定の診断基準の症状像に合致しないといってくじけることはない。するべきことは,「どこが具合悪いのですか?」ときくだけではなく,虚心坦懐に,「前に何かあったんですか?」とこちらから尋ねることである (Bloom, 1994)。

参考文献

Antoni, M. H. (1993). Stress management: Strategies that work. In D. Goleman & J. Gurin (Eds.), *Mind body medicine: How to use your mind for better health.* New York: Consumer Reports.

Barsky, A. J., Woll, C., Barnett, M. C., & Cleary, P.D. (1994). Histories of childhood trauma in adult hypochondriacal patients. *American journal of psychiatry,* 151, 397–401.

Beaumont, G. (1992). Patients at risk of suicide and overdose. *Psychopharmacology,* 106 (Supplement), S123–S126.

Bennett, H. L. & Disbrow, E. A. (1993). Preparing for surgery and medical procedures. In D. Goleman and J. Gurin (Eds.), *Mind body medicine: How to use your mind for better health.* New York: Consumer Reports.

Blank, A. S., Jr. (1994). Clinical detection, diagnosis, and differential diagnosis of post-traumatic stress disorder. *Psychiatric clinics of North America,* 17 (2), 351–383.

Bloom, S. (1994). The Sanctuary model: Developing generic inpatient programs for the treatment of psychological trauma. In M. B. Williams and J. F. Sommer (Eds.), *Handbook of post-traumatic therapy* Westport, CT: Greenwood Press.

Briere J. & Runtz, M. (1987). Post sexual abuse trauma: Data and implications for clinical practice. *Journal of interpersonal violence,* 2, 367–379.

Gayford J. J. (1975). Wife-battering: A preliminary survey of 100 cases. *British medical journal,* 1, 194–197.

Harvard Mental Health Letter. (1993). *Self-help groups,* 9 (9, 10).

Boston, MA: Harvard Mental Health Newsletter.

Herman, B. (1991). Naltrexone shown to decrease frequency of self-injurious behavior. *Psychiatric times, (August),* 32.

Kathol, R. (1988). Psychiatry in the medically ill. Course curriculum in med/psych residency. Training at University of Iowa, Iowa City.

Kroenke, K. (1994). Physical symptoms in primary care: Predictors of psychiatric disorders and functional impairment. *Archives of family medicine, 3* (9), 774–779.

Mehlman, Kanoti, & Orlowski. (in press). Informed Consent to Amnestics.

Neale, A. V. (1991). Behavioural contracting as a tool to help patients achieve better health. *Family practice, 8* (4), 336–342.

Peterson, K. C. Prout, M. F., & Schwartz, R. A. (1991). Post-traumatic stress disorder: A clinician's guide. New York: Plenum Press.

Putnam, F. W., Guroff, J. J., Silberman, E. K., Barban, L. & Post R. M. (1986). The clinical phenomenology of multiple personality disorder: Review of 100 recent cases. *Journal of clinical psychiatry,* 47, 285–293.

Roberts, S. J. (1994). Somatization in primary care: The common presentation of psychosocial problems through physical complaints. *Nurse practitioner,* 19 (5):47, 50–56.

Saxe, G. N. (1994). Somatization in patients with dissociative disorders. *American journal of psychiatry,* 151, 1329–1334.

Segal, J., Hunter, E. J., & Segal, Z. (1976). Universal consequences of captivity: Stress reactions among divergent populations of prisoners of war and their families. *International journal of social science,* 28, 593–609.

Spiegel, D. (1993). Social support: How friends, family, and groups can help. In D. Goleman & J. Gurin (Eds.), *Mind body medicine: How to use your mind for better health.* New York: Consumer Reports.

Stuber, M. L., Nader, K., Yasuda, P., Pynoos, R. S., & Cohen, S. (1991). Stress responses after pediatric bone marrow transplantation: Preliminary results of a prospective longitudinal study. *Journal of the American academy of child and adolescent psychiatry, 30* (6), 952–957.

Tinnin, L. (1990). Personal correspondence of anti-regressive measures.

Tomb, David A. (1994). The phenomenology of post-traumatic stress disorder. *Psychiatric clinics of North America, 17,* (2), 237–250.

Walker, E. A. (1993). The prevalence rate of sexual trauma in a primary care clinic. *Journal of the American board of family practice, 6* (5), 465–471.

訳者補遺

Stamm, B. H. (1993). *Conceptualizing traumatic stress : a metatheoretical structural approximation* [*dissertation*]. Laramie : University of Wyoming (Doctoral Dissertation).

第 10 章
ケーレンガクウテレフパット
——トラウマへの北極コミュニティに根ざしたアプローチ——

マイケル J. テリー

　生きていると，時折，世界の果てのどこかに逃避してストレスと無縁の新しい生活を始めたいと一度は夢見ることがあるだろう。本章では，世界の果てに行ってみると現実には何がわれわれを待ち受けているのか知ることができる。北極アラスカの先住民コミュニティでの話を詳述したこの無類の論文を読むと，身体，精神，双方の治療の伝統的な白人西洋的捉え方を考え直してしまう。「ケーレンガクウテレフパット」でマイケル J. テリーはわれわれにコミュニティ全体が一丸となってトラウマ問題に取り組む世界を垣間見せてくれる。本論は，夢想にトラウマという現実をつきつけてわれわれを悲しませるが，コミュニティの成員全員が癒しの一部を担うような相互扶助的コミュニティアプローチへの希望を灯し，勇気づけてもくれる。

　多くの人は，アラスカといえばエスキモーののどかな僻村が点在する，広大な不毛の凍った風景を想像し，村は密集した都市環境につきもののストレスやトラウマとは無縁であると考える。しかしながら実際は，アラスカには多様な気候や風景があり，現代風の外傷性ストレスの顛末も満ちあふれている。村落の生活がゆったりとしたペースで移り変わるということは事実だ。けれども，これらのアラスカの村落では先住民族出身の専門職補佐員がヘルスケア供給のシステムの基本になっていて，その人たちにトラウマが衝撃を与える場合にはトラウマとその影響は気づかれないままにまん延していることがよくある。

　本論では，これらの村落を活動基盤とする臨床家のための支援プログラムを開発する過程で得られた教訓を述べる。圧倒的な一次的，そして二次的外傷性

ストレスへの直面にあたって，協調と先住民の伝統的価値観を重視するため，非常事態ストレス管理プログラムに改変を加えた。

アラスカ針葉樹林地帯

アラスカの奥地「針葉樹林地帯」は，オーストラリアの奥地「砂漠地帯」に相当する。アラスカを訪れる旅行者のほとんどが都市部アンカレジ止まりである。いやそれどころか，アンカレジ住民も針葉樹林帯を訪れることはほとんどない。針葉樹林帯のほとんどは基幹道路から離れたところにあり，アラスカ州の 570,374 平方マイル（1,473,360 平方キロメートル）の土地と 86,051 平方マイル（222,776 平方キロメートル）の川や湖沼が針葉樹林帯のなかに位置するということからも，車なしには行き着けないところである。広大なだけあって多様性に富み，降雨林から樹木のない凍土帯ツンドラまで少なくとも 5 種類の地理気候区から構成されている。

針葉樹林地帯は大多数のアラスカ先住民族の故郷でもある。先住民族は数千年前からここに住むが，1990 年までには全人口の 16％ を下回っていることが明らかになった。およそ 45,000 人のアラスカ先住民族（エスキモー，アサバスカン，アリュート，アメリカインディアン）が 171 の，道路もなく，病院もなく，医師もいない小さな僻村に居住している（アラスカ人口要覧〈Alaska Department of Labor, 1993〉の推定による）。

旅行番組の出だしのような導入であるが，筆者の真の意図は，全く異世界であると強調することにある。「よそ」（南に下った 48 州）で通用した実践・研究のアプローチを容易に移植できないということである。先住民族出身のヘルスケアワーカー専門職補佐員のための非常事態ストレス管理プログラムの進展が遅々としていたことは，この問題をよく表している。

コミュニティ・ヘルスエイド・プログラム

本論では，現在では米国の僻地・貧困地区や開発途上国の辺境のためのヘル

スケア供給システムのモデルとなっている，アラスカ先住民族ヘルスケアプログラムから得られた見識について述べる。かつてデビッド・プライアー上院議員が連邦議会会計検査院にヘルスケア利用向上のための刷新的な方法を問い合わせたところ，会計検査院は，アラスカのコミュニティ・ヘルスエイド・プログラムに及ぶものなしとほめちぎった報告を返してきたという（U.S. General Accounting Office, 1993）。

コミュニティ・ヘルスエイドとは，地域センターで訓練され，医者からの遠隔スーパービジョンを受けながら村でプライマリ・ケアを提供する地元の専門職補佐員のことである。4人の子持ちの34歳の女性（女性が94％を占めている），職場とするその村の出身で，約7年にわたりプライマリ・ケアに携わっている，というのがコミュニティ・ヘルスエイドの平均像である。コミュニティ・ヘルスエイドは村民によって任命され，地方自治体である先住民地域健康法人の雇い上げとなる。コミュニティ・ヘルスエイドのほとんどが高卒あるいは大学入学資格取得者である（Alaska Area Native Health Services, 1991）。

コミュニティ・ヘルスエイドの基礎訓練は，4週間にわたる講座授業が4段階，スキル実践，講座と講座の合間に村で行う最低200時間の臨床実習からなる。講座は医療補助者と臨床看護師により，州西部のノーム，州南西部のベセル，州南東部のシトカ，州中南部アンカレジの4か所の訓練センターで行われる。コミュニティ・ヘルスエイドは基礎訓練のなかで，緊急トラウマ技術者課程か緊急医療技術者課程のどちらかあるいは双方を取得しなければならない。平均2〜4年かかるこの訓練を終えて，コミュニティ・ヘルスエイドのスキルを審査しヘルスエイドが実地に行う患者の査定や介入を評価する医師か医療補助者か臨床看護師の元で，正式に指導を受ける。それでようやく総合試験受験資格を得られる。試験に合格すると，コミュニティ・ヘルスエイドはコミュニティ健康臨床家として認定される。その後，コミュニティ健康臨床家は6年ごとに資格を更新しなければならない。資格を更新するには，勤務を続けながら年間24時間の医療教育を受け，資格更新試験に合格しなければならない。

段階式の医療服務規定のもと，コミュニティ・ヘルスエイド／コミュニティ健康臨床家の役目は，訓練レベル（I–IV）に応じ，地域病院の医師に権限を委任されることで決まる。こういった服務規定にはコミュニティ・ヘルスエイ

ド/コミュニティ健康臨床家が定例的に医師の指示を仰ぐことなく治療してよい条件が記載されている。各段階で認可されている面接，検診，治療の条件は，しばしば「ヘルスエイド必携書」と言われる，コミュニティ・ヘルスエイド・マニュアルに記載されている。医師は毎日定期的に各診療所に連絡を取り，患者のケアについて話し合う。ヘルスエイドは問題がある患者のケースあるいは自分の服務規定外に相当するケースについて伝える。ちなみに，医師は24時間体制で緊急要請に応じることができるようになっている。ヘルスエイドの村の診療所での定型的業務には，出産前検診，縫合，接種，耳鼻咽喉感染症の治療，専門医の元への患者搬送の手配，巡回歯科医の補助，検査のための採血，医師に処方された慢性疾患用の薬の調剤が挙げられる。

　日常の診療所の運営とヘルスエイドの個人スーパービジョンは，コミュニティ健康専門家，登録正看護師，医療補助者，臨床看護師で構成されるコーディネーター/インストラクターチームにより監督される。コーディネーター/インストラクターチームはコミュニティ・ヘルスエイド/コミュニティ健康臨床家を評価し，調整し，援助するために定期的に村の診療所におもむく。だが，コーディネーター/インストラクターチームは遠隔地のスーパーバイザーという以上のもので，ヘルスエイドが仕事を進める過程での感情的な援助，カウンセリング，問題解決の指導を行うものである。

　コミュニティ・ヘルスエイド・プログラムは元々1950年代にアラスカの村落における結核治療実施施策として始まり，1968年，現行の正規のプログラムに発展した。今年〔1995年〕で27周年にあたるこのプログラムは，インディアン健康サービス法人のシステムの主要構成要素であり，アラスカ州から補助金も得ている。

ノートン湾健康法人のプログラム

　ノートン湾健康法人の56人のヘルスエイドは，アラスカ州北西部に位置するノートン湾沿岸とベーリング海峡の15の村落にサービスを提供しており，1994年の記録では40,000人の患者のケアに赴いている。患者はヘルスエイドに医師とほぼ同等に満足していることが調査により判明している。ヘルスエイ

ドが行ったケアに患者は満足（53%）あるいは非常に満足（14%）しており，医者が訪問したことに満足（51%）あるいは非常に満足（19%）に比肩する（Norton Sound Health Corporation, 1990）。

これらのコミュニティ・ヘルスエイドは，州西部の中心都市，人口3,500人のノームにある，地域の先住民族健康法人ノートン湾健康法人に雇用されている。ノートン湾健康法人では，医科/歯科外来診療プログラム，公衆衛生看護部門はもちろんのこと，21床の地域病院，15床の療養院，8床のアルコール/薬物治療センターも営んでいる。

目下の問題

ヘルスエイドは，アラスカのヘルスケアシステムの生命維持線である。ゆえに，これら重要な職員の募集，維持，訓練がまず課題である。ヘルスエイド一人につき訓練コストだけで17,000ドルかかると州専門家委員会は推計している。この額に現場での在職中訓練，医療スーパービジョン，上級教育，募集などに要する経費は含まれていない。片やヘルスエイドの離職率は慢性的に20〜30%である。

1988年の時点で，州全体での離職率の高さは州の各村落部におけるケアの質を危うくするとして，米国連邦議会にこのプログラムへの追加予算1,000万ドル計上を承認させている。仕事のストレスと低賃金が離職の一次的な理由と思われた。予算増額により，賃金の改善と需要の多い地域へのヘルスエイド追加配置は可能になった。しかし，残念ながらヘルスエイドの生活上のストレスのほとんどは，これらの改善では軽減されなかったのである（Caldera, 1988 ; Williams, 1990）。

非常事態ストレス管理プログラムの必要性

ヘルスエイドが日常業務で通常直面する状況の多くは，非常事態ストレス管理プログラムがアラスカ針葉樹林地帯よりも普及している地方で起こっていた

ならば，非常事態ストレスデブリーフィングが必要なケースである。デブリーフィングは，事件に関連するストレスが外傷性ストレスになる危険性を高める場合に，慣例として行われる（Mitchell & Bray, 1990; Mitchell & Everly, 1993）。

例えば，アラスカの小さな僻村では，ほとんどの者がヘルスエイドの血縁あるいは配偶者の血縁であって，住民全員とはいかないまでも，ほとんどが近しい間柄であることが多い。また，救援にあたっては村から地域の病院まで飛行機による移送を要することも多い。通常，受け入れが整うまでや搬送に非常に時間がかかる。時には，過激な悪天候をついての危険な状況下で航空搬送が敢行されることもある。

村での救援活動が報道されることも訴訟となることもまれであるが，緊急時には，ヘルスエイドはたいてい村全体の衆目を集めている。非難されたり誤解されたりすることが少なくない。完全無欠にヘルスエイドとしての努めを果しているにもかかわらず，住民が受け入れ病院でめざましい回復を遂げなかったりすると，ヘルスエイドが矢面に立たされることが多い。村の有力一族や村の指導者とヘルスエイドが険悪な仲の村もある。コミュニケーション不足，冷遇されているという感覚，感情的な援助の欠如がストレスに拍車をかける。

配偶者からの支援すらあてにできない。文化的な役割とは逆の役割をとることで不和が生じるため，ヘルスエイドの配偶者は感情的援助などもってのほかと言うかもしれない。ヘルスエイドはたいてい一家の稼ぎ頭で，診療所を運営している間，当直の間，緊急呼出で出動している間，子どもの世話は夫や家族頼みである。家族の負担が増えるため，夫は時折行う生活の糧のための漁猟に没頭できなくなることもある。

ヘルスエイドはしばしばカウンセラーでもある。村に精神保健職員がいないため，事件で心痛を抱える被害者の家族やその他コミュニティ構成員をヘルスエイドが支えなければならない。ヘルスエイドがいちばんいやがるのは，死亡者が出たときである。検死や村の葬儀の前に親戚あるいは友人の遺体を清拭するという損な役回りを考えると致し方ないが。

非常事態ストレス管理の地域プログラムの展開

　これらの必要性に取り組む試みとして，非常事態ストレス管理プログラムを展開する計画が起案された。これはヘルスエイド職員だけではなく，病院スタッフ，ノーム警察やノーム消防署職員，救急車ボランティア職員，操縦士，州警察官，矯正局職員も対象とする。1993 年秋，ノートン湾健康法人理事会は，トラウマサポートサービスプログラムの予算を認可した。

　各部署を代表する 28 名の職員とカウンセラーが非常事態ストレスデブリーフィングの基礎訓練を受けた。それ以後，さまざまな外傷性の出来事についてデブリーフィングが行われるようになった。デブリーフィングを行った事件として，操縦士の殉職数件，村での殺人数件，群発自殺数件，被雇用者の自殺，激務だった救援数件，不首尾に終わった救援数件，ヘルスエイドの幼い娘の溺死などが挙げられる。

　上級訓練セミナーとして，複合的にトラウマを持つ家族，悲嘆，ストレス管理，ケア提供者に対するケア，抑うつとその感知・容認・治療など多彩な対象を扱うセミナーが開催された。外傷性ストレスの影響の認識が高まるにつれ，基礎コミュニティ・ヘルスエイド訓練の構成要素である精神保健とセルフケアが州全体で強化された。ヘルスエイド数人は精神保健と物質乱用についての集中講義を受け，その後，大学履修単位となる講義を臨時電話会議により受けて訓練を続けた。非常事態ストレス管理，外傷性ストレス，トラウマサポートサービスプログラムに関する講演やセミナーの機会が州や北極圏主催のフォーラムで設けられた。

　一人前に機能する職員支援プログラムに発展するまでには資源が不十分だが，いくつかの部門の立ち上げがあった。EAR という 24 時間体制の電話によるカウンセリングおよび問い合わせサービスで，村あるいはノーム在勤者の匿名の相談を受けるようになった。アルコール介入と回復サービスでは，ヘルスエイドに問題実例を提供した結果，2 年間に，地域の全ヘルスエイドの 20% が治療を受けたのである。抑うつ，ドメスティックバイオレンス，児童虐待，パニック発作，PTSD など，ヘルスエイドとその家族が抱えるいろいろな問

題について，地域精神保健センターやベーリング海女性シェルターに無数の相談が寄せられ治療の端緒となっている。

なぜプログラムがうまくいかなかったのか

　トラウマサポートサービスプログラムが成しえたことを並べ立てた後で，どういうつもりでうまくいかなかったなどと言うのか？ デブリーフィングや訓練，治療，照会が誰の役にも立たなかったということではない。たくさんの人びとが外傷性ストレスや非常事態ストレスデブリーフィング，一般的な精神保健問題を知るようになった。デブリーフィングの後，心からの謝意と安堵を示していた人も多い。ヘルスエイドのなかには専門的メンタルヘルス職に興味を示すようになった者もいる。粘り強さと支援は信頼を築く一助となってきた。断酒に成功したヘルスエイドも数人いる。

　後学のために，開始から2年間を綿密に検証，あるいは，進行中のところを少し立ち止まってみてはどうだろうか。もちろん，本論および本書では自画自賛するためでなく，探求の精神で取り上げている。

　この思索的に見晴らしのよい点から見ると，プログラムは表層的であることがわかる。しっかりと根を張っておらず，ヘルスエイドのための真の変化をもたらすほど十分広範囲には行き渡っていない。プログラムでは，真のトラウマがもたらすもののひとつ——援助にあたる者もまた被害を受けるということを扱うことができない。だがこの問題に取りかかる前に，簡単にこのプログラムやその他のプログラムでも同様に利用されている標準的介入，本論のような状況や他の先住民族コミュニティではその効果と適正性が疑わしい標準的介入を検証してみたい。

　非常事態ストレスデブリーフィングはたいてい非常事態ストレス管理プログラムにおける予防策の主力である。われわれは当該プログラムでデブリーフィングを行いつづけてきたが，一部修正を加えた。経験上，デブリーフィングでいちばん利得を得るとされる者は，救援にあたって役割や責任が明確な者であって，村居住者よりも都市ノームに居住する者だったからである。

　ヘルスエイドは往々にして村の居住者，家族構成員，救援ワーカーの各役割

が重複しているため，村での状況下では彼らの責務は複合的で紛らわしい。同様の問題が南カリフォルニアの医療補助者や消防士に起きている。救援の局面が，配偶者あるいは親など，自分がきわめて重要な役割を果たす相手に関連していたとき，心痛の上乗せが起こることが多く，デブリーフィングの後に相談照会や定期的診察がより頻繁にあった。多面的な役割を果たした体験によってもたらされる意味付けは，デブリーフィングの環境では十分に処理されないようである。デブリーフィングでは，職業上の役割と意味付けの適応を促すことを目的とするからである。1989年のサンフランシスコベイエリアの震災後の救援ワーカーのデブリーフィングについて，ステュールミラーが同様の懸念を述べている（Stuhlmiller, 1994）。

デブリーフィングの教育フェーズではいろいろな説明がある。デブリーフィングでは，それ自体平静をかき乱す症状や行動の理解の一助とするために，ストレス反応の生理行動学的説明が用いられる。このアプローチは村の教師やヘルスエイドの興味を引くであろう。彼らは前もって訓練を受けているためである。しかしながら，このモデルは先住民族の世界観からするとどこかしら和しがたいものである。そのため，村の公安職員，村の州兵，議員，指導者たちはこの説明がほとんど役に立っていないと思っているように見うけられるのであろう（Swinomish Tribal Mental Health Project, 1991；Mander, 1992）。

われわれのデブリーフィングではたいてい参加者は車座になり，一度に一人だけがしゃべる。このフォーマットは，非常事態ストレスデブリーフィングに参加する村の者のほとんどにとってなじみがあり落ち着くものである。沈黙と一人の話者への傾聴の時間は，伝統的によしとされる。車座はさらにアラスカでおなじみである。トーキング・サークルは各地のアメリカ先住民族からアメリカ全土に広められたものである。

一方，非常事態ストレスデブリーフィングは個人的なセルフケアと個々人が基本ストレス管理手順を遵守することを強調し，それ以上は支援先を得られないという結果に終わることが一般的である。村では，社会的な帰属と社会的行動に重きが置かれる。むしろ，バスケットボールやエアロビクスなどの集団で，身体を動かすことのほうが好意的に受け入れられている。さらに，推奨する食餌も地元でとれる日常の食料に置きかえる必要がある（Jensen ＆

Nobmann, 1994)。

　いろいろな理由から，家族/配偶者支援プログラムを軌道に乗せることは難しいことが証明されている。ヘルスエイドの役割は，先に示したような理由で，すでに配偶者や家族の恨みを買っていることがしばしばある。家族への取り組みに着手するとなると，カウンセラーは村内でかなりの時間を割かなければならない。各村のヘルスエイドの絶対数が不足しているため，各家族が集まって確固とした支援グループあるいは補佐団体を結成することができない。チラシを家に持ち帰ってもらっても家族や配偶者に読んでもらえることがほとんどない。われわれは今もなお，ピアカウンセラープログラムを検討中である。しかし，後述するつもりだが，グループプログラムに一層力をいれようとしているところである。

　カウンセリング相談や物質乱用相談については，まちまちな結果が出ている。地元の村の支援グループなしではどう頑張っても断酒は難しいし，村を基盤とするアフターケアプログラムはまだできていない。ノームのフリーダイヤルで相談できるようになっているが，散発的にしか利用されていない。アルコール問題を抱えるアラスカ先住民は典型的な酒浸りで，何週間も何か月間も飲み続けることがしばしばある。そのためノームを始めアラスカ各地のカウンセラーからは，標準的な嗜癖治療モデルは適当でないと批判を受けている。

　ヘルスエイドが継続的に精神保健相談を受けることはまれである。資金不足のため，訓練が十分でない専門職補佐員によるものを除くと，村で受けられるカウンセリングは2,3か月ごとに2〜4日しかない（Graf, 1992）。ヘルスエイドあるいはその家族が正規のカウンセリングを受けるにはノームに移る必要があり，職を退かざるを得ない。

「こんな木っ端舟じゃだめだ」

　一年ほど前，この仕事で必要なことには当初計画されたプログラムでは不十分だということが明らかになりつつあった頃，筆者は映画ジョーズの一シーンを思い出した。ロイ・シャイダーとリチャード・ドレイファスがホホジロザメ

を追い求めて大海原に漕ぎ出している。彼らは突然サメに，桁外れに巨大なサメに出くわす。やにわにロイ・シャイダーは顔色をなくし，腰を抜かす。信じがたいといった顔で，つぶやく。「こんな木っ端舟じゃだめだ」。不意打ちをくらって手も足も出ない事態で，筆者も同じ心境だった。

　適切に施行され運営されている場合でさえ，非常事態ストレス管理プログラムの目的は元々，外傷性ストレスに対する防止策とすることである。決して治療を提供することが目的ではない（Mitchell & Everly, 1993）。もっと何か手を打たなければならないことに筆者は早くから気づいていたが，直面しているものの規模がさっぱりわからなかった。ヘルスエイドは被害者を治療するだけでなく，さまざまな点で彼ら自身も被害を受けている。直接，間接的に，生まれる前に起こった歴史上の出来事の後遺症に始まり，被害者との心理的・物理的・血縁的近しさゆえに，そして，家庭内やコミュニティ内での個人的な暴力によっても，ヘルスエイドたちはトラウマを受けているのである。これらのトラウマの影響はようやく理解され始めたばかりである。

文化的トラウマと歴史的トラウマ

　年を追うごとに，アラスカ先住民族やアメリカインディアンが耐え忍んできた文化的トラウマの破壊的な影響が衆人の知るところとなってきている。アメリカ大陸先住民ホロコーストの集団虐殺規模は先住民の存亡を危うくするものであった（Stannard, 1992）。

　アラスカのトラウマは，19世紀初頭から20世紀中頃にかけて猛威を振るった伝染病から始まった。アラスカ出身の医者であり歴史学者であるロバート・フォーチュインが著書『悪寒と熱』でこれらの疫病について詳述している。天然痘，インフルエンザ，はしか，スペイン風邪の波状攻撃に人は倒れ，2,3か月から2,3年の間に村全体や地域全体が壊滅の憂き目にあい，不具になり飢えた生存者は疫病で崩壊した社会に取り残されたのである。コミュニティ・ヘルスエイド・プログラムをもたらした肺結核は，1930年には大流行しており，今日においても州全体に及ぶ風土病として残っている（Fortuine, 1992）。死者の量的な数によってではなく，質的な損失，疫病に倒れた者とと

もに葬り去られた文化の偉大なる宝庫によって悲劇を測ることができよう (Napoleon, 1991)。

身体的な死はまだ序の口である。気まぐれでちぐはぐな政府の経済政策，先住民の信仰に対する宗教的不寛容，学校教育や強制移住，寄宿学校などによる文化弾圧で，攻撃され続けたのである (Stamm et al., 1994；Stannard, 1992)。これらの出来事が長年の従属関係を固め，アラスカ先住民委員会首脳部にこう言わしめたのである。「自主コントロールから権力ある他者から押しつけられたコントロールへと力点が移行したことで，統治権から健康に至るまでアラスカ先住民族の生活のすべての面は封じられた。この無理強いの影響力は気づかぬうちに相当大きくなっている」(Alaska Natives Commission, 1993, p. 7)。

広範囲にわたるコントロールの喪失に加え，歴史的トラウマの慢性的影響により集合的に世代間に表れる影響がある。アルコール・薬物乱用，自殺，家庭内暴力は，それまでの外傷性の体験に原因がある。家族は多世代感情システムとみなすことができ，こうしてそれまでのトラウマの影響が次世代に受け継がれ，悲しんだり支援システムを作ったり引き続き現れる外傷性ストレスに対処したりする能力に影響を与えるのである (Bowen, 1988；Danieli, 1985；Figley & Sprenkle, 1978；Paul, 1967)。今日，ヘルスエイドが抱える問題のなかには，トラウマから発生した遺物に端を発するものがあることも考えられる。

当代のトラウマ

ヘルスエイドにとってのもうひとつの直接・間接的トラウマは，かなり当代風の流行──アラスカ全州に及ぶ，村で起こる故意，事故双方による暴力エピソードの増大から生じる。アラスカ先住民の死因に傷害が占める割合は，合衆国全体での割合のほぼ 10 倍に相当する。殺人の割合は合衆国平均の 2〜3 倍，自殺は大体 2 倍である。自殺と殺人は 2：1 の比で自殺のほうが多い (Brenneman et al., 1992；Kettl, 1993)。今や医療問題よりも死亡率のほうが社会的問題となっている。

暴力や死亡エピソードが起こった場合，ヘルスエイドはたいてい，村在住の医療訓練しか受けていない者である。ヘルスエイドは被害者の治療にあたるだけではなく，同時にがらりと変わって，心痛を抱える家族を援助しなければならないのである。加えて，ヘルスエイドは被害者と血縁関係，姻戚関係，友人関係があるかもしれない。このように，ヘルスエイドは繰り返し多重一次的，そして二次的外傷性ストレッサー（Figley, 1995）に曝されているのである。この地域や州周辺の調査報告データによれば，身体症状や身体能力障害はもちろん，精神障害症状や嗜癖性障害，発達能力障害など，これらの弊害は広範囲に及んでいる。

本節で前述した情報からは，ヘルスエイドが外傷後障害に至る危険性が大いにあることが明らかである。直接の被害や一次的外傷性ストレッサーへの曝露から，間接的な世代間に及ぶ影響や多重二次的外傷性ストレッサーまで，とても歯が立たない多様な外傷性ストレッサーにヘルスエイドは曝されている。この問題が本当はどの程度の範囲まで及んでいるのかわれわれには知りようがないが，年忌日の心痛，睡眠の問題，侵入的想起の症状，持続的な驚愕反応，回避行動，身体的問題についての頻繁な愁訴ほか，徴候はすべてあまりにも明らかで間違えようがない。

このトラウマという疫病にもたらされた喪失という遺物について検討されることはほとんどなく，嘆かれることもそれほどない（Napoleon, 1991）。村での故意や偶発のトラウマによる喪失の増大に，拭いがたいコントロール感の喪失が拍車をかけて，抑うつ状態のできあがりである。ベックの抑うつ調査表を用いた調査を「ヘルスエイドの抑うつ：その感知・容認・治療セミナー」で行ったところ，実施者10人中6人が10点以上であった。過去2年間に，コミュニティ・ヘルスエイド1人が自殺未遂で入院し，3人が自殺念慮で相談していた。

アルコール乱用は針葉樹林地帯のもうひとつの病，胎児性アルコール症候群と胎児性アルコール作用の元凶である。目につきやすい胎児性アルコール症候群の発生は，全国平均の2〜4倍の割合に達する（Brenneman et al., 1992）。しかし，ひそかに蔓延している胎児性アルコール作用のほうがヘルスエイド・プログラムにとって問題である。その理由は，胎児性アルコール作用は見た目にはわからない障害で，罹患率は胎児性アルコール症候群の10〜15倍，訓練

や職務の遂行能力に関わる問題の元凶であることも考えられるからである。胎児性アルコール作用が疑われる危険群は，多量飲酒妊婦の人数を基準に算定すると，州全体で14%〜71%にわたる（Hild, 1992）。

　他の村居住者のように，ヘルスエイドにも身体的疾病や身体的障害の危険がつきまとう。ヘルスエイドは，肺結核や肝炎が流行っている地域に住んでいることが多い。その結果，これらの疾病に関する治療や頻繁な欠勤の問題があることはまれではない。前述したようにアルコール関連の事故はごく一般的にあり，ヘルスエイドも頭部外傷，距骨骨折，背筋の損傷など，さまざまな外科外傷患者の一人というわけである。その他にも，酩酊状態で外気に曝されての凍傷，低体温や，アルコール性肝炎，アルコール性胃炎など，アルコール関連の問題もある。

　ドメスティック・バイオレンスによる身体的外傷は，ヘルスエイドが何日も仕事を休むもうひとつの理由である。ヘルスエイドが自宅で身体的・心理的虐待の被害を受けていることはよくある。プログラム責任者の調査報告情報によれば，ヘルスエイド自身からはもちろんのこと，州各地のコーディネーター/インストラクター，そしてトレーナーからも，児童期の慢性的猥褻行為，強姦，ドメスティック・バイオレンスの被害経験があるという証言を得ている。このように，われらがヘルスケア提供者もまたわれわれの治療対象となっているのである。

外傷性損傷の危険性

　外傷後ストレスの精神生物学的展開についてのヴァン・デア・コルクの1994年の論文は，ストレス状況下でのヘルスエイドの遂行能力と仕事以外での重大なライフイベントに対処する資質に関していくつかの興味深い検討事項を生み出した。彼の文献レビューによれば，トラウマを負った個人は正常な状況下では正常に機能するが，ストレス状況下では外傷性ストレッサーに反応しているかのように反応するという。その反応は誇大で非論理的で自己破壊的となることがある（van der Kolk, 1994）。慣れ親しんだ出来事であっても誤って感知され，危機反応が起動してしまう。

本論で繰り返し述べているように、ヘルスエイドは異常事態としか言いようのない状況下で働いている。外傷性ストレッサーに加え、仲間からの孤立、長時間の臨戦態勢、負いきれないほどの仕事の責任、コミュニティからの非現実的な期待など、多くの重大な職務関係ストレッサーにヘルスエイドは曝されている。仕事以外でのストレッサーには家庭内の責務と環境の問題が挙げられよう。われらがヘルスエイドの多くが、フルタイムで働いていようと、食事の支度や掃除洗濯はすべて自分がやっていると語っている。そのうえ、みな仕事からひけるなり子どもの世話をしているのである。村での生活のその他のストレッサーには、住宅不足、狭隘な住宅、貧困、電気・上水道・下水道設備の欠如などが挙げられよう（Alaska Department of Labor, 1993 ; Marshall & Soule, 1994）。

　ヘルスエイドやそのスーパーバイザーが最も挫折感を抱いている問題のいくつかをヴァン・デア・コルクの理論で部分的に説明することができよう。危機に瀕したときの物の見方には、すべての出来事を危機とみなし、危機に対する反応をしてしまう傾向がある。物事を針小棒大に捉えるようになることもある。取るに足らないことと思わずに、何年にもわたって根に持つこともある。ヘルスエイドは、他のヘルスエイドや村民から非難されているような気がするとよく言っている。この反応が昂じると、引きこもったり、非難したり、攻撃的態度をとったりするようになる。精神生物学的メカニズムの変容とすることで、恥、非難、乱用、身近な者への暴力などの症状が出ることが部分的に説明できよう。これらの症状は先住民族の歴史的なトラウマから生じた未解決の悲嘆や喪失に伴うものである（DeBruyn et al., 1993）。

　絶体絶命モードとは、先のことを考えられない、効果的なまとまりを持てない、一定の条件下で身を守る術を持てないということを意味すると言える。離乳食検査手続や接種のための定期訪問などの予防的ケアサービスの供給は救援の仕事に比べると、地味に見える。機器のメンテナンスや事前に計画されていた物資の注文は、緊急事態が発生したときには二の次になることもある。胎児性アルコール作用による能力不足、機能不全の人間関係で受け継いだ貧弱な融通の利かない対処スタイルなどの付随する問題が、さらに個人の対処能力に影響を及ぼすこともある。嗜癖障害、抑うつ、身体的疾病などの併発病も要因として含まれる。

ストレッサー，対処，双方向形式での影響を考慮した前後関係という視点からこの状況を見ることは重要である (Stamm et al., 1994; Green et al., 1985)。ここで主要な問題は，危機モード反応，付随する問題かつ/または併発病が，外傷性ストレッサーやストレスに満ちたライフイベント，職務関連ストレッサーにコミュニティ・ヘルスエイドが直面したとき対処するため潜在的に備えている資質を著しく枯渇させている，衰えさせている，妨げているのかどうかである。

この問題は数々の興味深い倫理的，法的，調査上の争点を提起する。これらの争点のなかには，化学物質で損傷を受けた雇用者，警察官，トラウマに曝露されるハイリスクな職業には目新しくもないものもある。本書の議論，そして外傷性の変容を起こした神経システムの後天的な機能失調反応についてはもちろんのこと，二次的外傷性ストレスと二次的外傷性障害の広範さについて論じられているものを見ると，今後取り上げるべき新しい論点が浮かび上がる。

労働衛生という視点から，外傷性の損傷を受けた労働者はさらなるストレッサーを受けるべきか。こういった状況では，どのような労働制限を適用したらよいか。人的資源という視点から，外傷性の損傷を受けたプライマリ・ケア提供者を見きわめて相談先を紹介するために，管理者はどのような規準を利用すればよいのか。米国障害者法では雇用時の過程で障害を理由に選別したり障害について訊ねたりしないようにしているが，実際問題として，隠れたニーズを満たすように雇用者が職場を修正することは可能なのだろうか。機能障害のふるいわけや早期介入を得るために臨床アセスメントツールを精神保健予防の試みとして採用するべきだろうか。危機管理という視点からは，外傷性の損傷を受けた被雇用者を使役し続けることで患者の安全性が危うくなってはいないだろうか。これらハイリスク環境で働く先住民族の専門職補佐員の雇用者にわれわれは何を助言することができるだろうか。

だが，仮に治療的介入を提供するための資源が利用できたとしても，さらに，治療効果，経費，文化的適切性に関する懸念がある。化学的あるいは外傷性の損傷を受けたヘルスエイド全員が治療を求めて相談に来たとしたら，相応の医療費を確約することは難しいということは言うに及ばない。治療の実施が手に余るものであるなら，そして非常事態ストレス管理や予防策が及ばないなら，アラスカのヘルスケア提供システム最前線で働く提供者たちを守り支える

ためにわれわれにできることは何なのか．ある啓発的な出来事があり，このプログラムは異なる方向へと進んだ．その結果，新しいアプローチが提案された．以下に述べる話は，支援と癒しの手段として伝統的な価値観や協調性を受け入れるような戦略へとわれわれを導く，主軸となる基礎を築いた物語である．

ケーレンガクウテレフパット

　1993 年 2 月，サヴーンガのヘルスエイドから，14 歳の少女の銃による自殺事件後のデブリーフィングの要請があった．非常事態ストレスデブリーフィングチーム一部隊が凍てつくベーリング海に浮かぶセント・ローレンス島に飛んだ．晴れた日で，彼方にシベリアの海岸線が見えていた．サヴーンガはシベリアユーピック族の村，トナカイを追う野営が 500 人強の公認市町村になったもので，アラスカでも数少ない，全員が英語はもちろん土地の言語を流暢に話す地である．

　われわれは，捜索と遺体の清拭にかかわった人びと数グループに 3 回のデブリーフィングを行うことを計画していた．しかし，デブリーフィングが終わった後，筆者は村議会に参加するよう求められた．村議員たちは事件を知って自殺の噂話をしている他の子どもたちの安全を懸念していたのである．筆者の一期だけ受講したシベリア語会話能力では村議員たちの会話にほとんどついていけなかったが，とにかく，チームを呼んで，模倣自殺あるいは連鎖自殺の恐れがあることについて耳にしたことを伝えた．チームはノームに応援を要請した．筆者が戻ってみると会議は終了というところで，こんどは伝統議会に出るように言われたのであった．

　伝統議会の議長に連絡したときに，両議会が一堂に会することはできないかと聞いてみた．議長はそれがいかに大変なことかを語った．両議会はもう何年も会合しておらず，両者とも互いの動機に不信を抱くというわだかまりがあったのだった．しかし状況が状況だけに，議長は快く調整を試みようとのこと．村議会側も了承したのであった．最初はぎごちなかったものの，信頼関係は急速に修復され，協力的な意見交換の精神で困難な争点にも腹を割って取り組んだ．その翌日，これら村のリーダーたちが集まった村民と会したとき，彼らは

並び立って，村民に対しての公約，そして，村を子どもたちにとって安全な場所にするという決議を結託して示したのであった。

村民集会前日の合同会議の間，彼らは長年尊んできた伝統的価値観について論じ，それを適用する方策が何かないか思案していた。何が議論されているのかを通訳から聞き及び，こういったコミュニティが仕切ったり，守りを固めたりする価値観を表す言葉か熟語がないものか，筆者は尋ねた。ひとしきりの議論の末，あるお年寄りが何かをつぶやくと，一同興奮した面持ちでこれに反応した。筆者は通訳に一体何がどうなっているのか聞いてみた。

彼はにっこり笑って説明してくれた。「ケーレンガクウテレフパットといって捕鯨の用語です。『お互いみんなに目を配れ』という意味ですよ！」。

翌日，コミュニティはその標語と未来像に対し活動を始めた。村にあるほとんどの団体からの代表者から成るチームを結成し，ロゴを作り，ニュースレターを発行し，週2回夜に行われていた賭博を家族行事に替えたのであった。

協調と先住民族伝統的価値観

サヴーンガのコミュニティのリーダーたちは，きわめて自然な方法で，協調の底力や可能性と，伝統的価値観を体現した。彼らの協調にはずみをつけたのは，貴重な資源──自分たちの子どもを守る必要性であった。もしこれをヘルスエイドや同様の提供者集団に用いようとするならば，プログラムに織り込まなければならないと筆者が考えている価値観の神髄を彼らは例示したのである。このリーダーたちについて，価値観について筆者が理解したことと，われわれのプログラムでそれを具体化しようとする方法について検討する。

協調ということ自体が伝統的価値体系において鍵となる美徳である。リーダーたちは，そのときの行動指針とするだけでなく，未来像の象徴となった言葉に力を吹き込むために，彼らの伝統的価値観を個人行動ではなく集団行動から引き出したのである。もちろん，彼らは集団の英知を利用する一方で個人の意見にも重きを置いた議論を行っていた。

伝統的価値観は各集団成員が互いに，そして環境と関わりを持つことを尊ぶ。これはきわめて重要である。トラウマは，ある瞬間に局在するだけの出来

事でもなければ，精神生理学的過程というだけでもないからである。部分にしか注目しない，全体的な視点を欠いた考え方というものがある。村を小分割し，それぞれ異なる派閥の機関に属する反目しあうサービス提供機関預かりにするということは，こういった種類の考え方の産物である。トラウマとはわれわれの結びつきを断ち切る力のことであり，その力は意味を持つものをわれわれから削ぎ落とすのである。ある意味で癒しとはすべて，われわれの人生で意味と価値を持つものとの結びつきを取り戻すことである。伝統的価値観はこれらの結びつきの修復に重きを置いているものなのである。

協調と伝統的価値観の双方ともが，集団でアイデアや物語，扶助，資源を共有する機会を設ける手段として，ソーシャルサポートを強調している。ホブフォールとヴォーは，ソーシャルサポートを設けることは人類の基本的な欲求であると主張している。サヴーンガの村のリーダーたちのような集団は，自分たちにとって価値あるものを守るべく努力を払い，この目的を達成するためにはこれより価値の劣るものを犠牲にすることすらあるのである (Hobfoll & Vaux, 1993)。この価値と一致する活動とは，個々の努力より集団での努力を重要視した活動と言え，直接対面式の相互作用あるいは遠隔通信の新機軸によって達成されることとなろう。

集団研修形式もまたこの価値観を具体化するものである。組織や集団がどのように状況を改善するのか，また，どのようにしたら孤立して問題を解決するよりもあるいは反目しあって問題を解決するよりも良策を得られるかを学ぶ場である集団研修とは，一種のチームワークである。集団や組織の方向性は上意下達で決まるのではなく，内部から湧き出る。センジによれば，フォーチュン誌が選んだ500社の多くが，急激な変化に順応する能力とは，「知識を吸収する組織」として社員一人ひとりが一丸となる能力であると認識している (Senge, 1990)。

集団による集団研修アプローチでは，共同でアイデアを話し合う方法として特殊な対話形式を用いる。この対話は普通の討論とかなり異なり，探求心や，危険を冒す自由を醸し出す。根拠としているのは，積極的な参加，集団プロセス，個人では触れ得ない意味に集団でなら到達できるという信念である (Bohm, 1994 ; Senge, 1990)。

新しいアプローチ

　これらの価値観に基づき，われわれのコミュニティ・ヘルスエイド・プログラムとトラウマサポートサービスプログラムにはサービスの内容および方向性の両方にかなりの変更が加えられた。変更はどれもまだ端緒についたばかりなので，同様の新規事業に携わる個人や団体からの問い合わせや意見を歓迎する。われわれのアプローチでの非常事態ストレスデブリーフィングの改変は，本論で述べた通りである。改訂版デブリーフィングフォーマットでは，その後に続くアプローチ同様，参加，結びつき，ソーシャルサポート，集団研修といった，われわれの経験から学んできた価値観を受け容れる様式を設けることを目的としている。

　しかし，ひとつ警告しておく必要がある。援助サービスの提供をばらばらに行っては，成功しないことは必至である。ばらばらに行えば，中途半端な現象となり，せっかくの努力も不完全燃焼に終わる。そのうえ，ばらばらに行われたサービスは，それらの格差，矛盾，意図の衝突をもたらし，さらなるトラウマを作り出す危険がある。援助することを意図していたプログラムが，このように逆にさらに苦痛を加える元になることもあるのである。

　広報・教育キャンペーン：ヘルスエイドにとって主な職務ストレッサーがソーシャルサポートの欠如とコミュニティの非現実的な期待だということがわかったため，広報・教育キャンペーンが試みられた。ラジオでの委員会メンバーや法人リーダー，医師，村のリーダー，ヘルスエイド自身によるスポット番組などがあった。ヘルスエイドの教育的下地や専門性について詳述したパンフレットが作成され，地域全体に配布された。絵で図解した広告板が病院や外来科に設置された。何百もの「ヘルスエイドを温かく迎えよう」バッジが作られ配られた。コミュニティ・ヘルスエイド・プログラムは世界中で利用されているモデルであることを表現したラジオのインタビュー番組が頻繁に流された。今までのところこのプログラムにより，法人内では，ヘルスエイドは限りある貴重な資源であるという認識が高まってきている。われわれは現在，村の住民がヘルスエイドをより価値あるものとして見るようになるかどうか，そし

てこの資源を一丸となって守るように活動するかどうか，検討しているところである。

　自治と新しいサービス：ノートン湾健康法人は国内でも最初の，自治協約の下にヘルスケア提供のために稼動する団体のひとつとなった。インディアン健康サービスの指示や規定に従うのではなく，必要に見合ったシステムとするため，村はシステムを設計しなおす権能を付与される。村を基盤とするカウンセラー，医療補助者，臨床看護師が強調的なチームを村で作ることにより，ヘルスエイドの状況をかなり改善できるはずである。村のチームにカウンセラーを加えることで，カウンセラーが家族や被害者に援助とカウンセリングともっと頻繁に提供することになり，ヘルスエイドの二次的外傷性ストレッサーへの曝露は減少するはずである。トラウマサポートサービスプログラムはまた，新たに来たカウンセラーがこれらのストレッサーに曝されたとき，彼らを支えられるはずである。州全体を見ると，ヘルスエイドの離職率が低くなる条件とは，そこそこのレベルの臨床家と一緒に組んで働いている場合のようである。そのような臨床家と組むことで，専門家としての孤立感が軽減し，労働負荷も分散し，村の患者のヘルスエイドに対する非現実的期待も緩和されるようである。

　月1回の診療所音声会議：毎月アラスコム遠隔会議のオペレーターが各診療所のスピーカーフォンに呼出をかけ，全診療所をノームの管理チームとリンクさせる。診療所からリンク要請があれば，他部署でもリンクして参加できる。会議は大体1〜2時間，儀式張らない打ち解けたものである。議題のあらかたは会議開始時に診療所から提起される。議題について議論が終わると，選出されたリーダーの指示の下でヘルスエイド協会音声会議を行うためにヘルスエイドは居残る。この電話による集団研修の試みでは，たくさんの実りある有用なアイデアが輩出されてきている。

　CHAIN：各診療所にはコンピュータが設置され，ノームにあるサーバーと接続されている。コミュニティ・ヘルスエイド・情報ネットワークでは近年ヘルスエイドのために，電子メール，医療記録管理，患者教育情報，医療照会資源を提供している。将来は双方向診断プログラム，通信教育，CD-ROMサーバー，インターネットへのアクセスなども考えている。

　ヘルスエイドは，CHAINサーバーに接続している電子メールシステムをフリーダイヤル800番接続で使うことで，より頻繁にお互いに連絡をとることが

できる。以前は，連絡を取り合うことは散発的で短時間であった。ひとえに，村と村との間の長距離電話料金が村議会の負担だったからである。ストレスに満ちた出来事があった後，ヘルスエイドは非公開で個人からあるいは集団全体からの援助を求めることができる。ピアサポート専門家会議で二者間あるいは集団内で結ばれた人間関係は持続することも，強固になることもある。

　ピアサポート専門家会議：いろいろな診療所のヘルスエイド10〜15人から成るグループが集まる年4回の会合が予定されている。3日間の修養期間は対話と集合研修活動をして過ごす。促進的で支持的な環境で，ヘルスエイドは互いのストレスに満ちた状況や，国立健康保険法人が利用している方法に基づく創造的なアプローチについて情報交換する。伝統的な治癒方法やマッサージセラピーなども利用できる。

各地の斬新なアプローチ

　アラスカや世界各地で，プライマリ・ケアやメンタルヘルスの最前線の提供者や，外傷性ストレスやその後遺症に苦しむ者を援助するための類を見ないプログラムが着々と進められている。ここで触れるプログラムは，僻地に益をもたらし，先住民族の伝統的習慣や価値観を組み入れた，あるいはその両方にあたる援助サービスを提供する試みを表している。これらの実例が各所の適切な変容による建設的な修正を推進できれば幸いである。

　ヴィレッジレスポンスチーム：メンタルヘルス緊急事態に1名あるいは数名のコミュニティ・ヘルスエイドが介入にあたることは一般的である。ここ数年，共同チームワークを目指す新しいアプローチが登場してきた。ヴィレッジレスポンスチーム構想はアラスカ半島基部近くのコディアク島で始まり，現在アラスカのいくつかの地域で利用されて成功を収めている。典型的なヴィレッジレスポンスチームは1名あるいは数名のコミュニティ・ヘルスエイド，コミュニティ健康委員，村保安官，教師，学校カウンセラーあるいは学校管理者，学生，聖職者，古老，その他コミュニティのリーダーで構成される。州警察，家族と児童事業省，司法部局，地域精神保健センターなどの地域センターの機関スタッフがチームと定期的に連絡をとり，必要であれば援助を提供す

る。ヴィレッジレスポンスチームは，危機初期には地元の資源を用いて対応のコーディネートを始め，その後補足的に必要に応じてその地方の地域センターの機関から適切と思われる助力を要請する。

ヴィレッジレスポンスチームは個人に集中する非難を排除し，機関とコミュニティの意思の疎通を向上させ，危機的な状況をより効果的に取り扱う。例えば児童虐待が疑われるケースでは，委任報告書が一個人からではなくチーム全体によって正式に提出される。いったん報告書が提出されると，チームは家族と児童事業省あるいは州警察が村に人を派遣するのをただ手をこまねいて待っているのではなく，提言や村のなかで利用できる資源を提供するために結集するのである。

ヴィレッジレスポンスチームはまた，慢性精神病患者，貧窮家庭や虐待歴のある家庭など，現行の問題あるいは潜在的な問題が昂じないように監視アプローチもとっている。問題解決アプローチにより，ヴィレッジレスポンスチームは定期的に集まり，問題や村に活用できる資源を調査する。サービスは，年長者を子どもの世話の手伝いに派遣する，あるいは需要が収入を上回り財政が逼迫している家庭のために食料を調達するといった単純なものと言える。

地方対人サービスプログラム：アラスカ・フェアバンクス大学のアラスカ地方学部では，僻村に戻ってサービス提供にあたる先住民族カウンセラーの訓練プログラムで，資格証明書と文系準学士号を付与している。プログラムはアラスカ先住民族の伝統的価値観を重要視するもので，履修するのに約2年を要し，費用は授業料，部屋代と食事代，書籍費で総額10,280ドルである。旅費は含まない。数村が補助金を出してカウンセラーをこのプログラムに送り込んでいる。

アラスカ先住民家族機構の「家族の精神」：このプログラムは，元来カナダの国立先住民協会待遇監督との契約で発展したもので，アラスカ全土で提供されている。要請に応じて3日間のワークショップと5日間のワークショップが村でグループ対象教育あるいは村全体対象教育として行われる。定期的に行われる個人向けの5日間の講義は，特定の場所で行われる。このアプローチでは，問題に主眼を置くよりも，文化的な力と回復力に主眼を置く。授業内容は先住民族共通の歴史的な経験を基礎とし，家族やコミュニティの発達スキルを

呈示する。スキルについては後に支持的環境で練習する。

　アラスカピアヘルパープログラム：青少年が自身の問題解決のために同じ立場の者を探していることを受けて，ピアヘルパープログラムを設けるために地域の学校，村，町，地域精神保健センターと提携して，この学校を基盤とするプログラムでは構造化されたフォーマットを提供している。ピアヘルパーは最初に3日間の訓練を修めてから，各村で活動するようになる。その後は前掲のような臨時セミナーや臨時授業で継続訓練を受ける。

　スウィノミッシュ民族精神保健プロジェクト：このプロジェクトでは包括的，文化的に適切な精神保健プログラムをワシントン州のスウィノミッシュと北スカジット地域に提供する。プロジェクトでは多彩な問題に対する革新的なアプローチ同様，大学認定の訓練プログラムも展開してきた。このプロジェクトからは，当代の精神保健サービスと先住民の伝統的価値観や習慣を組み合わせる方法の例を多く学ぶことができる。アラスカのいくつかの精神保健訓練プログラムでは，これらの努力について記述した書籍を教科書として利用している (Swinomish Tribal Mental Health Project, 1991)。

　プレーリー州*，北部諸州危機グループ：このプログラムでは，カナダのマニトバ州とサスカチュワン州において非常事態ストレスデブリーフィングとコミュニティデブリーフィングの両方を提供している。グループは専門的介入や継続治療，ピアサポート，コミュニティのエンパワメントをサービスの一環として一手に引き受ける。プログラムはカナダの僻地で行われる (Ramsey, 1993)。

結　論

　アラスカ針葉樹林帯の僻村において，ヘルスエイドはたった一人のヘルスケア提供者であることがしばしばある。ヘルスエイドは，生活様式や環境，仕事などに関連するおびただしいストレッサーに頻繁に直面する。職務上，付随する一次的，二次的双方の外傷性ストレスという影響もまた受ける。本書所収の

　＊訳注：カナダ西部のマニトバ，サスカチュワン，アルバータの3州の通称。

ものを含めて近年の調査や考察では，潜在的な外傷性の損傷に関する懸念や，コミュニティ・ヘルスエイドが直面しているような状況でわれわれが行う介入の妥当性に関する懸念が高まっている。

　他のところでめざましい結果を得ているプログラムやアプローチのなかには，上に述べたような相互的な影響の点からは全く不適切なものもある。しかしながら，アラスカの村だけでなく他州の先住民族の間でも，趨勢は自律と自治に傾いている。この新しい風潮は協調と先住民の伝統的価値観を尊ぶものであり，それが有意義な，結びつきを取り戻すこと，関わり合うこと，集団の英知，ソーシャルサポートを活性化するのである。トラウマの影響とは，ほかならぬこれらの要素を引き裂くものである。この理論的枠組の移行という好機に乗じてわれわれの援助プログラムにこれらの価値観を組み入れることは，理にかなった賢明な策と言えよう。

　ケーレンガクウテレフパットの精神に生命を吹き込む協調と支援というテーマで，読者には本論で触れたような洞察と経験を紹介した。われわれの集団的英知や関与を通して，「お互いがみんなに目を配り」続けることができることを切に願う。

参考文献

Alaska Area Native Health Service. (1991). *Alaska CHA program description*. Anchorage, AK: Alaska Area Native Health Service.

Alaska Department of Labor. (1993). *Alaska population overview, 1991 estimates*. Juneau, AK: Alaska Department of Labor.

Alaska Natives Commission. (1993). *Report of the task force of the Alaska natives commission*. Anchorage, AK: Alaska Natives Commission.

Barnett-Queen, T. & Bergmann, L. H. (1991). Posttrauma response programs. Presentation at the 7th Annual International Society for Traumatic Stress Studies, Washington, D.C.

Bohm, D. (1994). The shared power of dialogue. *Metanoia, 1* (1), 94.

Bowen, M. (1988). *On the differentiation of self: Family therapy in clinical practice*. New York: Jason Aronson.

Brenneman, G., Middaugh, J., Wainwright, R., McMahon, B. & Templin, D. (1992). Human health trends in the Arctic. *Arctic re-*

search of the United States, 6, 17–22.

Caldera, D. (1988). *Alaska community health aide program in crisis.* Anchorage, AK: Alaska Area Native Health Board.

Danieli, Y. (1985). The treatment and prevention of long-term effects and intergenerational transmission of victimization: A lesson from Holocaust survivors and their children. In C. R. Figley (Ed.), *Trauma and its wake: The study and treatment of post-traumatic stress disorder.* (Vol. 1) New York: Brunner/Mazel.

DeBruyn, L., Eagle Chasing, L. K., Jordan, M. B. & Obago, L. (1993). Reclaiming our sexuality: Healing from historical trauma and child sexual abuse. Presented at the 5th Annual National Association for Native American Children of Alcoholics Conference, Albuquerque, NM.

Figley, C. R. (1995). Compassion fatigue: Toward a new understanding of the costs of caring. This volume.

Figley, C. R. & Sprenkle, D. H. (1978). Delayed stress response syndrome: Family therapy implications. *Journal of marriage and family counseling*, 4, 53–59.

Fortuine, R. (1992). *Chills and fever.* Fairbanks, AK: University of Alaska Press.

Graf, M. (1992). *Why village counselors fail.* (unpublished manuscript).

Green, B. L., Wilson, J. P. & Lindy, J. D. (1985). Conceptualizing post-traumatic stress disorder: A psychosocial framework. In C. R. Figley, (Ed.), *Trauma and its wake: The study and treatment of post-traumatic stress disorder.* (Vol. 1) New York: Brunner/Mazel.

Hild, V. (1992). Fetal alcohol syndrome in Alaska: Has our time bomb already exploded? Presented at the Northwest Alaskan FAS/FAE Conference, Nome, AK.

Hobfoll, S. E. & Vaux, A. (1993). Social support: Social resources and social context. In L. Goldberger & S. Breznitz (Eds.), *Handbook of stress: Theoretical and clinical aspects.* New York: Free Press.

Jensen, P. G. & Nobmann, E. D. (1994). *What's in Alaskan foods.* Anchorage, AK: Alaska Area Native Health Service.

Kettl, P. (1993). Homicide in Alaska Natives. *Alaska medicine*, 35 (2): 168–171.

Mander, J. (1992). *In the absence of the sacred.* San Francisco, CA: Sierra Club Books.

Marshall, D. L. & Soule, S. (1994). Proceedings of the Alaskan and Russian natives' health and social issues conference. *Alaska medicine*, 36 (3):151-158.

Mitchell, J. T. & Bray, G. (1990). *Emergency services stress*. Englewood Cliffs, NJ: Prentice Hall.

Mitchell, J. T. & Everly, Jr., G. S. (1993). *Critical incident stress debriefing*. Ellicott City, MD: Chevron Publishing Corporation.

Napoleon, H. (1991). *Yuuyaraq: The way of the human being*. Fairbanks, AK: University of Alaska, Fairbanks College of Rural Alaska.

Norton Sound Health Corporation. (1990). *Health survey 1990*. Nome, AK: Norton Sound Health Corporation.

Paul, N. L. (1967). The role of mourning and empathy in conjoint marital therapy. In G. H. Zuk & L. Boxzormenyi-Nagy, (Eds.), *Family therapy and disturbed families*. Palo Alto: Science and Behavior Books.

Ramsey, B. (1993). Community crisis intervention in Canada. Presented at the IX Annual International Congress on Circumpolar Health, Reykjavik, Iceland.

Senge, P. M. (1990). *The fifth discipline*. New York: Doubleday.

Stamm, B. H. & Stamm, H. E. (1995). Creating healing community: An historical native American approach. Trauma, Loss, and Dissociation Conference, Washington, D.C.

Stamm, B. H., Stamm, H. E., & Weine, S. (1994). Genocide and communal identity: Shoshone Indians and Bosnian Muslims. Presented at the 10th Annual Conference of International Society for Traumatic Stress Studies, Chicago, IL.

Stamm, B. H. (1995). Contextualizing death and trauma: A preliminary endeavor. In C. R. Figley (Ed.), *Death and trauma*. (Manuscript under review).

Stannard, D. E. (1992). *American holocaust*. New York: Oxford University Press.

Stuhlmiller, C. M. (1994). Occupational meanings and coping practices of rescue workers in an earthquake disaster. *Western journal of nursing research*, 16, (3), 268-287.

Swinomish Tribal Mental Health Project (1991). *A gathering of wisdoms*. LaConner, WA: Swinomish Tribal Community.

U.S. General Accounting Office. (1993). *Health care access: Innovative programs using nonphysicians*. Gettysburg, PA: U.S. General Accounting Office.

van der Kolk, B. A. (1994). The body keeps the score: Memory and the evolving psychobiology of posttraumatic stress. *Harvard review of psychiatry, 1,* 253–65.

Williams, F. (1990). *Fiscal year 1990 community health aide status report.* Anchorage, AK: Alaska Area Native Health Service.

第 11 章
バーチャル・コミュニティの創造
——遠隔医療とセルフケア最新版——

B. ハドノール・スタム

　本章では，コミュニティに呼びかけるもうひとつの新しい方法を提案している。われわれはこの狭くなりつつある地球上のどこに位置しているか。ニュース・メディアの情報伝達の変化のおかげで，われわれが担当するトラウマ題材はこれまでになく共有されているようである。生活のテンポも速くなっている。コミュニティ発展のための選択肢はどのようなものが挙げられるのか。本論では，物理的距離にとらわれない，台頭するテクノロジーを用いたバーチャル・コミュニティ創造のための選択肢を検証する。急速に変化する情報と遠隔コミュニケーション環境はまた，交友関係をはぐくむためにも，そしてわれわれ自身や専門を同じくする仲間たちへはもちろん，担当するクライエントや患者へのケア提供をエンパワーするためにも用いることができよう。

　本書の半分以上は，有効なセルフケアのためのコミュニティづくりを目指す章である。しかし大半は，コミュニティとつながりを持つことはきわめて困難であるといえる。特に，遠隔地で働く専門家にとっては困難である。こういった専門家が孤立しているのが，その仕事日程によるのか，あるいは，共に働く

著者注：二次的外傷性ストレス防止要因としてのバーチャル・コミュニティの原理は，1995 年この章が最初に書かれた頃と大体同じである。しかしながら，この間にテクノロジーに依存する情報源へのアクセス数，アクセス範囲は指数関数状に増加してきた。本論が最初に書かれた頃は，インターネットにアクセスしたことがある読者は，おそらく 25％ 弱であったと思う。今や，75％ 以上はインターネットを駆使していると見られる（Stamm, 1998）。さらに重要なことは，テクノロジーはもはや高価なものではなく，使いやすくなっており，われわれの仕事をよりよく行う能力を増強する現実的な道具となっている。したがって，本章の核はそのままであるが，テクノロジーに関する情報については最新の情報を反映して改訂した。

同僚が支援的なコミュニティを創ることができない，または創ろうとしないことによるのかは判然としない。それならば，コミュニティに根ざしたどのような資源がこのような孤立した専門家に使用可能なのだろうか。

普及しつつある資源領域として，テレヘルスが挙げられる。広義の定義では，テレヘルスとは，遠隔コミュニケーションを用いた医療（厳密に言うならば，健康管理）活動なら何でもを指す（ニッケルソンの用語論に関する論考〈Nickelson, 1998〉を参照のこと）。遠隔コミュニケーションと言ってすぐに思い浮かぶのは，上等な映像送信機器，光ファイバーやその他ハイテク機器，かつ/または，賢く教養あるコンピュータ・プログラムのイメージである。だが，いちばん一般的なテレヘルス/遠隔医療のテクニックとは，電話，ファックスといった普通のありふれた道具，そして基礎的なコンピュータ・スキルである。テレヘルスの用途には，広範な活動が含まれ，直接の患者サービス，スーパービジョン，教育，調査も含まれる（Stamm, 1998）。本論では，孤立した専門家を支援する専門家コミュニティを発展させる手段として，これら基本的な活用法をいくつか，特に電子メールの使用について紹介する。

制御，能力，二次的外傷性ストレス

二次的外傷性ストレスの受けやすさは，2つの基礎的な，そして関連した領域に由来する。(a) 制御の欠如，(b) 能力への疑念である。能力への疑念は，少なくともその一部は，トラウマ素材を制御できていないという，専門家が抱く感覚から生じる。したがって，トラウマの制御は，能力の必須な構成要素である。心構えができている，あるいは，少なくとも出来事のあいだ前向きに振舞う（すなわち，出来事のあいだ何らかの制御力を発揮する）ことができるのであれば，比較的よい結果を迎える（Hartsough & Myers, 1985 ; Janoff-Bulman, 1992 ; Stamm, 1993, 1995 a ; Stamm et al., 1993）。まったく制御できないと感じている場合は，結末の見通しは暗い（例として Herman, 1992）。

しかし，外傷性ストレスを扱うとき，必ずしも直接制御できるわけではない。このような状況では，専門家が受ける曝露を監視するあるいは制限すること，かつ/または，専門家が自身の制御力の欠如に対して悩むことを容認する

ことが，トラウマ素材に対する支配力回復の鍵となろう。そうすることにより，能力に関する感覚を新たにすることができるのだ。仲間からの肯定的なソーシャルサポートやスーパービジョン——他者のトラウマに曝された結果を扱う最良の手段と言えよう——は，二次的外傷性ストレスを防止する，少なくとも減じる決定的な要素である（例として，Hartsough & Myers, 1985；McCann & Pearlman, 1990；Pearlman, 本書；Pearlman & Saakvitne, 1995；Rosenbloom et al., 本書；Catherall, 本書；Terry, 本書；Saranson et al., 1983）。

　同業者にコンサルテーションを仰ぐことは——すなわち，情報へのアクセス，それが同業者との直接の接触であれ，同業者の著作を掲載したデータベースに間接的に接触することであれ，他の利益も生む。この接触により能力を増進し，直接制御の機会を提供し，状況に関する感情を理解し解釈するという，専門家の能力を拡張することができよう。知識を豊富に持てば，困難な状況も扱いやすくなる。つまり，情報を得たうえでの意志決定は，制御力を増強し，能力を裏打ちすることができるのだ。したがって，能力の問題は，制御の問題同様，ある程度，同業者が持つ情報への直接的間接的アクセスにかかっているのである。

医療情報科学：同僚への間接的アクセス

　テクノロジーの進歩のおかげで，同業者の持つ情報を集積したものへのアクセスは容易に，そして多くの場合，アクセス費用も安価になりつつある。この台頭してきた情報科学分野，**インフォマティックス**は，しばしば**決定学**や**図書館学**といった学科に設置されている。大方の専門家は，専門の電子データベース検索に慣れ親しんでいる。インターネットの出現と，コンピュータの相互接続能力で，全世界からオンラインでアクセスできるバーチャル図書館を作ることも可能である。これら情報資源はテキストベースあるいはマルチメディア——ワールド・ワイド・ウェブ（WWW）とすることができよう。このテクノロジーの偉大な利点のひとつは，**ハイパーテキスト**，すなわち，他のトピックや論文への電子的リンクである。ハイパーテキストで作った学会誌論文で

は，論文中の引用個所から大元の論文にリンクを張ることができる。例えば，本書がオンラインで見ているハイパーテキスト文書だとすると，「(スタム，本書)」と書いてある箇所をマウスでクリックすると，次にはスタムによるまえがきを目にすることになる。これは強力なメディアであり，ハイパーテキストを使いだしたらやめられない。文書をハイパーテキスト・マークアップ・ランゲージ (HTML) で作成することは以前は難しかったが，今はいろいろなワードプロセッサのソフトにハイパーテキスト文書自動作成機能が標準装備されている。

ウェブサイト，つまり，マルチメディア情報が保存されている場所には，家あるいは職場のコンピュータからモデムを使って，あるいは，近年利用されだしたその他の直接接続を通してなど，いろいろな方法でアクセスできるようになってきた。空港や商店街などの公共エリアでもモバイル用端末ボックスを設置しているところが増えている。各種ウェブサイトが商用オンラインサービスを通じて利用可能であるが，専門家レベルの最強のサイトは一般に図書館や団体によって運営されている。合衆国連邦からの補助金を受け，国立医学図書館が Medline を http://www.nlm.nih.gov/databases/freemedl.html にて無料でオンライン検索できるようにしている。その他の PsycInfo (http://www.apa.org/psycinfo) のような検索エンジンも，購読制または無料と購読制混合のサービスを行っている。ほとんどのデータベースが論文全文へのリンク数を増やしている。なかには，利用者が検索した論文を自分のプリンタでプリントアウトできるようなデータベースを提供している団体もある。

オンラインデータベースのほかにも，迅速に精確に情報にアクセスするために，多数の専門家向情報資源が CD で利用できる。こういった製品が伝統的に使用されてきたいろいろな診断指針，医学文書，情報文書を補足することができよう。あるいは，取って代わることもあるかもれない。

電子データベースの携帯版を使って，ハーバード大学医学部付属ブリガム女性病院では従来の文書を，パーソナル・デジタル・アシスタント (PDA) というハンドヘルド小型コンピュータに移し替えてしまった。この PDA は，研修医に使用されているが，持主の使用に応えられるだけの，ほぼすべての処方と診断情報——10 から 15 冊の大型医学参考書に匹敵する情報が格納されている (Labkoff, 1995)。同様のテクノロジーが医学用語翻訳機——標準的な医学

表現を多言語に翻訳するようプログラムされたコンピュータの開発にも使われている。ケア提供者は自分の母国語の適切な用語を選ぶだけで，コンピュータが患者の言語でそれに等価な言いまわしをしゃべるのである。これらの翻訳機は直訳するのではなく，意味が等価になるよう表現するように作られている（Brooks, 1995）。家庭健康管理医の多くが，患者のケアのためにハンドヘルドコンピュータを使っている。患者が帰った後カルテに情報を書き込む必要はなく，健康管理ワーカーは患者のカルテに見合う情報をハンドヘルドコンピュータに同期（ダウンロード）するだけですむ。

これらの道具すべてがケア提供者にとって，患者のケアを向上させるため，そしてケア提供者の実際の，そして思い描く能力を向上させるために，効果的に容易に使えるものである。といっても，これらの道具が優れた臨床判断にとって代わるわけでもないし，そういったことを目的としているわけでもない。これらの道具ができること，優れた面は，臨床家が情報に基づく決定を下すため，情報への迅速で簡便なアクセスを提供することである。

電子メールとメーリングリスト：同業者への直接アクセス

電子メールは，電話を上回り，最も一般的に使用されるテレヘルスと言えよう。このテクノロジーはコンピュータを必須とし，ネットワークに接続している人間にメッセージを中継するために世界に広がるコンピュータネットワークを駆使するものである。大方の教育機関ではそれぞれの所属機関を通してアクセスするネットワークがあるが，アメリカオンライン，プロディジ，デルファイといった商用サービスが一気に拡大し，電子メールの豊富な選択肢を提供している。無料ネット——コミュニティ基盤の無料アクセス団体——もまた接続先として挙げられる。

メッセージのやりとりには2つの基本的なタイプがある。一人の人間からもう一人へ送信されるメール（私的電子メール）と，起点となる配信ポイントに送信され，そこから配信リストに登録した人間全員に配信されるメールである。後者のタイプの電子メールにはいろいろな形があり，電子掲示板（bbs），自動配信，チャット，ニュースグループ，電子会議室としてよく知られるもの

となって運用されている。さらに，対話形式も，バッチ（送信者がメッセージを送信してしばらく経ってから受信者がメッセージを見るとき），あるいは，リアルタイム（送信者がメッセージ送信と同時に受信者がメッセージを見るとき）となる。形式を問わず，基本的なテクノロジーは同じである。

このタイプのコミュニケーションは交友関係を広げるため，データを共有するため，論文やその他のファイルのやりとりのため，授業のため，コンサルテーションのため，スーパービジョンのために使うことができる。多くの人が，普段は時間がなくて手紙を書いたりしない人が，この簡単で手早い情報伝達手段に熱をあげるのである。そのうえ，電子メールのために発展してきた標準的マナーは手紙ほど堅苦しくないので，電子メールコミュニケーションは時間を取らず，書き方にそれほど苦心することもない。また，送信者や受信者の所在位置にもよるが，広がるコンピュータネットワークにより，通信コストも他のタイプのコミュニケーション手段と大差ない。

上記で触れたすべての特徴が互いに作用して，インターネットの興味深い様相のひとつが形成されている——コミュニケーションのほとんどが世界を股にかけているのである。例えば，ある自動配信の雑談は何か国からもの参加によるものかもしれない。これにより，実践的な問題を解決するのに，世界的な視座がもたらされることとなる。ネットの成果は，概念的，かつ/または理論的討論の視座を広げ，多文化思考や寛容性に接する機会を増やしてきたのである。

バーチャル・コミュニティの発展

臨床家は困難な問題について直接コンサルテーションを仰ぐこともできるし，スーパービジョンを依頼することもできるし，単に自分の体験を他の同業者と話し合うこともできる。そうすることで，専門家は職場から離れることなくピアグループ支援ネットワークを作り始めることができる。コミュニティは，実際に人間関係を展開しうるという意味で実体を持つが，このコミュニティ参加者は顔を合わせることもないため仮想的な面もある。これらのコミュニティは，職場における変化やテクノロジーの変化を反映し，全世界に広がり

つつある。

　こういった「お手軽コミュニティ」でケア提供者はセルフケアの機会を利用できるようになり，それが今度はケア提供者が精神的により健康になる可能性を広げ，ひいてはよりよいケア提供につながるのである。教育という観点からは，バーチャル・コミュニティには，人が情報のところに出向くのではなく，情報を人のところに持ってくるという別の利点がある（Stamm & Rudolph, 印刷中）。また，このタイプの在職教育は状況依存型であり，ケア提供者の人生と直結してずっと続くものである。バーチャル・コミュニティがどの程度対面型教育に取って代わることができるのか（あるいは取って代わらなければならないのか）についてはまだ学ぶべきことが多い。しかし，すべてオンラインで在職教育を行ったり，学位を取得することすらできる可能性はある。

　最も一般的な形のバーチャル・コミュニティのひとつは，オンライン専門家フォーラムである。こういったグループはときには「チャット・グループ」と呼ばれることもある。厳密な用語の意味では，チャット・グループとはリアルタイムで行われるものであるが，専門家フォーラムはバッチで行われることもリアルタイムで行われることもある。こういったフォーラムを新規調査や治療の情報を広めるために使ったり，「最新トピック」を論じるために使うことができる。情報求むと投稿すると，通常，間髪入れず回答が返ってきて，目下の問題にそのまま応用できるのである。しかしながら，専門家フォーラムのみが専門情報を得る術ではない。ほとんどの人にとって，スーパービジョン，助言，専門家フォーラムの選択の自由があるのだ。

実地訓練，スーパービジョンとコンサルティング

　遠隔医療の嘱望される面のひとつは，実地訓練，スーパービジョン，コンサルテーションを提供する能力である。世界中で数多くの実地訓練プログラムが課程に電子メールを組み入れる方向にある。大胆な将来予測では，修士・博士の全課程もネットワークを介してオンラインで修得できる可能性を示唆している。すべての認可された臨床訓練プログラムがすぐにもオンラインとなることはなさそうだが，訓練プログラムの一部はすでにネットワークを介してオンラインで行われている。例えば，著者は普段，学内での，また研修や実習中の学

生の学外での活動のスーパービジョンに，あるいは論文の仕上げに電子メールを使っている。すべてインターネットを使って立案し，計画し，実施した論文も数例ある。往々にして，学生と教師が 2,000 マイル以上も離れたところにいた。電子メールスーパービジョンは，データ分析の段階や口頭諮問前の準備など，大事な時期に行う定期的な学内での打ち合わせにより補足される。企画会議や口頭発表のなかには，テレビ電話などを用いた遠隔地間会議を用いて行われるものもある。

そのほか，いろいろな専門分野のプログラムでもスーパービジョンに電子メールを使っている。マーシャル大学医学部は，早期から実地訓練やスーパービジョンにインターネットを採用した学校のひとつである。「マーシャル大学医学部では，学生はウェストバージニア州周辺の地方の医院や病院で広範な内容の実習（9か月に渡り，家庭医療，産婦人科，小児科，外科ほか）を務める。学生は担当患者の診察記録を送信し，課程を指導する教官と電子メールを通じてやりとりをする」(McCarthy, 1995)。

メイン大学が米国政府の補助金を受けて行った学際プログラム「地方でのヘルスケア実地訓練プロジェクト」も，大学院の健康医療専門訓練をインターネットを通じてコンピュータ会議や電子メールを使って行うなど，早期に採用している (Kovacich, 1995)。賢明な読者はもうお気づきであろうが，上記の例の多くは地方のものである。事実，発展応用の多くは地方で必要に迫られてできたもの，あるいは同僚曰く，口をあけて待っていられないから始めてしまった (Terry, 3月16日私信, 1995) プログラムともいうべきものである。教育の場以外でも，人と人との連携も様式化されてきており，実務支援システムを耳にした方もあろう (Brown, 1995)。

電子メールのシステムが都市部でも地方でもますます一般的になる一方で，電子メールスーパービジョンは遠隔地において特に重要であると言える。僻地におけるヘルスケア提供者の募集や慰留は，洋の東西を問わず難しい問題である。オーストラリアでのこの10年にわたる研究から，(a)地方の中等学校出身者は，都市部の中等学校出身者に比して，医学大学履修課程を受けることが少ない傾向があること，(b)医学大学履修課程を受けた地方出身者は，都市部出身者に比べ，地方の開業病院に入る傾向があることが示唆されている。しかし，基本的に地方出身の学生が占める割合自体が低いため，地方のケア提供者

の大多数を都市部出身者が占めることになっている（Jones, 1995）。出身地にかかわらず，地方のケア提供者にとって，過大な孤立感や患者の欲求はとりもなおさず，長時間労働の増大，休職してあるいは在職のまま教育を受ける機会が少ない，バーンアウトや共感疲労の危険性の増加といったことにつながる（Office of Technology Assessment, 1991 ; Stamm, 1998）。

　ケア提供者の履歴にかかわらず，孤立した地域にいる臨床家は，普通都市部の臨床家であれば遭わないような困難に直面する。例えば，地方のケア提供者は，一地域のプライマリ・ケア提供者であるため，広範囲な問題に遭遇することになろう。そのために，彼らは自分の専門範囲をぎりぎりまで広げて，あるいは専門範囲を外れてまで臨床活動を行わなければならないこともある。これはひとえに，その地域に彼らしかケア提供者がいないからである（例として，本書第9章ビルズの論文参照）。Rural-Careというインターネットのメーリングリストに寄せられた次の例は，それをよく表している。

> 　……私は，大学卒業直後から2年ほどアラスカで働きました。新卒だと公言してはばからなかったのですが，私の年齢と人生経験からすると，実際に持つ知識以上のことを知っていると思われてしまうことがよくありました……私の専門は児童と家族のセラピーです。地方での臨床では，専門性を持つということはしばしば，コンサルトにあたってくれる人が少ない（あるいはいない）ということになります。対応する子どもや親たちに大きな責任を感じています。アラスカにいると孤立感があり，自分の基礎知識が信じられないこともよくありました——それでついには，修士課程を受け始めることにしたのです。アラスカを離れ，児童セラピーについてもっと訓練を積みました。志を同じくする仲間とのつきあいは，意義ある体験でしたし，過ごした年月に得たことを高く評価しています。しかし，もし私が電子メールによるコンサルテーションを利用できていたなら，おそらくコンサルテーションや実地訓練を受けなければと切迫感を感じることもなかったでしょう（Rawlins, 1994）。

　つまり，電子メールはさまざまなタイプの条件下の人びとの実地訓練やスーパービジョンにおいて，重要な役割を持つと言える。このように，学生は自分

の環境で働いていることができ、スーパーバイザーが学生の所におもむく必要もないこのスーパービジョン形式は、学生の欲求を満たし、物理的な実地訓練条件を拡張するというスーパーバイザーの能力を高めることになる。さらに、当該分野の専門家に同業の先達や特殊専門性を持つ人からの高等な訓練も提供され得る（Stamm & Rudolph, 印刷中）。考慮すべきテクニック上の問題や倫理的問題もあるが、このタイプのコミュニケーションの見返りは、これらの問題解明にかける労力以上のものと言えよう。

人とのつきあいと助言

セルフケアの最も単純で効果的な要素の一つに、人とのつきあいが挙げられる。ネットワークを介したオンラインでの人づきあいが対面してのつきあいに取って代わることはなさそうだし、取って代わるべきでもないが、ケア提供を専門とする者にとって、オンラインでの人づきあいは恩恵となり得る。私的なつきあいと比較して、専門家のつきあいの利点のひとつは、専門的トピックに共通の関心があることである。オンラインでのつきあいでは、自分の仕事の詳細を語ることで友人や家族をうんざりさせることなく、専門的な問題を心ゆくまで議論する機会が得られる。加えて、気づけば多忙なスケジュールで社会的な交わりが犠牲となってしまっている人も多い。電子メールの利点は、送信者の都合の良いときに短信を書くことができ、受信者が都合の良いときに読むことができることである。両者が同時にネットワークに接続している必要がないのである。

自分の同業者と相談したり目下の仕事について議論することは手軽にできる。ネットを介して簡単に論文やその他の素材をやり取りできるため、進行中の仕事に関して、仲間は時宜を得た簡便な方法でフィードバックすることができる。例えば、電子的送信のおかげで、本書の数々の論文はものの数日で編集されたのである。さらに、こういったつきあいは、仕事の目標に関する思考を磨く場ともなる。接続の機会は平等であるため、若輩の同業者や学生でさえもが古参の学者と、年長者の年の功と若者の熱意とが組み合わさった互いに得るところのあるやり取りを交わすこともできる。

専門家フォーラム

　私的な電子メールで満ち足りることができる一方で，ときとしてメールは自身の専門的コミュニティ規模の拡大に役立つことがある。メーリングリスト，またの名を電子会議あるいは専門家フォーラムは，専門家のグループでネットワークを介して継続的に行う議論のことである。一般的にこれらの会議は，例えば外傷性ストレスなど，特定のトピックに関して編成されている。各個人は，リストに加入している者全員にそれが配信されるように，意見あるいは質問を投稿する。そして，関心を示した参加者が最初の発言やそれに続く投稿にコメントする限り，議論が続く。これらの「会話」は普通スレッドと呼ばれる。実例を挙げれば，Traumatic-Stress というフォーラムに最近，外傷性ストレスの構造モデルに関する情報を求める投稿が寄せられた。いくつかの回答が，参加者全員が見られるようフォーラムに投稿されていた。また，質問に関して，スレッドの最初の発言者への「私信」もあった。スレッドは公開討論に多数の人びとが出たり入ったりして数日続いた。数日間の公的私的議論を経て，スレッドの最初の発言者が討議をまとめた概要をトラウマティック・ストレス・フォーラム参加者全員に配信していた。このスレッドの興味深い結論のひとつは，かなりの割合で印刷メディア（学術誌）よりも現在進行中の外傷性ストレスと構造モデルについての調査研究を皆が根拠としていることであった。複数の応答者が，論文をものし投稿して審査中だが，明らかに構造モデルの「新しさ」に刊行元が出版を渋っていると示唆していた。他の情報伝達方法では，そう簡単にこの興味深い情報を探り出すことはできなかったであろう。

　専門家フォーラムの用途は，特定のタイプの人材を探し出すことができるなど，まだ他にある。近年では，災害が起きたとき，災害地（ヨーロッパ）の人が支援要請をジョージア州に位置するインターネットリスト（というのは，そのリストのインターネットアドレスがアメリカのコンピューターに「常駐」していたので）に出した。この投稿はアラスカにいた著者の目にとまり，ニューヨーク経由で東欧にいる人に中継され，そこからさらにふさわしいヨーロッパの災害支援者に転送された。一見「遠回り」な接続だが，要請を最初に投稿して24時間も経たないうちに支援が受けられるようになっていた。面白いこと

に，支援者は物理的には目と鼻の先にいたのに要請者は誰にあたればよいか知らなかった。だが，電子的中継であっさりと要請者は支援者とつなぎをつけたのである（この逸話は関係者が特定できないように細部を変えてある）。

　もうひとつの専門家フォーラムの用途に，学会の告知，口頭発表募集，研究助成募集がある。世界中に情報を普及させる低コストで迅速な方法である。総じて，こうした継続的なトピック指向の議論は，問題意識を保ち，参加者全員に当該分野の方向性に影響力を持たせ，継続的な在職教育を提供する役に立つものである。また，時には「楽屋ネタ」議論ともいえるような私的な会話に接することもよくあるが，これはこれでしばしば実のある長期に渡る専門的な関係のきっかけになる。専門家フォーラム加入の仕方については，本章の終わりで触れる。

その他の遠隔医療ソフトウェア

　本節では，遠隔医療で台頭してきた比較的確立したソフトウェアを扱う。すべてのソフトウェアがすぐに使用可能というわけではないが，その運用概念はおそらく遠隔医療分野の全般的な発展に影響するであろう。また，多くの技法をヘルスケアの枠組外でも，例えば大学生の学生記録にCHINテクノロジーを応用するなど，適用することができる。

CHIN（コミュニティ健康情報ネットワーク）

　時として，専門家がする最良の支援とは，即座にその患者に関する情報を引き出せるようにしておくことである。専門家がサービスを提供しようというときに患者に関する情報が引き出せないというのは，ケア提供者にとっていらだたしいものとなりうるし，時には恐ろしいことでもある。患者の記録にアクセスするための解決策のひとつが，コミュニティ健康情報ネットワーク（CHIN）である。これらのネットワークでは，1か所に限らず，何か所かから患者の記録にアクセスできるようにしてある。そうすることで，仮に患者が1日のうちに3人のケア提供者に診てもらって処方を受けたとしても，CHINを使えば，

各ケア提供者は件の患者の全記録にアクセスすることができるのである（詳細は第10章を参照）。言うまでもなく，このタイプのシステムでは特殊な保安対策が講じられているが，患者記録の効果的な管理方法と言えよう。これはまたサービスの重複防止や，相反する治療法や処方でもたらされる人命にかかわる副作用の危険を低減する。

携帯ヘルスケアテクノロジー

　伝統的な医療機器や検査には多様な遠隔通信が採用されている。例えば，患者から遠く離れたところにいる者でも心音を聞くことができるように電話回線に接続された聴診器がある。元々は戦地で応用するべく開発されたものだが，携帯ヘルスケアテクノロジーは日常的なケアはもちろん，緊急医療分野にも居場所を見出している。これは電子聴診器，心電図測定機，心拍モニター，血液検査や化学検査の装置他といった装置を搭載したスーツケースサイズのキットで，診断装置すべてを既存の電話回線あるいは衛星中継の直接接続回線に接続する。これらのキットは災害地などの野外に携行する，あるいは，在宅の慢性病患者の診察に使用することができる。初期の在宅ヘルスケア実証のひとつとして，患者の家と担当のケア提供者の医院を双方向テレビで中継した，ジョージア医学大学のプロジェクト（Sanders, 1995）がある。これは，近年のテクノロジーの発展に伴い，既存の電話回線とテレビを使ったより簡便でより安価なテクノロジーで実現できよう（例として，http://www.8 x 8.com）。患者は朝接続し，ケア提供者に自分の健康状態の基礎情報を送る。こうして看視を増強することで，比較的早期の堅実な治療をしつつ，危険なレベルに達する前に患者の状態変動を同定できることとなろう。

遠隔 X 線撮影法

　特殊ケア
　ヘルスケア分野の大部分が遠隔コミュニケーションテクノロジーを日常の診療に組み入れている。老人・障害者医療保険も含め，損保契約では，遠隔医療サービスを保険で充当できる機構となっている。遠隔医療のもっとも一般的な

用途は，精神保健相談である。1998年には全米43の別個のプログラムの報告では，7,000件を超える相談があったという (Association of Telemedicine Service Providers, 1999 ; Grigsby, 1997)。あくまで調査データなので，実際の件数はさらに多いと思われる。精神保健での遠隔医療利用についての指針も，米国精神医学会のものも含め，世に出つつある (American Psychiatric Association Committee on Telemedical Services, 1998)。

その他の分野でも遠隔医療の存在が確立されてきた。遠隔X線撮影法は遠隔医療分野の先駆けである。過去20年，コンピュータが医療撮像の現像や検討においてめきめきと頭角を現してきた。コンピュータ断層撮影，音波検査，磁気共鳴映像法，そして標準的なX線画像さえも日常的にコンピュータを使って行われている。コンピュータ性能の向上により，画像の回転，拡大，他の画像との比較が可能となっている。これらのソフトウェアを遠隔医療に移植するには，そこそこの改変が必要である。X線撮影の標準的なソフトウェアでは，画像をデジタル化し，電話回線などのテレコミュニケーション経由で遠隔地のコンピュータへそれを転送する。この装置を使えば，技師が画像を撮影し，離れたところにいる放射線専門医がほぼ同時に画像を見て診断することが可能となる (Agnew, 1995)。皮膚科も遠隔医療に適した分野のひとつである。インターネット皮膚科協会では，「プライマリ・ケア研修医訓練のためのインターネット上の定期的更新通信教育資源提供による皮膚科教育と遠隔医療」を続けている (Drugge, 1994 a, 1994 b)。現時点では専門コンサルテーションにかなり力を入れているが，入院患者へのケア提供についてはもちろん，慢性病の管理やその他在宅ヘルスケアについても関心が高まっている (Stamm, 1998 ; Magaletta et al., 1998)。このようにして，孤立している提供者にも，患者により良いケアを提供しようと同じ苦労をしている同業者と連絡を取るための多様な新しい選択肢ができている。

倫理，コンピュータ，そして無限情報利用の収支検討

最近のテクノロジーの発展は，現代社会に対して，ルネッサンス後期に培われた活版印刷機発明と同様の重要な意味を持つとハーナド (Harnad, 1991)

は示唆している。ハーナドはこのテクノロジーによる変化はたいへんに莫大なものと言っており，変化の重要性を示すために「後グーテンベルグ世界」という表現まで使っている。われわれの経験からすれば，コンピュータ情報空間の変化ペースの極端な速さは，歴史上の重要性においては活版印刷に等しい技術的「標識」の到来を告げていると言える。ごく控えめに言っても，特にアクセス可能な情報の増殖を考えると，これらの変化は想像を絶するものと言えよう。マウスをクリックするだけで，関心を持ったどんなトピックについてでも情報空間すべて（利用者約1億人）を検索できるのである。インターネットの通信量は100日ごとに倍加している。ウェブサイトの数も，こういったウェブサイトに掲載される情報量も，日ごとに増えている。この情報の爆発的増加にわれわれは問うようになる。利用できるからといって，アクセス可能なすべての情報は確かなのだろうか。

　変化を受け入れるという人間の能力に限界はないのか。テクノロジー進化の過程は人間の認知的，感情的進化過程の速さを超えているのではないか。おそらくそうである。しかしそうだといって，テクノロジーが発展するという蓋然性や，かなりの確率でわれわれが相当量のテクノロジーを利用する機会があるという蓋然性は変わらない。そう考えてみたとき，テクノロジーと遠隔医療という文脈において考えられる倫理的問題には何が挙げられるだろうか。

　コンピュータ登場前は，研究計画は「少数」の変数を同定し制御することに焦点が絞られていた。しかし，コンピュータの登場で，かなり複雑な計画やかなり入り組んだ解析ができるようになり，今や研究者は莫大なデータ，膨大な数の変数に取り組んでいる。と同時に，複雑性とテクノロジー依存性の増加は，その意味を理解しないままに結果を出す可能性を高めている（Stamm, 1991；Williams et al., 1994）。だがテクノロジーが問題なわけではない。問題の核心は，テクノロジーの使用から派生する意味づけである。おそらく最も重要な疑問は，「果たしてわれわれはテクノロジーにより生み出された情報を『理解している』のだろうか」ということであろう（Christian et al., 1988；Harris et al., 1994；Stamm, 1991, 1995 b；Williams et al., 1993；Williams, Sommer, Stamm, 1992；Williams et al., 1994；Williams et al., 1992）。

セキュリティと情報の管理

　データベースのセキュリティ管理は，研究プロジェクトのセキュリティ管理のように，大変である。電子的に作成されている個人記録のデータベースのセキュリティ管理はさらに大変である。患者，あるいは学生の記録が典型的なデータベースに登録されているとしよう。これらのデータベースでは，複数地点で複数ユーザが即時アクセスできる。これが患者あるいは学生にサービスを提供するための計り知れない力をこれまで専門家に授けている一方で，害を与える契機を増やすこともあるのだ。危険性には2つの基本的カテゴリー，すなわち (a) 人間からの直接的な危険，(b) テクノロジーからの危険，が挙げられる。

　人間が記録に及ぼす危険は，犯罪がらみや悪意，あるいは，偶然か好奇心で起こりうる。アクセス権限を持たない者が，単にたまさか情報を引き当てたり，好奇心で探りをいれてセキュリティを危うくすることもある。これは人口密度の低い地域や，大学のように「非公開」のシステムにおいて，特に問題となる。

　例えば，ある学生が精神科医院で実習中，その医院に治療に来ていた同級生の記録を——偶然にしろ故意にしろ——目にするとなると，どんな影響が考えられるだろうか。目にした実習生に害意がなかったとはいえ，倫理が危うくなる可能性がある。さらに，二人が友人同士だったとしよう。実習生が患者である学生の診断名を万が一見つけてしまったとしてだが，実習生は，その診断を受けている者は希望の研修地に配属されないことを知っている。そこで，実習している学生が友人をかばおうと，記録を改変したとする。この場合，たとえまったく害意がなくとも，いくつか危うくなるものがある。第一に，実習学生は権限のない閲覧行為を犯しており，患者である学生の秘密の保持を侵している。第二に，実習学生はデータ作成者あるいはデータ管理者の許可なしにデータを改変することで，データの完全性を侵している。最後に，診断名を削除することで記録の重要な部分が損なわれる。データベースの完全性を侵し，そして患者へのケアも侵害している可能性がある。

　言うまでもなく，犯罪がらみのアクセスや悪意はデータベースセキュリティ

第11章 バーチャル・コミュニティの創造　185

問題を深刻にする。こういったタイプの侵害は破滅的とも言える。より徹底的な記録の改変や破壊，より広範囲なプライバシーの侵害や重要機密情報の不当な配布が起こる可能性が大きいのである。

　システムに対するテクノロジー上の危険性は直接人間が引き起こすのではなく，人間が作成したソフトウェアあるいはコンピュータシステムが引き起こす。例えばコンピュータウィルスのなかには，データを破壊すること，かつ/またはコンピュータシステムを混乱させたり暴走させたりすることを意図して作られている。比較的大規模なシステムに入り込んだウイルスは，特にそのシステムがLANやインターネットを介して他のマシンに接続されているとき，全システムを大混乱に陥れることもある。

　その他に起こり得る問題は，システムのプログラムエラーやシステムの想定外の使用から発生する。コンピュータシステムには直観的知性がないため，そして，必ずしも情状を酌量した最善の判断ができるわけではないため，適切な認可された人間でもシステムへのアクセスを拒否されることがある。治療を緊急に要するためにアクセスしたいときこのようなアクセス拒否が起こると，非常にまずいことになる。薬物に対するアレルギーなどの情報にアクセスできないときなどは，まさに患者の安全を脅かすと言えよう。

秘密の保持と暗号化

　データベース管理や記録の保管にコンピュータ主体のシステムを用いている場合，セキュリティ問題を考えねばならない。そのシステムがCHINのように，ある地点から別の地点に記録を転送する場合，特に大きな問題である。ネットワークコンピュータシステムを介してメッセージが転送されるときはいつでも，そのシステムを使っている者がそのメッセージにアクセスすることができるのである。記録のセキュリティ問題の解決策のひとつに暗号化がある。ユーザーごとに簡単に設定を変えられる暗号化ソフトがいろいろある。興味深いことにこれらの暗号化プログラムの多くは，今までの戦争で培ったセキュリティテクノロジーのおさがりである。暗号化や他のセキュリティ方策はデータの倫理的管理の道具であるが，基礎となるのは良質な計画とデータベースそのものの管理に注意を払うことである。

秘密を保持する最も重要な方法は，普段から用いているやり方である。専門家はご存知のように，詳細や関係者の身元を漏らすことなくケースにまつわる問題を討論することが可能である。さらにセルフケアの視点から言えば，ケースの詳細そのものよりも，ケースに関するケア提供者の感情を論じ合うことがずっと重要である。このように，情報の書き手が情報源であり，共有情報の支配権を持つ。インターネット上のセキュリティ方策はまだ発展途上なので，注意書きをつけておくとよいだろう。また老婆心ながら，赤の他人があなたの発信内容を見てもかまわないように書くほうがよい。著者の経験では，メールが送った覚えのないところに届いてしまっていたことがあった。これは害意あるいはセキュリティホールによるよりもヒューマンエラー（たいてい自分で墓穴を掘っている）のほうが多い。しかしながら，メッセージが思わぬところに行っていることもあることは心に留めておくとよいだろう。

専門家のための情報スーパーハイウェイ入門

この章を脱稿して4年のうちに，インターネット利用者数は推定2500万人 (Musler, 1995) から1億人以上 (U. S. Department of Commerce, 1998)* へと増大した。さまざまな文化を持つ人びとのつながりは，インターネット上に新しい文化を創り出した。それはしばしば，仮想地球村として名をはせている。この台頭しつつある文化における困難のなかには，誰が損して誰が得するかに類したものがある。

インターネット利用コストの決定は今も争われている。元々はアメリカ合衆国政府のプロジェクトであり，インターネットは一般に無料であるとされてきた。これまでは多くの人びとが，（末梢のユーザが知らないうちに）団体使用料を払っている大学や団体を通してインターネットアクセスの恩恵を受けた。今では，多数の人びとが商用オンラインサービスを通じてインターネットにアクセスしており，これによりコストが意識されるようになった。今のテクノロ

＊訳注：原典不明。近年のアメリカのインターネット利用状況については，U.S. Department of Commerce のホームページ所収の調査結果 http://www.ntia.doc.gov/ntiahome/dn/html/toc.htm などを参考のこと。

ジーと，古くからある比較的確立されたテクノロジーとの違いもあり，最終的にどのようにこの問題が決着するかは予想できない。

　台頭しつつあるインターネット文化は各々が各々の意見を主張できるという意味で独特である。他の色々な社会では，個人が発言あるいは意見を共有するためには，力，名声，あるいはその他の社会的武装が必要である。インターネット文化はそれとは異なり，何者であろうと何でも言えるのである。これには美点欠点両方がある。人には，自分が重要だと思う問題は，他人も等しく重要だと思うだろうと考えがちである。しかし，ある主張が誰かの気に障ることもあるのだ。言論の自由は決して多義性や不快と無縁ではない。

　この文化を開放的で，ぎすぎすしないものにするために，インターネットでは一般的な行動規程が現れた。これらの指針は，比較的単純である。メッセージを送信するときには，送信メッセージの最後に自分のアドレスを入れるとよいし，メッセージ中にその簡潔な題目の行を入れるとよい。題目の行は，送信メッセージの性質を示す，1〜5ワードの概略のようなものである。もらったメッセージに返信するときは，返答している箇所のメッセージのみをコピーしてつけておき（ほとんどのソフトは返信時に自動的に元のメッセージを含める機能を持つ），残りの行は削除しておくべきであろう。すなわち返信メッセージは，元のメッセージと返答部分，よけいな情報は省いたものとなる。

　文字だけのコミュニケーションにおける困難の一つは，ときとして，ボディランゲージや他の社会的な仕草なしでは書き手の真意を汲み取り難いことである。このジレンマを解決するために，感情をあらわすことができるいろいろな記号体系が作られてきた。例えば，ニコニコマークの :-) は横向きになった笑顔である。これは普通，喜びや機嫌の良さを表すために使われる。;-) は笑顔でウィンクを表すために使われる。悲しいときには，:-(のように口が逆向きになる。こういったニコニコマークは読み手が書き手の感情を解釈するのに役立つ。次の文章は，ニコニコマークの使い方次第でいろいろな意味にとれる。

　　　一目散に家に帰りました　:-)
　　　一目散に家に帰りました　:-(

最初のほうは、書き手は何かいいことが家にあるということをにおわせており、いそいそと帰ったようである。二つめのほうは、おそらく書き手はおびえて自分の家に逃げ帰っていたのであろう。面白いことに、文字を介した感情の疎通では、その感情を自在に表現できることが書き手に要求される。これはわれわれが見過ごしがちな心理的スキルである。自分の感情を自在に表現できるようになるための習練は、文字のみで考えや感情を完全に伝達しなければならないことの建設的な副産物と言えよう。

時として、ネット上に見出したものに激高してしまうこともある。わざと他人の逆鱗に触れるように応じることを、煽りという。悲しいかな、煽りはたいてい個人攻撃で、それに応じるべき現実的な根拠が全くないこともある。このような環境で受信者が、ひいては煽り合戦開戦となるような同じような調子で応酬することもある。こういった攻撃がエスカレートし、元々の出来事の直接の当事者でもない他人を巻き込む可能性もある。大部分のメーリングリスト文化では、煽り合戦対処法としての最良の行動は、無視することであるとしている。火に油を注ぐようなことをしなければ、ほとんどの人がやめて、終戦となる。コミュニティにとって煽りは難しい問題となり得る。こういった環境では、個人あるいは管理チームがリストを管理しているならば、火付け役を管理者が個人的に説得してやめさせようとすることが多い。極端に悪質な場合は、グループから閉め出してアクセスを禁じることもある。

参考情報

インターネットの記述内容の有効性にはインターネットならではの限界がある。伝達スピードの速さ、簡易なメッセージ送信により、インターネットの情報は野火のように広がる。最新トピックはあっという間に受け手の思考をとりこにするが、別のトピックが現れると、同じくらいの速さで消えていく。このようにして、インターネットに今あるものは印刷メディアで発表される頃には時代遅れになっていることもある。そして、電子資料のアドレスや指示は正確である必要がある。指示は融通の利かない機械に読みこまれることが多い。例えば、次の2つのアドレスを、人間なら同じと考えそうなものを、コンピュータは違うものであると解釈するであろう。

yourname@psych. university. edu
your_name@psych. university. edu

　煩雑になるだけだが，インターネットが拡大するにつれ，メッセージを正確に配信するためにさらに多くの人が多くの情報を必要とするにつれ，電子アドレスや送信ポイントが頻繁に変更になる。したがって，印刷物くらいに古い情報は，どれも変更されている傾向がある。
　ということで，興味深く役に立つと思う資源の一部の最新情報に触れてきたが，読者がこれらを探し出せることを願う。これらのアドレスは本書出版時に最新のものであるが，アドレスは変更されがちである。もしアドレスが変更されていても，少なくともこれらの情報は読者が興味を示した資源への正しい道筋へと導いていることであろう。情報スーパーハイウェイ使いこなしの鍵は，枠にとらわれないこと，そして主導権は自分にあることを忘れないことである。切ろうと思えば，いつでもコンピュータを切ることができるのである！

外傷性ストレス情報科学：PILOTS データベース

　トラウマトロジストにとって最も重要なオンライン資源のひとつは，世界各国の外傷性ストレス文献からの 10,000 を越える引用文献や参照文献を収録している，PILOTS (Published International Literature On Traumatic Stress) データベースである。PILOTS は国立 PTSD センター作成のデータベースで，ダートマス大学図書館のサイト http://www. dartmouth. edu/dms/ptsd/PILOTS. html を通じて無料でアクセスできる。
　PILOTS には，初めて使うユーザ向けの手順に沿ったヘルプ画面が豊富にある。PILOTS データベースユーザーズガイド (ftp://ftp. dartmouth. deu/pub/ptsd/PILOTS_User's_Guide. ascii) にアクセスすることもできるし，ドキュメント管理者から印刷物を手に入れることもできる (the Superintendent of Documents, U. S. Government Printing Office, PO Box 371954, Pittsburgh PA 15250-7954；stock number 051-000-00204-1)。メールで ptsd@dartmouth. edu へ問い合わせることもできる (Lerner, 1995)。

遠隔医療資源全般

以下にテレヘルス関連情報を掲載しているいくつかのウェブサイトを挙げる。アドレスは本書出版時のものであるが，変更されていることがよくある。これらのサイトにアクセスするには，ネットスケープやインターネットエクスプローラーなどのグラフィカルウェブブラウザまたはリンクスなどのテキストウェブブラウザが必要である。読者が自分のシステムからこれらの http アドレスにアクセスする方法の詳細については，各自システム管理者に問い合わせのこと。

遠隔医療情報交換（TIE）

TIE は遠隔医療と遠隔医療情報の広範囲にわたるオンライン情報交換の場である。このサイトの最も有用な資源のひとつは，検索可能な文献目録ファイルである。このアクセスしやすいデータベースには新聞やニュースレター掲載論文の引用はもちろん，学会誌論文も収録されている。また，業者情報に割いた部分はもちろん，各種プログラム，助成金，会合のデータベースもある。TIE は一部，国立医学図書館から助成を受けている。http://tie. telemed. org または http://208.129.211.51 からアクセスできる。

米国心理学会（APA）

APA では http://www. apa. org/に大規模で相互参照が充実したサイトをおいている。このサイトは会員制のサービスと一般からのアクセスサービス双方を行っている。会員登録すると，1995 年以降全ての APA 学会誌の論文全文，PsycInfo のオンライン版，その他いくつかの専門データベースにアクセスできる。非会員には，大規模な成人消費者向けの部門〈http://helping. apa. org/〉など，専門家，消費者双方に向けた資源がある。子どもと親の教育部門 http://www. kidspsych. org/や心理学専攻の学生の教育部門 http://www. apa. org/ed/もある。

アーレント=フォックス弁護士事務所の遠隔医療と法律

遠隔医療の厄介な問題に法律問題が挙げられる。遠隔医療に関する法律情報で文句なしに秀でているのが，アーレント=フォックス弁護士事務所のサイトである。この弁護士事務所のサイトでは，遠隔医療に関連する論文や報告書はもちろん，連邦法，州法，判例法についての情報を掲載している。当該サイトは http://www.arentfox.com/telemedicine.html* からアクセスできる。

アメリカ合衆国保健社会福祉省遠隔医療推進部

遠隔医療推進部は1998年，テレコミュニケーションを技術補助，訓練，ヘルスケア専門家間の情報交換，そして特に，十分にサービスを受けられない孤立した人びとへの利用を推進するために創設された。遠隔医療推進部のウェブサイト（http://telehealth.hrsa.gov）には，サービス情報，訓練情報，助成金情報が掲載されている。

専門家のための遠隔健康管理，遠隔医療学会

専門的に遠隔健康管理と遠隔医療に焦点を当てた2つの学会が設立されている。両方とも学際的だが，それぞれ少々異なった点を主眼とする。米国遠隔医療学会（http://www.atmeda.org/）は比較的伝統的な，個人を会員とする専門家の科学的団体である。一方，遠隔医療サービス提供者協会〔2000年に遠隔健康管理サービス提供者協会と改称〕(http://www.atsp.org/) は，団体会員も募るなど比較的遠隔医療事業に焦点を当てている。両方ともウェブサイトに遠隔医療に関する重要な情報を掲載している。

＊訳注：このサイトは情報量の増加のため，トップページ http://www.arentfox.com/ から対象や分野に応じたページをメニュー選択するようになっている。サイト内キーワード検索もできる（2002年11月現在）。

進行中の論議や専門家コミュニティのための専門家フォーラム

InterPsych

InterPsych (http://www. InterPsych. org)＊は多数の専門家フォーラム（別称メーリングリスト）を保持する国際的学際的非営利団体である。イギリスはシェフィールドのイアン・ピッチフォードにより1994年2月に設立された。これらのフォーラムにより，精神保健や行動科学の専門家，学生，その他関心のある者たちが互いの分野はもちろん，それぞれの分野の話題に通暁することができる。InterPsychは衆目を集め，その電子メール量の多さに，オンライン開始わずか半年でニューキャッスル・オン・タイン大学の処理能力を超え，当大学から移管を余儀なくされた。創設から1年も経たぬうちに，ヘルスケア行動学のほとんどの分野の，およそ30余か国10,000人からの登録があった。InterPsychは，児童青年精神医学，抑うつ，老人神経心理学，管理行動ヘルスケア，メディアにおける精神保健，芸術療法，精神薬理学，僻地ケア，タナトロジー，文化共通心理学，外傷性ストレスなどのトピックについて，40を超える別個のフォーラムから成る。本章では簡単に触れるにとどめるためと，InterPsychの新陳代謝の速さのためとで，すべてのフォーラムに言及することはできない。

しかしながら，InterPsychの3つのフォーラムは特に本章に関係がある。Traumatic-Stress（外傷性ストレス関連トピック），Rural-Care（僻地におけるケア関連トピック），Secondary-Traumatic-Stress（二次的外傷性ストレス関連トピック）については下記で論じる。あわせて会員登録の方法も示す。

＊訳注：このサイトは，http://www.interpsych.org/inter.htm に移動している（2003年1月現在）。

InterPsych：Traumatic-Stress

外傷性ストレスに関するフォーラム Traumatic-Stress はチャールズ R. フィグリーにより運営されている専門家フォーラムである。1994 年 2 月の開始以来，フォーラム会員は約 600 名にまで拡大している。このフォーラムは，著しくストレスとなる出来事の直後および長期にわたる心理社会的，生理学的，実存的帰結の調査，査定，治療を促進している。InterPsych のなかでは比較的規模が大きいほうだが，通例，通信負荷量はそれほど莫大というわけではない。1 週間あたりのメッセージは約 20 通である。このフォーラムで特に関心が持たれている進行中の議論トピックのひとつは，PTSD 治療法同定の継続的試みである（Figley, 1995）。このフォーラムに登録するには，本文に SUBSCRIBE Traumatic-Stress と書いて listserv@listp. apa. org に送信されたい。

InterPsych：Rural-Care

僻地でのケアに関するフォーラム Rural-Care では，セルフケアの必要性に取り組み，僻地や奥地の個人に対するヘルスサービスの提供に関わる者同士でのアイデア，意見，情報の交換を推進している。僻地ケアに関するこのフォーラムは，手近なところに専門家コミュニティを提供することで，僻地や奥地を活動基盤とする専門家が感じるであろう孤立無援感を軽減させようとするものである。在野のワーカーはこのフォーラムを通じて比較的都市部にいると思われる専門家からの支援を見いだすことができ，また，知己を得ることができる。当フォーラムで議論される問題のなかには，遠隔医療，治療の妥当性，紹介先へのアクセス，患者かつ/またはサービス提供の評価，サービス提供にあたって地理・気象・地域習慣・その他に特有の困難，そして，僻地/奥地という環境における都会的あるいは西洋的健康技法やイデオロギーの応用，あるいは誤用などがある（Stamm, 1995 c）。このフォーラムに登録するには，本文に SUBSCRIBE RURAL-CARE と書いて listserv@listp. apa. org に送信されたい。

InterPsych：Secondary-Traumatic-Stress

二次的外傷性ストレスに関するフォーラム Secondary-Traumatic-Stress は，人生においてトラウマを体験した個人を対象に働くことの影響に関して臨床上，教育上，調査上の話題について専門家が議論するための非公開リストである。1996年，ローリー・アン・パールマンとB. ハドノール・スタムにより創設された。この非公開のリストに参加するには外傷性ストレス分野での資格認定証明が必要で，公開性の外傷性ストレスについてのフォーラムに比べかなり内輪のフォーラムである。普段議論の焦点となっているのは，二次的外傷性ストレスの防止，自身の二次的外傷性ストレスに対して支援を求めるケア提供者のための照会，あるいは，二次的外傷性ストレス現象の研究に関連する調査の問題などである。このフォーラムに登録するには，本文にSUBSCRIBE Secondary-Traumatic-Stress と書いて listserv@listp. apa. org に送信されたい。

参考文献

Agnew, M. E. N. (1995). *Teleradiology.* in Pearce, F. W., Stamm, B. H., Agnew, M., Reider, R. M., Boucha, K., & Eussen, L. Alaska Telemedicine: *The trail ahead.* Alaska Telehealth Conference, Anchorage, AK.

American Psychiatric Association Committee on Telemedical Services (1998). *APA Resource document on telepsychiatry via videoconferencing.* Washington, DC: Author. Available online at http://www.psych.org/pract_of_psych/tp_paper.html#super.

Association of Telemedicine Service Providers (1999). *1998 Report on U.S. telemedicine activity.* Portland, OR: Author.

Brooks, R. (1995). *Medical Language Translators.* In Pearce, F. W., Stamm, B. H., Agnew, M., Reider, R. M., Boucha, K., & Eussen, L. Alaska telemedicine: *The trail ahead.* Alaska Telemedicine Conference, Anchorage, AK.

Brown, M. (4 April 1995). E-mail/supervision, from a post to Rural-Care <Rural-Care@netcom.com>.

Christian, V., Turner, E., & Stamm, B. H. (1988). *Electronic media and realia in pedagogy in physical education.* The Southern District American Association of Health, Physical Education, Recreation and Dance Convention, Little Rock, AR.

Drugge, R. (4 April 1994a) Teledermatology, from a post to Rural-Care <Rural-Care@netcom.com>.

Drugge, R. (14 April 1994b) Report on Teledermatology to the American Association of Dermatology, Washington, D.C.

Figley, C. R. (1995). The users guide to Traumatic-Stress. Available at Help <Traumatic-Stress-request@listp.apa.org>.

Grigsby, B. (1997). *ATSP report on U. S. telemedicine activity.* Portland, OR: Association of Telemedicine Service Providers. Available: http://www.atsp.org.

Harnad, S. (1991). Post-Gutenberg Galaxy: The Fourth Revolution in the Means of Production of Knowledge. *Public-Access Computer Systems Review 2(1)*, 39–53.

Harris, C. J., Stamm, B. H., Munroe, J. F., Shay, J., Sommer, J. F., & Williams, M. B. (1994). *Standards of Practice and Ethical Issues in Trauma.* 10th Annual Conference of the International Society for Traumatic Stress Studies, Chicago, IL.

Hartsough, D. & Myers, D. (1985). *Disaster Work and Mental Health: Prevention and Control of Stress Among Workers.* Washington, D.C.: NIMH, Center for Mental Health Studies Emergencies.

Herman, J. L. (1992). *Trauma and Recovery.* New York: Basic Books.

Janoff-Bulman, R. (1992). *Shattered assumptions: Toward a new psychology of trauma.* New York: Free Press.

Jones, A. (12 April 1995). Rural Based Residencies, from a post to Rural Health Care Discussion List <ruralnet-1@musom01.mu.wvnet.edu>.

Labkoff, S. (1995). Medical PDAs. In Pearce, F. W., Stamm, B. H., Agnew, M., Reider, R. M., Boucha, K., & Eussen, L. Alaska telemedicine: *The Trail Ahead.* Alaska Telemedicine Conference, Anchorage, AK.

Lerner, F. (4 April 1995). The PILOTS Database. E-mail/supervision, from a post to Traumatic-Stress <Traumatic-Stress@netcom.com>.

Magaletta, P. R., Fagan, T. J., and Ax, R. K. (1998). Advancing psychology services through telehealth in the Federal Bureau of Prisons. *Professional Psychology: Research & Practice. 29(6)*, 543–548.

McCann, L. & Pearlman, L. A. (1990). Vicarious traumatization: A framework for understanding the psychological effects of working with victims. *Journal of traumatic stress*, 3 (1), 131–149.

McCarthy, M. (4 April 1995). E-mail/supervision, from a post to Rural-Care <Rural-Care@netcom.com>.

Musler, B. (10 April 1995). An Internet user's lament. *The Wall Street Journal.*

Nickelson, D. W. (1998). Telehealth and the evolving health care system: Strategic opportunities for professional psychology. *Professional Psychology: Research & Practice. 29* (6), 527–535.

Office of Technology Assessment (1991). *Health care in rural America* #PB91-104927. Available on-line http://www.wws.princeton.edu/~ota/disk2/1990/9022_n.html.

Pearlman, L. A. & Saakvitne, K. W. (1995). *Trauma and the therapist: Countertransference and vicarious traumatization in psychotherapy with incest survivors.* New York: W. W. Norton.

Rawlins, C. (4 April 1994), Telemedicine, from a post to Rural-Care <Rural-Care@netcom.com>.

Sanders, J. (1995).*The Mobile Medic.* In Pearce, F. W., Stamm, B. H., Agnew, M., Reider, R. M., Boucha, K., & Eussen, L. (1995). Alaska Telemedicine: *The Trail Ahead.* Alaska Telemedicine Conference, Anchorage, AK.

Saranson, I. G., Levine, H. M., Basham, R. B. & Saranson, B. (1983). Assessing social support: The social support questionnaire. *Journal of personality and social psychology, 44,* 127–139.

Sommer, J., Williams, M. B., Harris, C. J., & Stamm, B. H. (1994). The development of ethical principles for post traumatic research, practice, training and publication. In *Handbook of traumatic stress*, M. B. Williams & J. Sommer, Eds. Westport, CT: Greenwood Publishing Company.

Stamm, B. H. (1991). *From t-test to Discriminant Analysis: Using Multivariate Techniques.* Presented at the International Society for Traumatic Stress Studies, Washington, D.C.

Stamm, B. H. (1993). *Conceptualizing Traumatic Stress: A Metatheoretical Structural Approach.* Dissertation. Laramie, WY.: University of Wyoming.

Stamm, B. H., (1995a). *A Process Approach to Community, Spirituality, Trauma, and Loss.* Trauma, Loss and Dissociation Conference, Washington, D.C.

Stamm, B. H., (1995b). *A Process Approach to the Scientific Method.*

Trauma, Loss and Dissociation Conference, Washington, D.C.
Stamm, B. H., (1995c). The users guide to Rural-Care. Available at Help <rural-care-request@listp.apa.org>.
Stamm, B. H. (1998). Clinical applications of telemedicine and telehealth in mental health. *Professional Psychology: Research & Practice* 29 (6), 536–542. Available online at http://www.apa.org/journals/pro/pro296536.html.
Stamm, B. H. & Rudolph, J. M. (in press). Changing frontiers of health care: Improving rural and remote practice through professional conferencing on the Internet. *Journal of Rural Community Psychology*. Available online at http://www.marshall.edu/jrcp/index.htm.
Stamm, B. H., Varra, E. M., & Sandberg, C. T. (1993). *When it happens to another: Direct and indirect trauma.* Ninth Annual Conference of the International Society for Traumatic Stress Studies. San Antonio, TX.
Terry, M. J. (16 March 1995). Personal Communication.
Williams, M. B., Sommer, J. F., & Stamm, B. H. (1992). *Developing ethical principles for the International Society for Traumatic Stress Studies.* The First World Conference on Traumatic Stress. Amsterdam, The Netherlands.
Williams, M. B., Sommer, J. F., & Stamm, B. H. (1993). *Developing ethical principles for trauma research, education, and treatment.* Ninth Annual Conference of the International Society for Traumatic Stress Studies, San Antonio, TX.
Williams, M. B., Sommer, J. F., Stamm, B. H., Harris, C. J., & Hammarberg, M. (1992). *Developing ethical principles for the ISTSS-II: Developing comprehensive guidelines.* Symposium presented at the Eighth Annual Conference of the International Society for Traumatic Stress Studies, Los Angeles, CA.

訳者補遺

Kovacich, J. (1995) Electronic Classrooms for Interdisciplinary Team Training. *Rural Health FYI*, 17(2), 17-18.
Williams, M. B., Sommer, J. F., Stamm, B. H. & Harris, C. J. (1994) Ethical considerations in trauma treatment, research, publication, and training. In M. B. Williams & J. F. Sommer (ed.). *Handbook of post-traumatic therapy*, pp. 520-539. Westport, Connecticut: Greenwood Press.

第IV部
セルフケアの倫理的問題

第12章
セラピストの二次的トラウマに
関連する倫理的問題

ジェイムズ F. マンロー

　ジェイムズ F. マンローの体系的な論文では，この分野でも最も古くからある倫理ガイドラインのひとつ，アメリカ心理学会倫理ガイドラインを二次的外傷性ストレスの見地から再検討する。長年われわれはクライエントの保護にのみ専念し，ケア提供者をほとんど，あるいは全く顧みてこなかった。しかし昨今では，正常に機能できなくなったケア提供者は専門家コミュニティにとっての損失であるばかりでなく，脅威となる可能性もあることがわかってきている。本章では，患者中心から援助者中心へと視点を移行する。これは患者中心の見方の重要性を低めるということではない。ケアを提供する能力において，そして創造的な生活を送るうえで，ケア提供者のメンタルヘルスの重要性を認めるということである。

　近年，セラピストやその他ケアを提供する専門家にトラウマセラピーが及ぼす影響に注意が払われるようになっている。影響には，治療対象のサバイバーが見る悪夢と同じような悪夢を見る (Danieli, 1984 ; Langer, 1987)，クライエントと同じような絶望を感じる (Mollica, 1988)，攻撃されているように感じる (Scurfield, 1985)，自分の脆弱性や道徳的な姿勢に直面する (Haley, 1985)，麻痺や回避を感じる (McCann & Pearlman, 1990) などがあり，このような影響に苛まれるセラピストの事例報告が，トラウマ関連文献に散見される。ホロコースト・サバイバーの治療にあたるセラピストは，結託して沈黙を守りホロコーストの衝撃を否認しているとダニエリは述べている (Danieli, 1984 ; 1988)。ハーマンは近親姦サバイバーの症状を，治療にあたるセラピス

トにも伝染するものだとした（Herman, 1988 ; 1992）。マッキャンとパールマンはこのような反応を代理トラウマと言い表し，トラウマセラピーを行うことはセラピストのセラピー能力はもちろん，個人的な生活にも影響を及ぼすことがあると示唆している（McCann & Pearlman, 1990）。このセラピストに及ぶ影響のことを二次的トラウマと記述した者もあるし（Catherall, 1992 ; Figley, 1988 ; Rosenheck & Nathan, 1985），フィグリーの近著では，これらの影響は共感疲労と言い表されている（Figley, 1995）。これらの概念的解釈に共通する特徴は，トラウマ・サバイバーを対象にセラピーを行う者は対象クライエントと同様の反応を体験しだすということである。

これまで二次的な影響はトラウマ・サバイバーの家族について論じられてきた（Danieli, 1988 ; Figley, 1988 ; Milgram, 1990 ; Nagata, 1990 ; Solomon, 1990）。実証研究では第二世代への影響についての種々雑多な結果を論証してきたが，方法論が異なるために結果を比較することが難しい（Ancharoff, 1994）。明らかになったとされることは，家族構成員間の二次的影響は診断レベルにまでは至らないが，トラウマによる間接的影響はあるということである。最近は，セラピストにおけるこれらの影響を体系的に研究している研究者も何人かいる。マンローは，戦闘体験退役軍人を対象とするセラピストについて研究を行い，PTSDクライエントへの曝露量の多さは有意に侵入スコアと回避スコアの高さに相関し，これらの影響はバーンアウトとも異なることを見出した（Munroe, 1991）。カッサム=アダムスも同様に侵入レベルと回避レベルの高さがセラピストの性的トラウマを負ったクライエントへの曝露量の多さと相関があることを見出している（Kassam-Adams, 1995）。クレストマンはセラピストにおいて，トラウマ・クライエントへの曝露量は侵入，回避，解離，睡眠障害の増加と有意な相関を持つことを見出した（Chrestman, 1994）。これらの研究の全般的な知見は，セラピストは彼らが行っているトラウマを扱う仕事から影響を受け，その影響はトラウマ・クライエントの症状と同様のものであるということである。ここで問題となるのが，トラウマ・セラピーを行うこと自体がトラウマとなるのかどうかということである。DSM-IV（American Psychiatric Association, 1994）のPTSD診断基準では，他人に起こった出来事に直面したこと，その結果無力感を体験することをトラウマとなるとし

ている。セラピストがトラウマに曝されるかどうかが問題ではなく，むしろ，曝されることは避け得ぬことで，その結果とどう折り合っていくかがいよいよ問題となっているようである。もしトラウマ・セラピーがセラピストにトラウマ反応を生じさせるのならば，セラピストと治療対象となるクライエントの福利に関する多くの実質的な倫理問題が提起されることになる。

　本章での倫理問題は，アメリカ心理学会により発行された心理士のための倫理基準（American Psychological Association, 1992）に則ろうと思う。しかし，他の専門家組織の倫理基準も同様の問題を持つ。ここでは「心理士」という用語が使われているところを，読者は適当な用語，セラピスト，ソーシャルワーカー，ケースマネージャー，カウンセラー，研究者，精神科医，行政官，その他トラウマ・サバイバーを対象として働く職業に読み替えてかまわない。本章は，さまざまな問題を浮き彫りにし解決しようと試みるものではなく，主に，取り組むべきであろう問題をいくつか例示しようと試みるものである。

警告義務

　トラウマ・サバイバーを対象に働くセラピストがその曝露による影響を被りやすいのであれば，警告義務に関する問題を提起せねばならない。児童を巻き込んだ虐待状況のように，クライエントが特定の人間の脅威となるといった差し迫った危険があるのであれば，われわれは人びとに警告する義務がある。トラウマに関わる仕事をした結果セラピストに危害が及ぶこともありうると信じるに足る根拠があるため，セラピストに対して少なくとも損害を受ける可能性を警告する責任がある。警告を発するべき適当な時期は，見たところ，雇用時か，あるいは，セラピストに新しくトラウマ・クライエントを担当させる時であろう（図12-1参照）。しかし，どのクライエントがトラウマ歴を持つかはわからない。ペリーらは，境界性人格障害と診断されたクライエントの多くがトラウマ歴を見過ごされてきた可能性があることを見出している（Perry et al., 1990）。物質乱用問題を呈しているクライエントもまたトラウマ・サバイバーであるかもしれない。クライエントの多くが，明らかにしていないだけで，重

私＿＿＿＿＿＿は＿＿＿＿＿＿のスタッフより，トラウマ・サバイバーを対象にこのプログラムを遂行することにより，私が二次的トラウマの影響に曝されることを避け得ないであろうことを通知されました。これらの影響が有益な結果を招き得ることも有害な結果を招き得ることもあること，すなわち，これらの影響をありのままに扱えばこのような反応はクライエントのトラウマ反応と同様のものであってそのこと自体は有用な臨床情報であること，これらの影響を否定したり無視すれば，この反応は私の臨床判断を阻害し生活に支障をきたすような世界観の変容を招き得ることもあること，について説明を受けました。年齢や経験，専門的訓練が二次的トラウマに対する十全な防護策でないことの説明を受けました。クライエントにサービスを提供するにあたってこの仕事が各構成員にいかに影響を及ぼすかについて，私を含む各自が理解しふさわしく行動する努力を払うよう，スタッフが期待していることについて説明を受けました。時にはこの過程が自分にどのように影響するか十分に自分では観察できないこともあることについて説明を受けました。二次的トラウマに関連する影響や相互作用すべては，われわれが担当するクライエントにとって手本となるとスタッフは信じていること，そして，各スタッフはセルフケアのよき模範となる倫理的責務を負うと認識してしかるべきであることについて承知しています。

＿＿＿＿＿＿＿＿＿＿　＿＿＿＿＿＿

署名　　　　　　　　日付

図 12-1　トラウマ・セラピスト用インフォームド・コンセント様式案

大なトラウマ歴を持つ可能性があるのである。トラウマの内容が明らかにされなくても二次的トラウマの感染が起こり得ることをマンローらは示唆している（Munroe et al., 1995）。これは，どのクライエントがセラピストに影響を及ぼすのか予見不能であることを示す。したがって，セラピストがどのようなクライエントであろうとセラピーを始める前に警告することが道理にかなっていると言えよう。

　また，この分野のセラピストが十分に危険性を認識しているという保証もない。年齢や経験は二次的影響の緩衝材として機能していないが，教育レベルの効果がある程度防止に役立つことをマンローが見出している（Munroe, 1991）。カッサム＝アダムスは，経験や教育は二次的影響を緩和しないとしている（Kassam-Adams, 1995）。クレストマンは専門経験年数と収入の高さが影響の少なさと関連を持つとしている（Chrestman, 1994）が，どの研究においても，影響から免れた対象者はいないようであるとしている。熟練したセラピストのなかには，自分の曝露体験を思い出してしまうという理由で，トラウマ・クライエントや二次的トラウマを測定するような調査を避ける者がいる可能性もある。今のところ，経験や教育が二次的影響を防止するということは論

証されていない。そのうえ，教育や経験のどのような特定の要素が緩衝の役目を果たすのかもわかっていない。経験を積んだセラピストは影響を受けにくいと，幾分自衛的につい思いたくなるが，この憶測を裏付けるに足るデータはないのである。累積影響，あるいは接種影響については一次的トラウマについて未解決であり，今のところ二次的トラウマについて未検討である。これを考えると，セラピストすべてに警告しておくことは賢明と言えよう。

訓練義務

　アメリカ心理学会ガイドラインは，「教育と訓練プログラムの計画」の項で，このようなプログラムは「プログラムが適格に立案され，適切な経験を養うことを保証するよう努める」(p. 1607) べきであると明記している。これは，トラウマに曝露され危害を受ける可能性がある者に警告することにのみに関心を向けるのではなく，そのような者に，この曝露への対処の仕方を訓練するべきでもあることを示唆する。セラピーをすると目されている心理士を鍛えるだけで満足していてはいけない。研究者，心理士以外，その他曝される立場にある者についても考慮しなければならないのである。職業上の二次的トラウマへの曝露に対し，多くの分野で反響が表れ始めている (Gersons, 1989；McCammon et al., 1988；McCammon & Allison, 1995；McFarland, 1986；Talbot, 1990)。訓練プログラムに教科学習は必須であろうか。認可団体にはこのような訓練を提供するプログラムが必須であろうか。

　訓練義務は，教育的プログラムや準備プログラムにとどまらない。二次的トラウマにおいて，一次的トラウマと同様に麻痺や否認が現れることは予見できる。学生を訓練し，彼らを二次的トラウマの影響を否認するような業界に送り出すことはとても有益とは言えまい。現役で働いている者まで訓練する義務があるのだろうか。雇用者，行政官，専門組織に対しても二次的影響について在職教育をするべきであろうか。

職業上の危険

　セラピストやその他専門家の二次的トラウマへの曝露は，その職責の一部である。警告を受けたセラピストはまた，職業生活と個人生活のバランスをとる重要性についても教育されるべきである。ヤッセンはトラウマセラピストにとって健康的な日常生活が重要であることについて指摘しており（Yassen, 1995），これは訓練プログラムに含まれるべきものであろう。しかし，雇用者がセラピストに私生活で節制しろと指示するだけでは不十分である。積極的な防護策が労働環境に常時組み入れられていることも必要である。ケース数を少なめにすること，多種多様なケースを見ることが曝露を減少することをクレストマンが見出している（Chrestman, 1994）。仕事が危険なものであるならば，雇用者は安全な労働環境を提供し危険を減じるよう努めるべきである。そのような環境を提供にするにあたって重要なのは，否認や麻痺を乗り越える努力をするということである。この点に積極的でない労働環境では，当事者を非難しやすい。影響を受けた徴候を現し始めた者は，できの悪い奴，仕事のできない奴，あるいは不適格者とみなされることであろう。これらの問題の存在を否認する労働環境では，影響を受けた労働者が必要な支援を受けることを妨げるだけでなく，他の労働者に沈黙を強いて，そしてたいていが効率や実効力を低下させることになる。労働者が被雇用者援助プログラムに回されようものなら，烙印を押されてはならじと他の労働者たちは正直に反応しなくなっていくであろう。定期的なデブリーフィングのための会合は有用と言えるが，これが強制的になると，セラピストにとって受けた影響について話せる安全な環境づくりという目標を覆すこととなってしまう。二次的影響に対処するためには，型にはまった計画よりも，臨機応変の取り組みが必要であると言えよう。

クライエントの福利

　アメリカ心理学会倫理規定は，「他者の福利について」の項で，「心理士は

専門上関わる者の福利に貢献するよう努めるものである」(p. 1600) と述べており，「社会的責任」の項では，「心理士は自分が仕事をし生活を送るコミュニティや社会に対する自らの専門的，科学的責務を自覚するものである」(p. 1600) としている。セラピストが二次的影響下にあるならば，この条項に反することになろう。

　二次的影響は一次的症状に類似している。多数のクライエントのトラウマ衝撃に圧倒されたセラピストは，特定のクライエントが来たときに回避状態になることもある。このクライエントがトラウマについて話す必要があるときに，セラピストが自衛のために話の腰を折る可能性もある。侵入の相にあるセラピストだとそれとは打って変わって，クライエントに心構えがないときでもそのトラウマについて詳細を語るよう言い募ることがある。セラピストが睡眠障害や悪夢に苛まれていると，クライエントの欲求に気を配れなくなることもある。過曝露でセラピストが怒りっぽくなると，クライエントが面接で自由にものを言えなくなってしまうことも考えられる。曝露量が多すぎるセラピストはまた，救援を必要としていないクライエントまで救援しようとしたり，クライエントのためにならないのにトラウマの元となる加害者との和解を進めようとしたりする。セラピストはまたトラウマ・クライエントの欲求を「理解」してくれない他の専門家に疑念を抱くようになり，それゆえクライエントが必要とするサービスを利用する邪魔を始めたりするかもしれない。セラピストがトラウマ・クライエントを避けるようになったり，クライエントに対して見たて違いをしたり，会議やスーパービジョンを避けたりすることもある。要は，専門家がセラピストの欲求に気づかなければ，クライエントの福利が危うくなるかもしれないのである。

多重関係

　セラピストがクライエントのトラウマ歴をいやというほど聞いてその影響に苦しんでいると，その様子は，専門家が気づく前にクライエントに知れていることがある。多くのクライエントはセラピストを含む他者に及ぶトラウマの影響を鋭く察知する，あるいは，懸念している (Munroe et al., 1990)。彼らは

家族や友人にトラウマについて話そうとするときにそれを予見しているし、その相手に及ぶ影響もわかっている。セラピーでクライエントが、相手を傷つけたくないから、配偶者や両親、子ども、あるいは他のセラピストに、本当に起こったことを語るに忍びないと言っていることはよくある。彼らはよく、自分が語った話にさるセラピストや専門家がどのように反応したか開陳する。このような話題は、話題にしている人物を批判しているのでなく、目の前のセラピストに、同じ話をすることで相手が傷つくかどうか問いかけているのだと言える。セラピストはよく、その問いかけよりもその話に反応してしまう。クライエントが実はそのような問いかけをしているのにセラピストが応答しない場合、クライエントは、そのセラピストはトラウマの話題をきちんと聞くことも傷つかずにいることもできないと思うであろう。クライエントがトラウマの話の危険な影響からセラピストを守るようになっては、立場が逆転してしまう。今やクライエントがセラピストの面倒を見ていて、セラピストはセラピストであると同時にクライエントとなっているのである。これは二重関係となり、倫理に違反する。アメリカ心理学会規程では、セラピストは「論理的に考えて、心理士という客観的現実を損なう、あるいはそうでなければ、心理士の自身の心理士としての効果的な遂行を損なう、または、第三者に害を及ぼすあるいは自分に都合がいいように使役する」(p. 1601) ような関係にあってはならないとしている。クライエントがセラピストを守らなければならないのであれば、セラピスト側の能力の減損と不当な使役の両方に相当すると言えよう。加えて、セラピストの行動化のその裏には、トラウマは否認し避けるべきものというメッセージが読み取れる。とてもではないが、これは外傷性の体験を持ち援助を求めにきたクライエントに対する適切なメッセージとは言えない。

　アメリカ心理学会規程ではこうも述べている。「心理士とは、自身と相手の間に現実にある、また、あるとみなされるパワーの差に対して鋭敏なものであり、専門的に関わる間やその後に、相手を自分に都合がいいように使役したり、あるいは相手に誤った情報を植え付けて欺いてはならない」(p. 1600)。実際に存在するパワー差やあるとみなされているパワー差があるため、クライエントはセラピストが影響を受けるかどうかという含みのある問いかけをしにくい。セラピストにずばり聞いても、直接それに対しての応答ではなく、クライエントの問いかけ行動と解釈されて返されることが多いはずだ。ここでは明

らかに，相手の内的状態について尋ねるようになる側にはパワーの差がある。セラピストが表面化しているにせよ潜在化しているにせよこの問題への取り組みを怠ることは，クライエントを欺くことであると言えよう。また，セラピストが優越感というメッセージを送っていることもあり，そのためにクライエントから距離を置くことにもなる。セラピストがクライエントのトラウマの話に影響されることはないと言外に匂わせていると，クライエントもまた，セラピストは同じような経験をしたとしても影響されることがないと言っているのだと思うであろう。これは，セラピストなら対処できる状況なのにクライエントにどこかしら欠陥があるから対処できないとほのめかしていることになる。これはまさにセラピストがそうありたいと考えることでもある。トラウマを受けたのがセラピストだったなら多少ともうまく対処できたかどうかについての問いかけは，セラピストの不可侵性の感覚への直接的な直面化となる。外傷性の体験に対する脆弱性の疑問にセラピストが応えられないならば，そのセラピストが役に立つのかどうかクライエントが疑問に思っても仕方がないであろう。セラピストが自身の脆弱性の問題を扱えないのであれば，クライエントは二重関係に陥っていると言えるのではないのか。

関係の構造化

　アメリカ心理学会規定ではまた「心理士とは，患者の疑問に答えるため，セラピーに関して明白な誤解を招かないようにするため，合理的な努力を払うものである」(p. 1605)と述べられている。セラピストに及ぶ影響に関する疑問には，パワー差で口にされなくとも，答えるべきものと言える。セラピストは「害を避ける」ことを勧められているし，クライエントが同じ問題を気にするのは理にかなっていると言える。この項の規定ではまた，「心理士とは，セラピー関係において実現可能な，できるだけ早い段階に，クライエントあるいは患者と適切な問題について話し合うものである」(p. 1605)としている。もしセラピストの脆弱性の問題がクライエントのサービス利用能力に影響するのであれば，セラピストが楽に対処できようとできまいと，これは話し合うにふさわしい問題である。

セラピストはセラピー初回に，クライエントが聞かなくてもこの問題を持ち出すべきだろうか。セラピストがそうすれば，トラウマはセラピストを含む誰に対しても影響を及ぼしうるということを認めることで，優越感があるといった印象を軽減できるであろう。それならセラピストは，自分や仕事の同僚が自身の防御や支援をどのようにするのかについての情報を，クライエントに知らせることができるようにすべきである。これにより，クライエントがセラピストの世話をしなければならない羽目に陥らなくてすむだけでなく，チームを作って定期的なコンサルテーションを行いセラピストが起こした反応を論じ合う，といったトラウマに対処する手法のモデルを形作ることになるのである。この問題に言及しないクライエントにとって，このような論議は余計な負担になるのではないのかといった議論もある。しかし，クライエントが懸念してはいるが口に出さないでいるとも考えられる。それだからこそ，この問題に取り組むことがセラピストの倫理的義務なのである。セラピストの脆弱性を明るみに出すことは，強力な頼れる専門家イメージを必要とするクライエントにとっては有害ではないかといった議論もある。このような不可侵性のイメージが脅かされるモデルによりクライエントから尊敬されなくなるのではという議論もまた出ている。しかし，これもまた，否認と麻痺の温床となる意見である。

インフォームド・コンセント

規程では，クライエントは「処置に関する重要な情報について告知を受けるものである」(p. 1605) としている。二次的トラウマの影響でセラピストの有効性が減じるかもしれないという可能性は，確かにクライエントにとって重要であると言える。さらに，このような影響に対処するための適切な資源をセラピストが有することをクライエントに告知することが重要であると言える。われわれは自省もしなければならない。われわれが問題に取り組んでいないのに，クライエントはこの問題にすでに気づいている，あるいは疑いを抱いているのでは？　クライエントは自分の家族に同様の影響が及ぶことを心配していることがよくある。数多くの著作がトラウマの世代間伝染の問題に取り組んでいる (Ancharoff, 1994 ; Danieli, 1984, 1985, 1988 ; Figley, 1988 ; Harkness,

1993)。セラピストの対処について純粋に論考することで，クライエントの懸念を実証し，家族が対処する助けとするための効果的な戦略をいくつか提供することにもなる。このような論考により，必然的にセラピストは自身のために適切な対処戦略を持つようになるのである。

プライバシーと守秘義務

規程では，心理士は「守秘義務の適切な限度について，（中略）そして，発生情報の予見し得る用途について検討するものである」(p. 1606) としている。セラピストは，診断や治療計画を目的とする事例情報の公開があることをクライエントにたやすく告知できるであろうが，そのような議論に，セラピストの反応の査定を目的とする事例情報の使用も含まれるべきなのではないか。これはここでも，セラピストの面倒を見る義務からクライエントを解放し，トラウマに対処していく健康的なモデルとすることができよう。このようなコンサルテーションでは，実際にはセラピストの反応をより多く扱い，ごく伝統的な事例紹介に比べクライエント情報を要さないものとなるであろう。規程では情報が伝えられてはならないとは言っておらず，制限のみが述べられている。告知することは，クライエントにとって非常に自信回復になろう。トラウマについての話をあまりに内密にすると，誰も本当に起こったことに耳を貸してくれないというクライエントの信念を強めてしまうこともある。トラウマの話や自身の反応を誰にも言わないようなセラピストは，もうひとつの「見て見ぬふり」を仕組んでいるように見られてしまう (Danieli, 1984)。守秘義務が秘匿と混同されることもある。クライエントに告知がなされているならば，守秘義務は，個人はもちろん専門家の仲間うちにも備わるものである。

個人的な問題と葛藤

アメリカ心理学会規程では，心理士は「個人的な問題により支障をきたしそうだと気づいている場合，あるいは気づいているべき場合は，活動に着手す

ることを慎むものである。(中略)遂行能力が顕著に低下することを防ぐべく,早期に自身の個人的問題の徴候に目を配り,支援を得る義務がある」(p. 1601)と明記している。仮にセラピストがセラピーに影響するような問題に気づいているならば,セラピストには何をすべきかの選択権がある。しかし,セラピストが「気づいているべき」だが気づいていない場合が,問題である。セラピストが二次的トラウマを受けているとき,否認が対処方法となることは非常にありうる。セラピストが否認していると,セラピスト各自が気づくべき問題でさえにも気づくことができなくなることがある。二次的トラウマの影響がセラピストの機能を「著しく損なう」に至った時点がいつなのかを断定する問題もある。打ちひしがれた感じがするゆえにクライエントがトラウマの話をするのを妨げるセラピストが,著しく機能を損なったセラピストなのか。大勢のトラウマ・クライエントと世界観を同じくするようになったセラピストが,いつ機能を損ない始めたかわかるものなのだろうか。

　二次的トラウマの関与伝達モデル(Munroe, 1994)では,通常セラピストは再体験や二次的トラウマに巻き込まれても自分で意識していないことが示唆されている。バーンアウトを研究するスタッドラーによれば,機能を損なったカウンセラーには共通して否認が見られ,これはひとつには,精神保健専門家が受けた訓練や経験があれば感情的問題から免れられるという欺瞞に起因するものである(Stadler, 1990)。これは,たとえセラピストが自身の二次的な反応についての知識を持っていても,それを否定するであろうことを示唆している。一次的トラウマについては多くの研究者が,不可侵感が侵されることが大きな寄与因子であるとしているが,二次的トラウマについての顕著な因子は,専門家の不可侵性神話が覆されることと言えよう。

　われわれの職業的専門家というシェーマにおいてきちんと機能している者とみなされる客観的な観察者や専門家のイメージが,専門家はトラウマ・クライエントに何の反応も起こしてはならないと信じさせるよう仕向けているとも言える。自分の感情を表出したり自分の反応について話したりする者は,自身の脆弱性を否認したがる者からは専門家らしくないと見られるであろう。セラピーに行け,徹底的に訓練を受けてこいと言われるかもしれない。セラピストは,そのクライエントがよく言われるように,気にしなさんな,がんばれと言われることもあろう。また,特定の反応はトラウマと関係なく,時にクライエ

ントが前からある何らかの状況による問題であると言われるのと同様，セラピストの逆転移の問題だとも言われるであろう。クライエント向けのいかなる種類のモデルは言うに及ばず，もちろんこれは悩めるセラピストにとって何の助けにもならない。経験と教育が二次的トラウマの影響の予防になるかどうかについて，経験や教育の実証データからは十分な根拠は得られていない。明白なデータがない，そして，「著しく機能が損なわれた」セラピストを臨床現場に居続けさせる恐れがある，ということから，どんなセラピストも二次的影響から免れられることはないとみなすことは倫理的に妥当であると思われる。

　しかし，われわれがセラピストが著しく機能をそこなう時点について調査を始めても，核心をつくことはできないだろう。アメリカ心理学会規程では，機能減損に対して措置を必要とするのは「倫理的に違反があったとされる」(p. 1611) ときのみであるが，一連の過程において，これでは遅すぎる。バーンアウトや機能減損の文献は，「あら探し」の努力が，いかにさらに否認をあおるだけのある種の踏み絵となっていったかの好例である。もし二次的にトラウマを受けたセラピストに機能減損のレッテルを貼ってしまうなら，犠牲者を非難するに終始することになる。一方，二次的影響を，常とは違う職業，トラウマ・セラピストであるということに対する正常な反応と認識するならば，問題解決のための討論を始めることができる。新人セラピストあるいはトラウマ歴を持つセラピストが二次的影響により感化されやすいとみなす傾向もある。この意見は今のところ，文献による裏づけはない。マンローによれば，戦闘体験があると言うセラピストとそうでないセラピストの二次的影響に差は見られなかった（Munroe, 1991）。クレストマンによれば，トラウマ・サバイバーであるセラピストはトラウマ受傷の影響をより多く呈するが，これがセラピストとして働いていることとの関連は不明である（Chrestman, 1994）。トラウマ歴を持つセラピストは，二次的影響を扱えるよう備えておいたほうがいいということは主張できよう。これはいまだ解決のつかない，累積あるいは接種影響についての古くからの論争である。倫理的な見地からは，すべてのセラピストは影響に感化されやすい，そして，すべてのセラピストは日常的にこの問題に取り組むべきである，と考えることが賢明と言えよう。そうすることで，経験の浅いセラピストに，比較的経験ある専門家でも効果的に対処するための方法を知っておくのだという，よき模範を示すことになろう。

仮にすべてのセラピストが影響に感化されやすく，しかも個人的・専門的利益の両方がこの脆弱性の否認を招くとすれば，これはトラウマ・セラピーに深刻な衝撃を及ぼすことになる。正常で合法的だった反応がセラピーに支障をきたしだす瞬間を，どうしたらセラピストは判断できるのであろうか。影響を受けたセラピストがこれを認識できないとされるのが事実であれば，トラウマ・クライエントとの伝統的な一対一のサイコセラピーを行うことが倫理的に許されるものであるかを問わなくてはなるまい。おそらく個人セラピーは，二次的反応を観察するよう訓練された，支援を目的としたチームが関わっているときにのみ行われるべきものかもしれない。もしセラピストの反応が担当するクライエントの反応と同様であるならばこれらの反応は，クライエントのためにはセラピー過程を拡張するため，そしてセラピストのためには否定的な影響を緩衝するため，臨床データとして使用することができよう（Munroe et al., 1995）。

セラピストの福利

倫理規程にあるべきはずがないものとして，セラピストの福利が挙げられる。心理士は「患者，クライエント，同僚，学生，調査被験者，その他仕事で関わる者」（p. 1601）に害を与えることを避けるように指示されている。実際自分自身を含めないならば，ここでもわれわれはトラウマ・クライエントに有害なモデルを示すことになる。人為的なトラウマを受けたサバイバーは，被害者の福利の重要性を否定する者によって虐待されてきている。彼らは自身の福利に目もくれずに虐待者の欲求のため身を尽くすように教えこまれていることが多い。セラピストが適切なセルフケアを実践することも果たせないようでは，彼らはわが身を虐待させるべく差し出すべきだという考えを強めてしまう。このようなモデルはセラピストが差し伸べることができる支援を無効にしてしまうかもしれない。昼休みも取りそこねるようなセラピスト，休暇を取らないセラピスト，クライエント支援のために勤務時間外も長時間働くセラピストは，まったくのところ，彼らに害を与えかねない。トラウマ・サバイバーは口先だけの約束で裏切られていることがよくある。そのようなとき，彼らはセ

ラピストの行為や行動にかなり関心を持っていると言える。われわれの言行が一致していようといまいと，彼らはわれわれが示すモデルに沿って行動を変える。われわれが担当するクライエントのモデルであるのならば，セラピストには積極的に良好なセルフケアを身をもって示す倫理的義務があるのだ。

能　力

　セラピストにおける二次的トラウマは，トラウマ分野ではかなり新しい概念で，ようやくデータをそろえ始めているところである。有効な防止策を実証的に論証した文献は，まだない。それにもかかわらず，規程では「公式に承認された専門家の基準がまだ存在しない分野においても，心理士は慎重な判断を遂行し，仕事で関わる者の福利を守るために適切な予防措置を講じるものである」(p. 1599) としている。これらの予防措置いくつかについてあるべき姿を提言する著作もある (Catherall, 1995 ; McCann & Pearlman, 1990 ; Pearlman & Saakvitne, 1995 ; Munroe et al., 1995) が，今後のさらなる展開が待たれる。

倫理ガイドライン案

　出発点として，今後のさらなる展開を促すために以下の提案が挙げられる。
　(a) トラウマ・セラピストは自身や同僚に及ぶ二次的トラウマの影響を知っておくべきであり，専門家の福利を保証するため，そして，質の高いサービスを提供する能力を維持するために，定期的で継続的な行動を起こすべきである。(b) トラウマ・セラピストは一人で仕事を行ってはならない。二次的トラウマの影響や提供するサービスに及ぶその衝撃に関して，定期的に公開で他の専門家から意見を提供してもらう制度を要求あるいは作成するべきである。(c) トラウマ・セラピストはセルフケアを行う倫理的義務があることを認識するべきである。

結 論

　二次的トラウマは，この分野の倫理的実践概念の拡張を促す火付け役である。この異議申立てに応えてわれわれが倫理的に行動できるなら，セラピスト，クライエント双方の福利を高める可能性もある。倫理的行動ができないと，共倒れになるであろう。応えるという倫理的義務で，専門家組織，教育機関，行政官，スーパーバイザー，臨床家の姿勢を問うことになろう。しかし，根本的には各個人がふさわしい倫理的行動を保証するために，日常的に自分自身に直面する必要があるだろう。本論が読者にとって，ここで挙げた疑問を積極的に自分自身に問いかけるきっかけとなることが望まれる。

参考文献

American Psychiatric Association. (1994). *Diagnostic and statistical manual of mental disorders* (4th ed.). Washington, D.C.: American Psychiatric Association.

American Psychological Association. (1992). Ethical principles of psychologists and code of ethics. *American psychologist*, 47 (12), 1597–1611.

Ancharoff, M. R. (1994). Intergenerational Transmission of Trauma: Mechanisms for the Transmission of Trauma Effects. Unpublished Ph.D. dissertation, University of Denver, CO.

Catherall, D. R. (1989). Differentiating intervention strategies for primary and secondary trauma in post-traumatic stress disorder: The example of Vietnam veterans. *Journal of traumatic stress*, 2 (3), 289–304.

Catherall, D. R. (1992). *Back from the brink: A family guide to overcoming traumatic stress*. New York: Bantam Books.

Catherall, D. R. (1995). Preventing institutional secondary trauma. In C. R. Figley, (Ed.), *Compassion fatigue: Secondary traumatic stress disorder among those who treat the traumatized*. New York: Brunner/ Mazel.

Chrestman, K. R. (1994). Secondary traumatization in therapists working with survivors of trauma. Unpublished Ph.D. dissertation, Nova University.

Danieli, Y. (1984). Psychotherapists' participation in the conspiracy of silence about the Holocaust. *Psychoanalytic psychology*, *1* (1), 23–42.

Danieli, Y. (1985). The treatment and prevention of long-term effects and intergenerational transmission of victimization: A lesson from Holocaust survivors and their children. In C. R. Figley (Ed.), *Trauma and its wake: The study and treatment of PTSD* (Vol. 1). New York: Brunner/Mazel.

Danieli, Y. (1988). Treating survivors and children of survivors of the Nazi Holocaust. In F. M. Ochberg (Ed.), *Post-traumatic therapy and victims of violence*. New York: Brunner/Mazel.

Figley, C. R. (1988). A five-phase treatment of post-traumatic-stress disorder in families. *Journal of traumatic stress*, *1* (1), 127–141.

Figley, C. R. (Ed.) (1995). *Compassion fatigue: Secondary traumatic stress disorder among those who treat the traumatized*. New York: Brunner/Mazel.

Gersons, B. P. R. (1989). Patterns of PTSD among police officers following shooting incidents: A two-dimensional model and treatment implications. *Journal of traumatic stress*, *2* (3), 247–257.

Haley, S. A. (1985). Some of my best friends are dead: Treatment of the PTSD patient and his family. In W. D. Kelley (Ed.), *Post-traumatic stress disorder and the war veteran patient*. New York: Brunner/Mazel.

Harkness, L. (1993). Transgenerational transmission of war-related trauma. In J. P. Wilson & B. Raphael (Eds.), *International handbook of traumatic stress syndromes*. New York: Plenum Press.

Herman, J. L. (1988). Father-daughter incest. In F. M. Ochberg (Ed.), *Post-traumatic therapy and victims of violence*. New York: Brunner/ Mazel.

Herman, J. L. (1992). *Trauma and recovery*. New York: Basic Books.

Kassam-Adams, N. (1995). The risks treating sexual trauma: Stress and secondary trauma in psychotherapists. Unpublished Ph.D. dissertation, University of Virginia.

Langer, R. (1987). Post-traumatic stress disorder in former POWs. In T. Williams (Ed.), *Post-traumatic stress disorders: A handbook for clinicians*. Cincinnati, OH: Disabled American Veterans.

McCammon, S., Durham, T. W., Allison, E. J., & Williamson, J. E. (1988). Emergency workers: Cognitive appraisal and coping with traumatic events. *Journal of traumatic stress, 1* (3), 353–372.

McCammon, S. & Allison, E. (1995). Debriefing and treating emergency workers. In C. R. Figley, (Ed.), *Compassion fatigue: Secondary traumatic stress disorder among those who treat the traumatized*. New York: Brunner/Mazel.

McCann, I. L. & Pearlman, L. A. (1990). Vicarious traumatization: A framework for understanding the psychological effects of working with victims. *Journal of traumatic stress, 3* (1), 131–150.

McFarland, A. C. (1986). Post-traumatic morbidity of a disaster: A study of cases presenting for psychiatric treatment. *Journal of nervous and mental diseases, 174* (1), 4–14.

Milgram, N. (1990). Secondary victims of traumatic stress: Their plight and public safety. Paper presented at the sixth annual meeting of the Society for Traumatic Stress Studies, New Orleans, LA.

Mollica, R. F. (1988). The trauma story: The psychiatric care of refugee survivors of violence and torture. In F. M. Ochberg (Ed.), *Post-traumatic therapy and victims of violence*. Brunner/Mazel: New York.

Munroe, J. (1991). Therapist traumatization from exposure to clients with combat related post-traumatic stress disorder: Implications for administration and supervision. Ed.D. dissertation, Northeastern University, Boston, MA. *Dissertation abstracts international, 52–03B*, 1731.

Munroe, J. (1994). The engagement transmission model of secondary trauma: Survivors, their families, and the therapists who treat them. Workshop presented at a multi-agency conference on PTSD and The Family: Treatment Approaches to Secondary Trauma. Brockton, MA.

Munroe, J., Makary, C., & Rapperport, K. (1990). PTSD and twenty years of treatment: Vietnam combat veterans speak. Videotape presentation at the sixth annual meeting of the Society for Traumatic Stress Studies, New Orleans, LA.

Munroe, J., Shay, J., Fisher, L., Makary, C., Rapperport, K., & Zimering, R. (1995). Team work prevention of STSD: A therapeutic alliance. In C. R. Figley, (Ed.), *Compassion fatigue: Secondary traumatic stress disorder from treating the traumatized*. New York: Brunner/Mazel.

Nagata, D. K. (1990). The Japanese American internment: Exploring the transgenerational consequences of traumatic stress. *Journal of traumatic stress, 3* (1), 47–70.

Pearlman, L. & Saakvitne, K. (1995). Constructivist self development approach to treating secondary traumatic stress. In C. R. Figley, (Ed.), *Compassion fatigue: Secondary traumatic stress disorder among those who treat the traumatized.* New York: Brunner/Mazel.

Perry, J., Herman, J., Van der Kolk, B., & Hoke, L. (1990). Psychotherapy and psychological trauma in borderline personality disorder. *Psychiatric annals, 20* (1), 33–43.

Rosenheck, R. & Nathan, P. (1985). Secondary traumatization in children of Vietnam veterans. *Hospital and community psychiatry, 36* (5), 332–344.

Scurfield, R. M. (1985). Post-trauma stress assessment and treatment: Overview and formulations. In C. R. Figley (Ed.), *Trauma and its wake.* New York: Brunner/Mazel.

Solomon, Z. (1990). From front line to home front: Wives of PTSD veterans. Paper presented at the sixth annual meeting of the Society for Traumatic Stress Studies, New Orleans, LA.

Stadler, H. A. (1990). Counselor impairment. In B. Herlihy & L. Golden, (Eds.), *AACD ethical standards casebook* (4th ed.). Alexandria, VA: American Association for Counseling and Development.

Talbot, A. (1990). The importance of parallel process in debriefing counselors. *Journal of traumatic stress,* 3(2), 265–277.

Yassen, J. (1995). Preventing secondary traumatic stress disorder. In C. R. Figley, (Ed.), *Compassion fatigue: Secondary traumatic stress disorder among those who treat the traumatized.* New York: Brunner/Mazel.

第13章
セルフケアと傷つきやすいセラピスト

メアリー・ベス・ウィリアムズ
ジョン F. サマー, Jr.

引き続きメアリー・ベス・ウィリアムズとジョン F. サマー, Jr. がセラピーのための実践ガイドラインの基準立案について，セルフケアについてと倫理についての明確な視点から述べる。あわせて，著者ら各々のセラピー環境や組織管理環境から，関連する臨床問題を検討し，問題を提起し，可能ないくつかの案を提供している。本章の重要性は，トラウマ治療分野が曖昧模糊とし変転するこの時代にあっては見過ごせない。ウィリアムズとサマーはすべてを解決したとは（解決するべきとも）主張していないが，国際トラウマティック・ストレス研究学会やアメリカの当該行政分野での取り組みにおける倫理的問題に関する長年の経験から蓄積した知識を提供している。

外傷性ストレス分野を職業として選んだセラピストが直面する障害はかなりの数にのぼる。逆転移の問題に対処するにあたっての専門家のサポート・グループ，デブリーフィングやベンチレーティング（感情のガス抜き）について，広く出版されたり論じられたりすることが近年までほとんどなかった。多くのセラピストが燃え尽きたように感じていたし，自身の苦悩を再体験し始める者も（特にベトナム退役者の場合だが，その他のトラウマのサバイバーも）あった。そして著者らが遭った例の多くで，どこに援助を求めればよいかが知られていなかった。前進はしているものの，なされるべきことはそれよりはるかに多い。

外傷性ストレスのセラピーに関する倫理ガイドラインの確立は課題である。その課題に向けて著者らはここ数年，少なからぬ労力を費やしてきた。幸い

に，この分野への関心が高まっており，倫理ガイドラインの開発と履行が力説されつづけることとなろう。これらのテーマやその他テーマは，このあとの章にまとめられている。そこでは，セラピストが経験する傷つきやすさを描き，またこれらの問題を個人，また集団の観点から位置づけることの重要性を描こうと試みている。これらの問題を詳細に検証することは著者らの意図するところではなく，読者の認識を高めることと，今後より綿密に調査するべき領域を示唆することを目的とする。

ウェブスター大辞典（1984）の「脆弱な」（vulnerable）の定義が指し，導くものは，トラウマトロジストのためのセルフケアにおける努力である。傷つきやすい者（vulnerable person）とは，「損害を受けるあるいは身体的に損傷を受ける可能性がある，（中略）批判や攻撃を招きやすい，（中略）あるいは（中略）敵対的な非難で容易に傷つき［だが，力を奮い起こしたり，覚悟を決めたり，真実と真相の究明で身を固めている限り，それほど傷つくことはない］，（中略）［そして］失点が高くなりやすいが勝ったときのボーナス点も高い状態にある〔ブリッジのバルネラブル〕」（p. 1594）人のことである。トラウマトロジストはいろいろな面で傷つきやすい。以降の節で目指すのは，セラピストが直面するさまざまな傷つきやすさの様相を考慮しながら，倫理の枠組みと実践基準にトラウマに取り組む者の脆弱性を位置づけることである。本章ではまた，セラピーという仕事で「高いボーナス点」（「高い失点」の対極）を獲得するための提言も示す。

セラピスト，緊急時対応員，危機カウンセラー，その他トラウマを負った者を対象に働く者は，自分たちは毒にも薬にもなる道具，諸刃の剣であることを認識する必要がある。したがって，道具として直面する脆弱性という領域を知っておくこと，そして，クライエントのため，間接的には自身のために，薬としての効果を最大限に，毒としての効果を最小限にする方法で自らを用いようとすることが重要である。以下の節では，脆弱性が潜む危険がある領域を検証し，その脆弱性を減じる方策を確認する。

高い倫理観と実践における倫理的な原則の必要性

　価値観が倫理所信の基礎となる。トラウマ分野で働く者は，アメリカ心理士会，国立ソーシャルワーカー協会，近年結成された国際トラウマ・カウンセラー協会＊などのような専門家団体が尊ぶ価値観と類似の価値観に忠実であることが期待される。この価値には，非有害性（害とならないこと），公益性（他者の自我に関する福利の増進），正義（公平であること），忠誠（率直であり，公約を全うすること），その他が挙げられる。

　倫理所信や信念とは，集団やそこに属する個人の適切な行為規則や期待されるものはもちろん，専門性や集団の核となる価値体系を明確にするものである（Frankel, 1989 ; 1992）。外傷性の出来事に曝されてきた者は，その出来事により短期あるいは長期の影響を受けることがあり，その影響は強度も現象も多彩である。そういったことに言及した，現実的な見地と矛盾しない行動基準が倫理所信や信念から形成される。標榜する職業となすべき仕事の両方と一貫した，確固とした倫理的信念や価値観を持たなければ，実践家は脆弱である。

理論についての知識と継続的研修の必要性

　トラウマ理論のすべての面についての堅固な基礎を欠く場合，トラウマ分野で働く者は特に脆弱である。特定のサバイバー母集団の治療について書いてある本を1冊や2冊読んだくらいや，研修授業を1つや2つ受けたくらいでは不足である。例えば，国際トラウマ・カウンセラー協会では，この分野で一定水準の臨床活動ができるようにするため，広範囲にわたる包括的研修基準を規定している。国際トラウマ・カウンセラー協会は，認定トラウマ・カウンセラー，トラウマ支援補助員，認定トラウマ対応員の3段階の認定資格を設定し

＊訳注：国際トラウマ・カウンセラー協会（IATC）は現在名称をトラウマティック・ストレス専門員協会（ATSS）と改め，認定資格名も認定トラウマ専門員，認定トラウマ対応員，認定トラウマ・サービス専門員となっている。http://www.atss-hq.com 参照。

ている。

　認定トラウマ・カウンセラーとして認定されるには，2,000時間のトラウマ・カウンセリング経験と，必修研修に240時間参加することが必須とされる。この必修研修には，PTSD（24時間），査定（12時間），診断（12時間），ケース管理/治療計画（12時間），個人/家族/グループカウンセリング（36時間），特殊な対象集団（18時間），危機介入（12時間）＊，大規模災害（8時間），コミュニティの資源/照会先（12時間），刑事裁判（12時間），倫理問題（6時間），公認選択科目（76時間）がある。さらに，認定トラウマ・カウンセラーは最低50時間の個人カウンセリング/セラピーが必要である。認定トラウマ・カウンセラーは修士号または博士号を要する専門職である。

　トラウマ支援補助員は短大卒相当の準学士号（学士号でなくてもよい）を持ち，当該分野の実務経験があり，そのうえで最低32時間の研修/教育を履修した者がなる。認定トラウマ対応員は，実務経験があり，準学士号以上を持ち，最低32時間の研修/教育を受けるということまではトラウマ支援補助員と同様だが，さらに災害対応に関する40時間の上級研修を受けている（Salston, 1994）。

　修行も足りず経験も浅いのに，サバイバー・セラピストあるいはトラウマトロジストとして「店開き」するセラピストもいるようである。トラウマを負った者を対象とする仕事は，そのトラウマが重篤なときは特に，懇切丁寧にスーパーバイズを受けるか指導を受けるなどしない限り，経験が浅いセラピストあるいは駆け出しのセラピスト向きではない。いみじくもコームスが指摘するように，セラピストが使用する手法は元々それ自体は力動的ではない。セラピストの自己を道具として創造的に使うことこそが，手法を活気あるものにするのである（Combs, 1989）。したがって，トラウマ・サバイバーを対象として働くセラピストには，治療活動を秩序づけるために，各個人に合った枠組みが必要である。診断を目的とするときや保険請求のときには，そのような枠組みはDSM-IV（American Psychiatric Association〈APA〉, 1994）の外傷後ストレスの定義に基づくことになる。

　しかしながら，セラピストはトラウマ理論の種々の解釈にも感化される。理

―――――――――
＊訳註：原文では危機介入の項が抜けている。トラウマティック・ストレス専門員協会のホームページ上の認定トラウマ専門員の説明をもとに補足。http://www.atss-hq.com参照。

論とは指針であって，それに沿って実践家は援助過程を理解するし，また，理論とは援助の名のもとに何をするかの論理的根拠でもある (Combs, 1982)。理論とは，基本となる仮説があるものであり，どのように人格が組み立てられ発展するかを論証する構造を与えるものであり，その価値観に関してやこの過程の果てにはどのような人間になると目されるのかに関しての哲学的な要素も持つものである。要は，理論とは組織の認知地図，そして，過程の期待される経過を表すものである。

ウィリアムスとサマーは4つの部分からなる治療理論を唱えている。これは，エンカウンター/教育，トラウマ衝撃の精査とトラウマ整理作業，スキルの確立とクライエントのエンパワメント，評価・統合・終結の4部から成る (Williams & Sommer, 1994)。ハーマンは，内容としてはウィリアムスとサマーの第3，4段階を合併させた，3段階理論を提案している (Herman, 1992)。ウォーカーが最近提唱しているのは，サバイバーセラピーという同様の治療理論である (Walker, 1994)。このセラピー手法の鍵となる原理は，ウィリアムスとサマーの原理 (Williams & Sommer, 1994) と同じと言ってよく，安全，エンパワメント，自己価値の確認，長所の強調，教育，とり得る対策の拡張，再び理路整然と判断できるようにすること，圧迫感の理解，自分で物事を決めることを挙げている。

トラウマ・セラピーの枠組みと知識基盤は，常に変化し進展している。手法やテクニックの変更修正はもちろん，理論の変更修正を記した新しい書籍が多数出ている (Meichenbaum, 1994 ; Williams & Sommer, 1994)。優れた知識基盤に役立つものは何か。役立つ知識として，診断や診断ツール，トラウマの神経生理学的見解，査定テクニック，調査結果，異文化間の問題，読書療法の素材，照会先などについて，最新の情報を把握することが挙げられる。セラピストはどこから情報を拾い集めてくればいいのか。情報は，例として，国際トラウマティック・ストレス研究学会や国際トラウマ・カウンセラー協会のような団体から得られるし，そのような団体の出版物を読むことで，年次大会・地方分科会や研修に参加することで，この分野の最新の書籍を読むことでも得られよう。いずれによっても，セラピストは最新の素材や知識に常時触れることができる。

セラピスト自身の問題とトラウマ歴の解決の必要性

　なぜ人はトラウマ・セラピストになるのか。この分野に人を引きつけてやまないものは何なのか。動機の大部分は，他者がそのトラウマを整理する手伝いをしたいというものである。しかし，なかにはセラピストがすでに解決された，あるいは未解決のトラウマ歴を持っていたり他者のトラウマに曝されていたりして，クライエントの人生を通して個人的な問題を解決したいと欲していることもある。例えば，多くの性的虐待サバイバーが他サバイバーを対象とする仕事に興味を示す。同様の履歴を持つことがプラスになることもある。この立場は戦闘体験退役者がセラピストになって他の退役者を援助することにもあてはまると言える。実際，俚諺に曰く「クライエントを真に理解し共感するためには，彼らの靴で歩き同じように苦痛を感じる必要がある」。しかし，個人的な問題が未解決ならば，これが妨げとなることもある。

　多くの者が，進んで，時には十分過ぎるほどに，自分のトラウマ歴を，自身の苦闘と治癒に至った成功を恥ずかしげもなくクライエントに披瀝している。セラピーではどの程度まで私的自己をさらけ出すべきか。これは重大な倫理的問題である。クライエントの苦痛がわかるとそれとなく表すことは役に立つであろう。しかし，そのような苦痛について微に入り細に入り物語ることは，セラピストにとって治癒的ではあるが，クライエントにとって治癒的ではない。

　トラウマ・セラピストが過去の出来事に関わる自分の一次的あるいは二次的トラウマを解消できていないとき，その履歴は治癒的過程に害を及ぼし得る。ブライアーは特定のトラウマのサバイバーは，同種のトラウマ・サバイバーの治療にあたって，問題が身近すぎて客観的になりきれないと述べている（Briere, 1989）。この分野に真剣に分け入っていく前に自身の問題を回避していては，トラウマを再受傷しやすい状態となったり，業務に負の衝撃が及んだりすることもある。したがって，自身の履歴の徹底的分析を行い，一次的二次的トラウマ両方のトラウマ時系列を作成することが重要である。また，この職業についてからでも，手遅れになるよりは，先手を打って自身が必要とするセラピーを受け始めることも重要である。

トラウマ・セラピーを職業にと考える者は，こう自問するべきである。「この仕事に私を導いた，人生における重大な衝撃は何だろう」。戦闘体験や，早期の喪失（人，ペット，物体も含む），身近な保護者の死，保護者の精神病や物質乱用を間近に見ること，虐待やネグレクト歴，親が警察官である家庭，他人への奉仕のみが受容されるという基準の環境に育った，他人の口からその人が受けた被害の話を聞いた，などが挙げられよう。これらの経験で影響を受けた価値観は何か。仕事の根底にある動機づけは何か。外傷性の体験を持つ他者を援助したいという願望のどの程度までが利他的行為によるものなのか。これらはすべて，「仕事をしながら」ではなく，セラピストという職業につく際の準備教育や準備研修の間に，セラピストが折り合いをつけ対処するべき問題なのである。

実践の戦略とテクニックにおける能力の必要性

技能を身につけていないセラピストは，とりわけストレスとトラウマの治療において，クライエントやセラピストでない者などから能力のなさを非難されることに特に脆弱である。セラピーの実践には，思考停止法，実物への曝露法，EMDRといった認知行動モデル，それから，催眠の使用のようなテクニックなどさまざまな方法がある。とはいえ，このなかには酷評されている手法もある。

大多数のトラウマセラピーにつきもののワークは，クライエントにとってもセラピストにとっても等しく安全な環境で行うことが要求される。治癒的環境において安全策を講じるテクニックについてはウィリアムスが詳細に記述している（Williams, 1993 a, 1993 b）。もしセラピストの環境が安全でないならば，トラウマ・ワークは避けるべきである。もしセラピストがクライエントの最低限の身体的安全（すなわち，クライエントが自殺したりしない，あるいは他人を傷つけない）を確信できないのであれば，ワークを先に進めてはならない。

トラウマ・セラピーのワークは，相互に配慮し，共同して行うという雰囲気のなかで行われる必要がある。セラピストが権限を持ち主導する過程ではないのだ。クライエントが泰斗であり，クライエントの個々の現象に応じてテク

ニックや戦略，時機やペース，方式や手順が選択されるのである。トラウマ・セラピストは現在実践されている広範な選択肢から最も効果がある治療法を柔軟に選択することはもちろん，柔軟に戦略を使用する必要がある。

　テクニックの使用には，治療の道具として自己を意図的に用いることを含む。したがって，トラウマ・サバイバーは会ってすぐ，あるいは少し経てばセラピストを信頼するとみなすことは誤っていることになる。介入の短期モデルは症状の解消にあたる者には役に立つであろうが，トラウマ・サバイバー，特に極端なストレスを含むトラウマのサバイバーとの信頼関係の確立には普通向かない。

　自己の倫理的使用とは，セラピストの自己防御はもちろんクライエントの保護も含まれるが，セラピストがクライエントに専心に関わるということである。自己の倫理的使用とは，クライエントに対するセラピストの義務であって，クライエントのためにセラピストが意思決定することではない。セラピストは，治療目的をはっきり理解しておく必要があり，クライエントを誘導操作したり，ありもしなかったトラウマを作り出す，あったような気にさせる，示唆するような技法を使ってはならない。換言すれば，クライエントがトラウマに該当するような記憶を持たないのに，トラウマ症状の「チェックリスト」を根拠にトラウマがあったはずだという知識を与えることは，倫理に反することなのである。著者らはここ数年，クライエントすら知らないというのに「クライエントに起こったことを知っている」と主張する人がいると耳にしては，すぐに，こういったセラピストにそのような結論は下すべきではないこととクライエントの耳に入れるべきではないことを警告してきた。セラピストは最大限に倫理的かつ極力制限的な診断を下すべきである。

　セラピストはセッションの構成とペースを整える責任を負っている。外傷後ストレスに関わる問題で苦しむクライエントとのセラピーの実践では，3分の1ルールに従うことが多い。時間の3分の1を現在の問題に，3分の1を記憶/トラウマのワークに，残り3分の1を整理に，というように配分する（Williams & Sommer, 1994）。このように，倫理的にトラウマ・ワークを行うには症状の管理が必要となる。

　トラウマ，外傷性ストレス，治療方法について，セラピストがクライエントを教育することも重要である。それゆえ，セラピストはよくある治療の陥穽，

すなわち，距離を置きすぎる，あたりさわりのない状態を維持する，ケアの欠如，クライエントと人としてかかわることを回避する，秘密厳守をいいことに黙過する（Chu, 1990）などにはまらないようにしなければならない。セラピーの過程を常にクライエントの耳に入れることで，セラピストが反倫理的な仕事をしたと非難される危険性は減る。

　トラウマ・セラピストは自分の職務に関する問題が起こったとき，さらに傷つきやすくなる。これらの問題には，安全が確立されず安定性もないままトラウマ関連の素材を時機尚早なのに強要する，虐待加害者との対決を強要する，有効な証拠やたどることができる証拠がないのに虐待は起こったのだと早合点する，人としてのクライエントに焦点を当てるよりトラウマ自体に熱をいれてしまう，故意にクライエントと代理関係を持つようになる，病状を見落とす，状況の危険性を看過ごす，入院あるいは措置入院を考慮した必要に応じた治療計画を作成できない，が挙げられる。

　本章の目的は，トラウマ・セラピストの種々の倫理的実践と戦略を詳細に検証することではない。しかしながら，関係の利用，パワーに関する問題，転移問題，境界問題，二重関係，秘密の保持，その他関係指向の倫理問題に関して，セラピストは専門的かつ個人的原則を確立しなければならないということを強調しておくに越したことはない。個人が倫理的実践の規範を持つ際には，以下の問いを検討するとよいだろう。私の行動，知識，直感，自己認識，理論を左右するものは何か。セラピストとしての私自身の実効性はどうやって評価するのか。トラウマ歴を話そうとするのを妨害していないだろうか。あるいは，時機尚早なのに話すことを無理強いしていないだろうか。このように，これらやその他の基準を認識することが，サービスの改善に役立つのである。

「この仕事」が自己に及ぼす衝撃の認識と，二次的衝撃軽減のために手段を講じる自発性の必要性

　二次的トラウマを表す用語は多く，共感疲労（Figley, 1995），代理トラウマ（McCann & Pearlman, 1990），二次受傷，出来事逆転移（Danieli, 1994），そして，バーンアウトがある。すべて二次的外傷性ストレス反応のいろいろなタ

イプを言い表すものだが，共通する根本的な認識がある。すなわち，トラウマ・ワークは行う者の職業，ジェンダー，年齢，訓練や経験の多寡にかかわらず，それを行う者にとって困難で骨が折れ，往々にしてひどく消耗するものであるという認識である。ストレスのかかる消防士や救急隊員とともに働く緊急事態ワーカーは，何体分までの焼死体を見たりその描写を聞いたりできるのか。大惨事の死亡者身元確認チームの一員として，警察心理士は一人何十体まで溺死体を見ても平気なのか。性虐待サバイバーを対象とするセラピストは，何百人分の強姦，強制猥褻，虐待，苦痛，被害の話を聞いたり想像したりすると二次的トラウマ症状を呈するのか。トラウマへの曝露で，反復的な思考，夢，身体的な出来事の発現，身体的愁訴，意味づけの変容，愛情の鈍化あるいは拡大，関係の放棄あるいは新規形成，過剰適応あるいは不適応行動が被害者に表れやすくなるのと同様に，これらのトラウマに二次的に曝されることは，被害者の面倒を見る者に衝撃を与える。

　この仕事はどのようにセラピストに影響を及ぼすのか。これはいろいろな点で衝撃を及ぼす。残虐行為や恐怖を打ち明ける話を詳細に聞くことで，セラピストの世界は揺るがされる。疲れた世界観が日常茶飯事になってくると，その結果徐々に麻痺し解離していくことになる。特にセラピストに向けられたクライエントの怒りに直面した場合はそうである。

　クライエントの話からの衝撃を軽減するため，そしてセラピストが二次的トラウマを受ける危険性を低減するためには，この仕事を行うことで自我に課される代償を絶えず検証することが重要である。個人のアイデンティティ，スピリチュアリティ，セクシュアリティ，人間関係，夢や幻想，感情的反応性に，仕事がどのように影響を与えてきたか。フラストレーションや絶望感，歓喜や達成感を仕事がもたらすのはどういうときか。個人個人の二次的受傷のきっかけを同定することがセルフケアの過程で重要な役割を果たす。特に処置しにくい特定の話や特定の種類のトラウマがあるならば，そのような過去や挿話のあるクライエントの治療にあたることを制限する，あるいは避けることが必要となろう。

　自分にとって何が自己緩和になるか認識することも重要である。セラピストが用いる自己緩和メカニズムが害のあるもので実務に差し障るものならば，そのようなセラピストにとって唯一進み得る倫理的な道は，治療または支援を求

めることである。物語を，悲劇を成功体験を分かち合う場として強力な支援集団を持つことは，絶対に必要である。マンローは独りでの実践はしないようにと勧告している（第12章を参照）。しかし，地方のコミュニティ在住者や，連携して共に集団で活動できるような似た考え方をする同僚がいない者は，選択の余地なく独りで活動するしかないであろう。そのような場合，健全な状態を維持するために，他のトラウマ専門家と電話で，そして直に顔を合わせて連絡を取ることが大切である。トラウマ・セラピストの大多数が，高額の通信料を請求されていたり，素早くオン・ライン・ネットでやりとりしていたり，自己緩和や分かち合い，気のおけない話をしたりくつろぐために会合や年次大会を利用していたりすることは，何ら不思議ではない。

　さらに，トラウマ・セラピストにとって，この仕事が安全・信頼・パワー・評価・自分と他者の親密性に関するセラピスト個人のシェーマや信念や期待にどのように作用するか，特定しておくことも重要である（McCann & Pearlman, 1990）。この仕事が個人の安全感に及ぼす衝撃を特定するために，セラピストは自問することができよう。私はどの程度傷つきやすいと思っているだろうか。私は仕事の影響からどれだけ自分を守っているだろうか。私の安全な場所はどこか。私はどの程度過警戒状態なのだろうか。仕事のときにアドレナリンがどっと出るきっかけは，もし特定できるなら何か。この仕事で私が直面する危機的状況とはどんなものか。安全のために必要なことは何か。

　自身や他者を信頼することに関する信念に仕事が及ぼす衝撃を検証するときには，セラピストは以下の疑問を自身に投げかけるとよい。私には援護してくれる支援システムがあるだろうか。私は誰を信頼し，誰に不信を抱いているか。私は自分の直観に頼るのか，自分の知識を頼るのか，それとも両方を頼るのか。どういう理由で私は信頼に足る人間となっているのか。私は性悪説（あるいは悪意の力）を信じているのか。パワーとコントロールに関する自分の信念に仕事が及ぼす影響を自己検証するとき，個人的にコントロールの規準とするものは何か。他者を，一人では何もできないと思わせるように無理やり操作したり操作しようとしていないだろうか。私が一人では何もできないと思うようなことがあるならば，それはいつ，どういう状態か。クライエントとパワーを競い合っていないだろうか。そのような競争に私はどのように反応するか。担当するクライエントが示した適応性のないパワー（例えば，自殺の真似や自

傷行為）にどのように反応するか。自分のパワーの感覚をどうやって増しているだろうか。私はパワーに関連する幻想を持っていないだろうか。クライエントが私を攻撃したり脅迫したら，私はどうするだろうか。

　個人の自己評価の感覚に仕事が及ぼす衝撃を検証するときには，セラピストはこう考えるとよい。私は自分に価値があると思っているだろうか。卑下していないだろうか。しているとすれば，どういうときに？　クライエントの人生において起こった出来事に対して私は責任を感じているだろうか。自分がトラウマの犠牲者だと思ったことがないだろうか。私は世を拗ねた人間だろうか，それとも望みを捨てない楽観的な人間だろうか。二次的トラウマからわが身を守るため，私にはどのような人的資源があるだろうか。どういう信念が私を守り力を与えてくれるのだろうか。そして最後に，個人の親密性の感覚に仕事が及ぼす衝撃を検証するにあたって，セラピストはこう問いかけるとよい。私は他者と結びついているだろうか。どこへ行けば，そして誰から私は支援を得られるだろうか。仕事により私は他者と近しくなったように思うのか，それとも遠ざかってしまったと思うのか。

　二次的トラウマを解決するため，あるいは少なくともその衝撃を低減するため，トラウマ・セラピストは下記の方法をとることを本章の著者らはお勧めする。

1. PTSDの治療法はもちろん，PTSDの力動やその衝撃を理解する者にスーパービジョンをしてもらう。
2. 自分の目的意識や人生目標を明確にする。
3. セラピーに関する事物でつぶれそうだと思ったら，仕事を手に負える程度の要素に小分けにする。すなわち，ケース管理の戦略を応用する。
4. 自分にある個人的，社会的な資源や支援を確認する。確認したらその使用戦略を練る。
5. 均衡を取るために，資料を読んだりワークショップに参加するなど関心を多様化する。個人としての生活，専門家としての生活の均衡を取る。
6. 遊ぶ。

7．笑う。
8．創造的になる。直観的側面を使う。
9．基盤を固めるツールとして，スピリチュアルな側面を発達させる。
10．身体に気を配る。身体を使ってアドレナリンがどっと出ている状態を知る。
11．安全とエンパワメントを保証する儀式を各自開発する。
12．夢を持つ。
13．日誌をつける。
14．自分の実生活に見合うように勤務計画を加減する（Steele & Colrain, 1990）。
15．代理トラウマ経験の原因と思われるきっかけ（イメージ，行動）を確認する。
16．個人の問題や過去のトラウマが「立ちふさがる」ようならば，セラピーを受ける。
17．適切な食餌，睡眠，運動などで，精力的な状態を維持する。
18．建設的な方法で自分の自己緩和能力を用いる。
19．自分の限界を知る。
20．人間の変化する能力，治癒する能力，成長する能力に希望を持つ。
21．解決策がわからないときや間違いを犯したときは，それを認める。
22．自己と他者に設けた境界を守る。
23．セラピー面接の間，他者が体験した恐怖を聞いたり見たりしようとも，「今，ここ」に踏みとどまる戦略を開発する。
24．「白黒はっきりしないもの」を理解する能力を維持する。
25．自分の耐性水準を知る。

結　論

　どの専門でもどの分野でもそうだが，倫理の境界を越えたり他の者が真似してはならないような例を示すセラピストも，なかにはいる。その一方で，働きすぎで，最近になるまで，自分の逆転移問題にどのように気をつけるか知る暇

もなかったトラウマ・セラピストも相当いる。幸い，国際トラウマティック・ストレス研究学会や国際トラウマカウンセラー協会のように，トラウマを負った人びとの治療に関するこれらの問題やその他の問題について情報や訓練を提供する団体がある。熱心なセラピストは，これら団体や精神保健分野関連のその他の定評ある団体の年次大会や地方会合に参加し，絶えずさらなる情報や訓練を求めているのである。

　本章で取り上げた障害は，おおよそ2つの，広く知られた障害にまとめられる。外傷後ストレス障害（PTSD）は米国精神医学会の『精神疾患の診断・統計マニュアル第3版DSM-III』(1980)に初めて記載された。多重人格障害はDSM-III-R(1987)にまず最初に記載され，DSM-IV(1994)では解離性同一性障害とされている。この15年程度での外傷後ストレスの理解における進歩にはめざましいものがあるが，まだまだなされるべきことは多い。知識と治療法の向上を図り続けるために，そして適格に訓練を積んだセラピストやカウンセラーが外傷性の出来事に苦しむ人びとを診断し治療し続けるために，一般大衆や議会・国会代議士などを教育し，ここまで論じてきた障害に伴う症状はもちろん，障害の実際を知らしめる必要がある。著者らの意見では，苦しむ個人・コミュニティ・国家に最高水準のケアを提供するためには，セラピストを教育することもまた重要である。

参考文献

American Psychiatric Association. (1980). *Diagnostic and statistical manual of mental disorders* (3rd ed.). Washington, D.C.: American Psychiatric Association.

American Psychiatric Association. (1987). *Diagnostic and statistical manual of mental disorders* (3rd ed. rev.). Washington, D.C.: American Psychiatric Association.

American Psychiatric Association. (1994). *Diagnostic and statistical manual of mental disorders* (4th ed.). Washington, D.C.: American Psychiatric Association.

Briere, J. (1989). *Therapy for adults molested as children: Beyond survival*. New York: Springer Publishing Co.

Chu, J. (1990). Ten traps for therapists in the treatment of trauma survivors. *Dissociation*, 1, 24–32.

Combs, A. (1982). *A personal approach to teaching: Beliefs that make a difference*. Boston: Allyn & Bacon.

Combs, A. W. (1989). *A theory of therapy: Guidelines for counseling practice*. Newbury Park, CA: Sage Publications.

Danieli, Y. (1994). Countertransference and trauma: Self healing and training issues. In M. B. Williams & J. F. Sommer (Eds.), *Handbook of post-traumatic therapy*. Westport, CT: Greenwood Press.

Figley, C. G., (Ed.). (1995). *Compassion fatigue: Coping with secondary stress disorder in those who treat the traumatized*. New York: Brunner/Mazel.

Frankel, M. S. (1989). Professional codes: Why, how, and with what impact? *Journal of business ethics*, 8, 109–115.

Frankel, M. S. (1992). Taking ethics seriously: Building a professional community. Keynote Address, American Dental Hygienists Association Conference, Louisville, KY.

Guralnik, D. B. (Editor in Chief) (1984). *Webster's new world dictionary of the American language (2nd. ed.)*. New York: Warner Books.

Herman, J. L. (1992). *Trauma and recovery*. New York: Basic Books.

McCann, I. L., & Pearlman, L. A. (1990). Vicarious traumatization: A framework for understanding the psychological effects of working with victims. *Journal of traumatic stress*, 3, 131–149.

Meichenbaum, D. (1994). *A clinical handbook/practical therapist manual for assessing and treating adults with post-traumatic stress disorder (PTSD)*. University of Waterloo: Ontario, Canada.

Salston, M. (Winter, 1994). Certification standards. *Frontline Counselor: IATC Newsletter*, p.4.

Steele, K., & Colrain, J. (1990). Abreactive work with sexual abuse survivors: Concepts and techniques. In M. Hunter (Ed.), *The sexually abused male: Application of treatment strategies*. New York: Lexington.

Walker, L. E. A. (1994). *Abused women and survivor therapy*. Washington, D.C.: American Psychological Association.

Williams, M. B. (1993a). Establishing safety in survivors of severe sexual abuse in posttraumatic stress therapy. *Treating abuse today*, 3 (l), 4–11.

Williams, M. B. & Sommer, J. F. (Eds.) (1994). *Handbook of posttraumatic therapy*. Westport, CT: Greenwood Press.
Wylie, M. S. (March/April, 1989). Looking for the fence posts. *Networker*, 23–33.

訳者補遺

Williams, M. B. (1993 b). Establishing safety in survivors of severe sexual abuse in posttraumatic stress therapy, part II. *Treating Abuse Today*, 3(2), 13-19.

第14章
トラウマ治療と研究をするなら
哲学から逃げるな*

ジョナサン・シェイ

　この章の著者ジョナサン・シェイは，長年にわたって同僚から学派にとらわれない思想家として知られてきた。シェイは，この章もともとがそうであったように，声に出して読んでほしいと言っている。お気づきのように，この原稿は講演採録である。若干加筆修正され本書に収められた本論は，1994年国際トラウマティック・ストレス研究学会大会で行われた講演が元になっている。シェイの講演，この章で述べているトラウマについて古典から何を学べるのかについての明確な視点は，読者に再考を促す。これはシェイの1994年の著書，『ベトナムのアキレス』（Achilles in Viet Nam）でも好評を博した独自の観点で，今後の彼の著作にも再び登場することになろう。この観点はわれわれを普段の思考モードから新しく活気に満ちた視座へと誘う。

　大会主催者は，20分で哲学すべてについて話せと私におっしゃいます。そりゃまたべらぼうな！　哲学を研究しようという大の大人が費やす時間を考えてもみますと，本当はずっとずっとかかるものです。今回の話は，何点かアピールすることを目的とするべきでしょう。

　1. 現在のすべての学問分野は，実質的にはここ2, 3世紀の間に哲学から発展したこと，そして哲学から分化したことを思い出してください。そ

＊「トラウマ治療と研究をするなら哲学から逃げるな」の一部分あるいは全体を，無償にて，いかなる形態でも複写・複製することを許諾する。ただし，この注意書きとともにタイトル，著者，巻号を明記すること（「公正使用」とみなされる一部分の引用の場合は，注意書きの明記は不要）。

してこれは，たいてい未解決の哲学的論争の一側面からしか分化していないのです。一方が優勢を勝ち得たという事実は，原理的に申し上げますと，必ずしもその側により強固な主張があったということではないし，必ずしもそちら側の勝利によって論争が解決したということでもないのです。ある社会集団（例えば，学問の派閥や，専門家の職業集団は，多様な年代にわたる社会集団そのものです）が，その構成員のために事実というものを作ってしまう力を忘れてはいけません。

2. 倫理についての洞察力や思慮が行えるだけの力を高めていくことは一生の課題であることを受け容れて下さい。
3. 私たちのこの社会のなかで事実が作られていくさまを懐疑的に監視して下さい。
4. あまりに普及しているため意識することもなくなった概念に，もっと敏感になって下さい。
5. 自分の人生を真剣に考えて下さい。こういった課題を「専門家」たちに丸投げしないように。

アリストテレスの有名な「ニコマコス倫理学」の内容にならい，いかによく生きるか，いかに人間の隆盛を極めるかを扱うのは哲学の一部門であると書いている人もいます（Nussbaum, 1986 ; Broadie, 1991）。でもこういう定義をすると，読むほうはあきあきしてこっくりしてしまいます。つい昨日同僚が専門家倫理委員会に召還されたと聞いたとしても，大変なことだと思わない。こういう定義によれば，よく生きていなかったことや栄えていなかったことを厳しく訓戒されるということになってしまいますから。

世界的に著名なフランスの哲学者ポール・リクールは，倫理（ethics）という言葉をよく生きることについて哲学的に考えること，道徳（morals）という言葉をわれわれの義務について哲学的に考えることにあてるように言っています。しかし，リクールはまた，ギリシャ語の「エトス」（ethos）とラテン語の「モーレス」（mores）はまさしく同じこと――風習，習慣，個人や集団の生活習慣を意味しているとも指摘しています（Ricoeur, 1992）。だからこれはそれほど参考になりません。私が今やろうと思っていることをやりおおせたらどうなるかといいますと，哲学専門用語をひとことも使うこともありません。「義

務論」（特に道徳上の義務および正しい行為を扱う倫理学）とか「直証的な」（直観的に真理であることが疑い得ない）とかいった難しい言葉を見ることも，「倫理」と「道徳」の言葉の間の些細な違いにこだわることもありません。人が難解な言葉をふりまわして話すような内容を平明に理解したいという好奇心を募らせて，この章を終えることになるのです。

社会制度や「常識」や感情的反応にまで組み込まれた「真理」というものがあります。この，蔓延しているが目に見えない――したがって意識されない――「真理」の源泉は，たいてい，とうに死んでしまった哲学者です。DSM第4版のPTSDで外傷後の人格変化の可能性を認めるかどうかといった目新しい議論でさえ，古代にまでその根をたどることができます（これについてはご存知の通り，不安障害検討委員会で却下されました。したがって，DSM-IVには載っていません）。

これでは茫漠とした抽象的な言い方なので，トラウマ分野の例，特に，監禁・従属を強いる状況下での過酷で長期継続的なトラウマで代表的な例を挙げましょう。このようなトラウマには，政治的拷問，家庭内暴力，戦闘，性的虐待などがあり――ジュディ・ハーマン言うところの「複雑性PTSD」(Herman, 1992)，あまりよい名称ではありませんが，DSM-IV実地試験で言うところの「特定不能の極端なストレス障害」(DESNOS)，ICD-10言うところの「破局的体験後の持続的人格変化」(World Health Organization 〈WHO〉, 1992)に至るほどに重篤です。この論証を質問形式にしますと，こうなります。善良なる人間にも残虐や不道徳な振る舞いを生じさせるような悲運の作用というものがあるのだろうか。

プラトンは，ソクラテスが死刑を宣告された審判において行った有名な抗弁で，彼に「そして善きひとには，生きている時も，死んでからも，悪しきことはひとつもないのであって」〔『ソクラテスの弁明』41d節，新潮社，プラトン名著集，田中美知太郎著より〕と言わしめています。また「国家」でも善良なる者は世界に犯されるべからずということが徹底的に論じられています。プラトンにおいては，善良なる者が持つ傑出した資質は血筋の良さ，特に貴族階級の血統と分かちがたく結びついています。しかしローマのストア学派の頃には，このゆるぎない善良さ，今度は主徳と呼ばれますが，これがもたらされる可能性は大衆化し，幼児期に良い薫陶を受けることによって獲得されるようにな

り，奴隷でさえもが持ちうるようになります。ここからキリスト教はアイデアを得て，それに神の恩寵という教義をまとわせました。18世紀後半にこれはイマヌエル・カントにより権威付けられることになります。カントは，倫理的賞賛，罪，真の道徳価値に真に値するものは，運で増減し得ないと言っています。20世紀には精神分析が私たちに「科学的」結果を提供します。それは，すでに文化的に信奉されてきていたのですが，よくない出来事が，いったん幼児期に形成されたよい性格を揺るがすことはない，ということです。前は善良だった人間が恐ろしい振る舞いをするようになるなら，われわれは欺かれていたということだ。隠れた欠陥，素因があったに違いない。ちなみに，素因——ダイアテーシスなどとギリシャ語語源の名称をつけますと，なにやら平易な名称よりももっともらしく聞こえますね——これはプラトンの国家の時代からある言葉です。

　プラトン，ストア派，カント，こういったお堅い話を聞いていると，こう思われるかもしれません——うん，みんなその道の大家なんだから，それが「真実」なんだろう。この種の権威筋にたてつくのは困難です。特に，これがたったひとつの流派の考え方しか反映していないという事実に気づいていないときや，この論点で対抗する立場にどんな人がいるか，その人が反論すべきことは何かを知らないときは難しい。

　プラトンは，同時代の人びとからは変人と思われていました。賢人ではありません。当時賢人というのは，ソフォクレス，エウリピデス，アイスキュロス，そして何といっても，ホメロスといった悲劇詩人を呼び表すものでした。悲劇詩人はみな，善人の登場人物が外的な出来事，特に裏切りや死別で破滅する様を描いています。すぐ次の世代に賢人と呼ばれるようになった者に，アリストテレスがいます。アリストテレスは後に是認するようになったようですが，最も強力にプラトンの立場を攻撃しました。彼の実際の持論は何だったのかについては議論に議論が重ねられています。

　残念ながら時間が限られていますので，この論争のくだりははしょって，次に標語だけ掲げておきましょう。

1. 哲学を避けるべからず！
2. 倫理哲学にはたくさんの未解決問題がある。

3. 最終的な真実とされているものが，未解決の哲学的論争の一側面にすぎないこともある。見分けられるようにしよう。

さて，表14-1をご覧ください。ここに配置されました慣習というか専門家の価値パターン（Parsons, 1951）は，数千年に及ぶ哲学的・社会的健闘の成果です。この価値パターンは私たちの常識，制度，社会イデオロギーに深く根をおろしています。表の下2行では，この価値パターンが，トラウマ・サバイバーを対象とする仕事をするうえで，そしてこの仕事をしながらセルフケアを実践するうえで，私たちが正道をはずす元凶となることがしばしばあるということを示しています。

専門的価値パターンの構成要素それぞれには長い歴史があり，われわれが社会的進歩として誇りとする，数世紀にも及ぶ努力の成果なのです。われわれの内面化した理想に深く根ざしているだけでなく，公的組織やわれわれの精神保健に携わる職場に同様にしっかりと組み込まれています。これらの価値指向は，普通「常識」的意見という形でわれわれに語りかけていますが，あまりに「真理」であると浸透しているためその存在に気づかないこともよくあります。専門的価値パターンはたくさんの堅実な徳によって支えられていますが，それが欠けたときにわれわれは搾取，堕落，乱用という恐怖に気づくのです。これらの価値指向の建設的な側面は，一番左の列の，「現行の標準的専門的価値パターンの利点」と示されている行にあります。下の2行はこれらの価値指向がわれわれの臨床活動に対して撒き散らす障害物を簡単に表していまして，いかにセラピストのセルフケアを阻害しているか記述してあります。

自分に何がわかっているのかを私たちはどのようにして知るのか，その知識がどの程度信頼できる恒久不変なものかについて尋ねた多数の非常に面白い質問があります。これにちょっと注目していただきましょう。私にとって重要と思われる質問をいくつかここに挙げておきましょう。

1. 「科学的な」トラウマ研究において，トラウマの倫理的な次元を避けて通ることは可能か。
2. 何かしら「計量心理学的属性」を持つものを例証するとき，「現実の」何かを発見したと本当に言えるのか。どういった意味で現実なのか

第14章　トラウマ治療と研究をするなら哲学から逃げるな　241

表 14-1　社会での専門的価値パターン

	普遍主義	個別主義	機能本位の専門化	拡散化	集団指向	自己指向	獲得	生得	情緒的	情緒的中立
現在専門家にとって標準的なパターン数の定義	患者を抽象的に定義されたカテゴリーや代合わないとみなし、法則に則る指示組織的基準に基づく関係	履歴の特殊性に基づく指向内在性	患者の重要性は診断と治療における特定の役割や役割の遂行能力に限られる職能別の患者への取り組み分業制専門化	患者を丸ごと重要であるとみなす患者に関するすべての興味や関心に応じて得る仕事に限りを設けない	組織や仲間に関連する役割・価値を重視組織的拘束感あり原則的な満足感は組織的報酬と社会的評価といった組織からの報酬から得られない	患者との関係について規定された役割。満足感は患者との関係から得る	専門的な役割/価値は、習得可能な技術とみなされる、給料や社会的な報酬に基づく、専門家個人に基づくものではない	専門的な役割/価値は、個人の特質に基づく	状況を感情的見地や個人的満足感から判断する	個人として孤立状況は感情的見地からでなく、理性的見地から判断される組織や仲間から示される満足感がなかなかあるいは制限がある
二項対立項										
対立項の定義										
制度化されたパターン変数	免許制度、職能別専門別の専門組織、治療、労働機構、資額の請求		資格認定書免許試験訓練プログラム履修課程		青書組織的な力差別待遇				患者に対する搾取や不当な扱いに関する専門家規範	
常識の意見	「診断を知らずして、どうやっていけるからか？」「私は医者だ。口を出さないで」		「君は君の仕事をする、私は私の仕事をする。双方合わせれば仕事は片付く」「私は医者だ。口を出さないで」		「君だって（組織内で）仲間内で出世したいものだ」	「誰だって（組織内で）、かつ出世したいものだ」	「私を信用してくれ給え。この仕事を長いことやっているんだ」	「私は医者だ。口を出さないで」	「感情的にいれこんではいけない」「事実を直視しなさい」「（個人的なことに距離を持ちなさい）」	
現行の標準的専門的価値パターンの利点	予測性公正性身内びいき・贈収賄・搾取の排除組織規律		予測性公正性能力があるかぎりは目的達成の効率を上げることができる		予測性公正性搾取防止をさせられる受益者をも増やせるだけでなく患者の欲求を第一とする		予測性公正性を増やせる遺伝的、人種的、民族的、性偏見を排除		個人的な自己鍛錬個人の欲求を第一とさせる患者の欲を増やせる搾取や不当な扱いを防止	
標準がどのように再トラウマや回復の阻害をしているかの例	規則第一主義がトラウマの直接の原因だったり、トラウマを悪化させるものであったり、サバイバーは規則優先の者を信用できない		分離化を増長		出世第一主義がトラウマの元となるとき、患者が個人ではなく組織を信頼することが必要分離化を増長		資格認定を能力と勘違い組織的パワーの元活用はトラウマの元であった信頼を阻害		トラウマの共有化なし信頼を阻害重要な臨床情報に気づくことを妨げる	
標準がどのように再体験化にセラピストのセルフケアの阻害をしているかの例	セラピスト自身の、患者の話や再体験することや仕事に対する満足感制限「私はきちんと訓練をしているから、大丈夫だから……」		成長や仕事に対する満足感制限		この仕事をすべて安全に行うためには必要なチーム・コミュニティのサポートを阻害し、必要な専門家がサポートを担っている可能性ありチーム・コミュニケーションを減少させる		出世を能力と勘違いし、サポートを阻害し、熟練していれば充分という幻想的標準となっている専門家不可侵神話		トラウマの話を聞くことやトラウマの再体験に関わるためには、技術的に熟練していれば充分という幻想的標準がある専門家不可侵神話	専門家不可侵神話感情の共有化の喪失サポートやソーシャル・サポートが必要なことが標準となっていない同僚から評価されなくなることを恐れる失意の恐れ

──本当は文化や歴史によって作られていたものではないのか。これは人類の心臓（猫の心臓でもいいのですが）の拍動が，鉱物のボーキサイトもそうですが，文化的に作られているわけではないという意味で重要です。何かしら「計量心理学的属性」を持つものを例証するとき，ボーキサイトに比肩するものを発見したと言えるのか。
3. トラウマ調査において，認識論的に標準として行う二重盲検法と，倫理的に必要なインフォームド・コンセントとは矛盾しないのか。度重なる背信や長年の虐待で社会を信頼する能力を叩きのめされてきた人と，インフォームド・コンセントを取り結べるものか。

それぞれの質問それだけで1章分，書けてしまいます。

最後のトピックとして，セラピストのセルフケアを時間の許す限りお話します──トラウマ・セラピストの欲求は倫理的にどう位置づけられるか。卑近な例を取ってみましょう。私の夜の安眠という善と，私の患者が夜中絶望に打ちひしがれているとき，彼が（患者は全員男性なもので）安心感を見出すという善とを比較対照したとき，その倫理的位置づけはどのようなものでしょう。実際，われわれの哲学的伝統は，互いに向こうを張るが同一比較規準がない善を扱うという能力においては，ことのほか無力です。費用便益分析として近代アメリカで確立された功利的倫理は，共通の貨幣制度があって競合するものに意義ある評価を下すことができるときには非常に有益ですが，共通の貨幣制度がない場合には途方にくれるしかありません。では皆さんに，私の患者が夜中に絶望していたときに安堵することと私の夜の安眠とを同一の規準で比較できるようにするための，説得力のある方法を考えていただきましょう。善と悪の対立に関しては豊富な多種多様な考え方がありますが，善と善の対立においては役に立つ考え方がほとんどありません。ですから，夜中に電話がかかってきたときにどうするべきかなどの実践的なことを考えるときには，道徳的義務の観念やキリスト教で礼賛される自己犠牲に頼る傾向があります。

義務はストア派を通してヘレニズム哲学に登場します。そして聖書の「汝……すべし」や「汝……するべからず」という流れと非常に強力に結びつきました。近代においてはイマヌエル・カントが各々のなすべき義務の冒頭に自分の義務とは何ぞや，という問いを置いています。

では，真夜中に患者が電話をかけてくるようなとき，われわれの義務とは何ぞや？ ここで知っておいていただきたいのは，このような状況で，自己，セラピストの自己の肯定的な倫理的位置づけに関する問いに答えようとするとき，そこは無辺の真空地帯で，使える手札がほとんどないということです。義務という用語にあてはめて，なけなしの選択肢から選ぶしかありません。

1. その電話に出ることは，実は患者への善にはならないと考えられます。あるいは，取るに足らない善だから患者に関する倫理的主張も無視できるとも考えられます。したがって，電話を取る義務はないということになります。
2. 患者に対する善であると認めることができますが，正用法に外れた方法，例えば自殺意図に対して口当たりのいいことを偽って言う方法などを取りますと，損なわれる善であることは明言しておきましょう。これは，善と善の対立図式から善と悪の対立図式と読み替えることができます。
3. 患者の電話に応対しないことが患者のより上位の善を増進させると自分を納得させます。よって，電話にでないことはセラピストとしての義務の一部となります。スーパーバイズ指導は，患者のためになる「制限事項」「役割モデルの適切な限度」などを話し合うためにあるようなものでしょう。
4. 留守番電話応答メッセージに別の人のところに連絡するよう吹き込んでおくなど「保険」をかけておき，義務を誰かに移行してしまう。
5. 電話にでることで，健康や安全性に対する何らかの脅威に気づき (Kant, 1991, no. 5, 19-20) ます。それで初めてセラピストは倫理的位置づけに気づき，義務という見地からややずれますが，権利の侵害に際して義憤を動員することになります。

一般に私たちは，善と善が対立する状況において実践的なことを考える能力に自信がありません。長年この自信をつけようと，セラピーに通ったり，外部のスーパーバイザーを頼んだりして投資してきたのではないでしょうか。声を大にして言いますが，皆さん，自信の欠如は必ずしも皆さんのせいではありま

せん，われわれの哲学的遺産なのです。

　夜中の問題に関して考えついた選択肢すべてに決定的に欠けているのは，普段セラピストが患者に示す敬意のような，セラピストの自己への平静で安定した肯定的な敬意です。真夜中に患者が課してくる重圧は，ある程度，われわれの文化がセラピストの自己の周囲に張り巡らせた倫理的真空によるのです。

　哲学専門家はこの問題に際して臭いものに蓋をしているのではという疑念を晴らすためには，最近出版された倫理哲学者の評論集から簡単に引用したいと思います。「広範囲にわたる事例を通じて，倫理観に関するわれわれの普段の考え方では，倫理のそのような行為者の福利や幸福には肯定的な価値を見出さないで，明らかに，行為者以外の福利や幸福が価値あるものとしている」(Slote, 1993, p. 441)。それから，「私利私欲ではその本質のゆえに，道徳と考えられているものを論破できない。だから，もし正当な主張をする必要がある誰かに向かい合ったら，私は援助を申し出るべきか熟慮するとき，私利私欲という事実にかまけていられないのである」(Herman, 1993, p. 319)。

　この問題——自己の倫理的位置づけ——は，未解決です。こういう言い方が許されるならば，哲学においては目にすら入らない盲点です。今解決せよとは申しませんが，問題の存在に目を向けるべきであることだけは指摘しておきます。しかしながら終わるにあたって，明白な事実，すなわち，コミュニティから，特にセラピストの同僚コミュニティから高く評価され，支持されるならば，セラピストのセルフケアは肯定的な倫理的位置づけをすぐにでも得られるばかりになっているということを示しておきたいと思います。**患者となったセラピストのコミュニティが実際にあって，そしてその患者コミュニティがセラピストのセルフケアを私利と同様に評価し支持するならば，この肯定的な価値は指数関数状に高まります。**しかし，孤立した個人を患者とみなすのも，往々にして本当に患者にしてしまうのも，そして患者のコミュニティの存在や倫理的位置づけについて顧みないというのも，専門家の慣習によるところ大なのです。

参考文献

Broadie, S. (1991). *Ethis with Aristotle*. New York: Oxford University Press.

Herman, B. (1993). Obligation and performance: A Kantian account of moral conflict. In O. Flanagan and A. O. Rorty (Eds.), *Identity, character, and morality: Essays in moral psychology*. Cambridge: MIT Press.

Herman, J. L. (1992). *Trauma and recovery*. New York: Basic Books.

Kant, E. (1991). *The metaphysics of morals* (M. Gregor, trans). New York: Cambridge University Press.

Nussbaum, M. (1986). *The fragility of goodness: Luck and ethics in Greek tragedy and philosophy*. New York: Cambridge University Press.

Parsons, T. (1951). *The social system*. New York: Free Press.

Plato. *Apology*. 41d.

Ricoeur, P. (1992). *Oneself as another* K. Blamey (trans). Chicago: University of Chicago Press.

Slote, M. (1993). Some advantages of virtue ethics. In O. Flanagan and A. O. Rorty (Eds.), *Identity, character, and morality: Essays in moral psychology*. Cambridge: MIT Press.

World Health Organization. (1992). *The ICD-10 classification of mental and behavioral disorders*. World Health Organization.

第 15 章

トラウマ細菌説

――倫理的中立性を保つことは不可能である――

サンドラ L. ブルーム

　この最終章〔初版時の最終章〕は最も物議をかもすであろう。サンドラ L. ブルームはフェミニスト理論の見地から，私たちは集団で暴力を創りだし，この暴力は伝染病のように広がり私たちの人間性を破壊していると論じている。ブルームのような見方を取ることができないあるいは取りたくない者もいる一方で，本章を読んで安堵の声をあげる者もいるだろう。これは軽々しく扱ってはならない章である。この章は私たちの考え方に挑み，膨大な量の疑問をもたらす。ぜひこの章を読んで，いかにこの題材に影響を受けていくのかをご自分で確かめていただきたい。

　心理的トラウマを研究するということは，身の毛もよだつ出来事の証人になるということである。（中略）外傷性の出来事が人の手によるものであるとき，証人は被害者と加害者との間の葛藤に囚われる。この葛藤のただなかで中立を保つことは，道徳的に不可能である。そこに居合わせた者はいずれかの側に立たなければならないのだ。（ジュディス・ルイス・ハーマン『心的外傷と回復』より）(Herman, 1992)

　伝染病の原因が病原菌であるというパスツールの発見以前は，一般に病気の元は人に内在するのであって，内なる堕落が顕在化したもの，神罰がくだったという表れ，悪魔憑きと考えられていた。細菌説では，感染性の媒介がその人の外部からきて，その人に易損性がある場合に感染が起こるということが明らかにされた (Schwartz, 1995)。細菌学が興隆するにつれ，媒介細菌の伝染性

が高いので事実上全員の防御力を凌駕することもあること，そして，普遍的に感染の確率を引き上げるものとして栄養不良や不衛生などの社会的状況が挙げられることが明らかになってきた。感染性の媒介は無垢な者も罪深き者も死に至らしめ重い障害を負わしめるものであり，すべての者に適用されるような公共政策の強制でしか食い止めることができないものであるということを前提に，公衆衛生という専門職が興隆した。国の最も価値ある資源——労働者——の健康を守ることが社会的，道徳的，経済的責務だったのである。

　いくつかの重要な点で，トラウマ理論とは細菌説の心理学的バージョンである。現在，私たちは外界にある病原となる作用と，個人に内在する異常との関連についての知識を得ている。被害者の身体，精神，魂が加害者のそれとのように相互に作用するかについて私たちはかなり理解している（Davidson & Foa, 1993；Janoff-Bulman, 1992；van der Kolk, 1988, 1989；van der Kolk et al., 1985；van der kolk & Saporta, 1993；Wilson & Raphael, 1993；Wolf & Mosnaim, 1990）。しかし，このような視座の大きな転換が私たちに及ぼす影響とは何であろうか。本章では，伝染病のメタファーを私たちの社会的文化的環境に拡張し，近年の暴力という伝染病の蔓延は大きな公衆衛生問題であるという主張を読者に示したい。暴力の急性，慢性の影響を扱う臨床家であるからには，私たちは公衆衛生システムのはしくれである。責任が重いがやりがいのあるこの役目を果たすためには，担当する患者はもちろん，自身をケアする試みは不可欠であると言える。私たちの目指す方向性を理解するために，これまで私たちがどのようなことをしてきたかを少し述べよう。

　パスツールによる報告のもっとも大きな意義は，病原体と疾病との間の因果関係を証明できたということである。いったん因果関係がうちたてられれば，原因をたたくことや，疾病の宿主の抵抗力を増進することに尽力できる。かたや，精神障害のこれまでの病因論的基盤は今でも実体がない。これはDSMの分類体系にも表れている。DSMは症状複合体についての記述的説明である。したがって，他の医学が疾病，病原となる外的因子と対象個体との間に因果関係があるということに基づいて得られているような定評というものを精神医学は得ていない。

　身体的疾病については，関心の中心が身体外部に移行して1世紀を経た今も，不幸にして，精神的機能不全に対する関心の中心は，大体において個人の

内部に定着したままである。昔は，個人の精神的欠陥は生得的で内在する堕落，神罰，悪魔憑きをめぐって議論されていた (Ellenberger, 1970; Porter, 1987; Zilboorg, 1941)。時とともに神罰説同様に悪魔憑き説も勢いを失ったが，フロイト理論の精神性的発達の阻止にせよ，脳内神経伝達物質の欠陥説にせよ，問題の所在は依然として個人に内在するものとされていた。結果として，個人治療モデルが幅を利かせ，一度としてメンタルヘルスが重要な公衆衛生問題であるとも社会的責務であるとも捉えられてこなかったのである。

生理学的アプローチをする精神科医のなかには，外部の病原となる媒介はまったく考えずに，個人モデルを脳の機能にのみ還元する者もいる。ここ数十年でこのアプローチは影響力を持ち，サイコセラピーは時間の無駄とまでは言わないにしても，必ずしも必要ではない道楽である，精神の病を一掃する薬物治療法が発見されるまでの場つなぎと考えている学派もあるくらいである (Mender, 1994)。精神治療プログラムの中には単純化が進みすぎたために，治療関係を築くとき，転移に取り組むときや逆転移反応を処理するときに使うスキルをほとんど顧慮しないこともある。こういったモデルでは，メンタルヘルス上の問題は大体において個人の神経性的，精神病的，あるいは性格の問題の表れとするため，患者の文脈的枠組みにおける政治的価値や道徳的価値はさして関係がない。したがって，セラピストや内科医，精神科医はただ長年の専門的倫理規準に従う以外には，実質的に道徳的責任を持たない。政治的，道徳的関係では，「個人の病理に焦点を当てている者に決定された行動は，道徳的あるいは政治的理由から生じたものでないこと，手当てすることを越えた社会的目的があってはならないということに気を配ることが要求される」(Armstrong, 1994)。

個人療法的アプローチは，パスツールより前の医療実践に似通ったものがある。医者は細菌を見ることができなかったために，疾病の関連性という見地がわからなかったし，彼らは細菌の作用という知識に基づいた方法をとることができなかった。思いやりと直観力のある者ならば，情け深さや気遣い，同情を相手に示すであろうが，それは治療に不可欠なものではなく，むしろ治療者側の仁愛の表れである。手を洗ったり清潔であるための手段をとったとて，それはそうしたいからやっているのであって，それが不可欠であると知ってのことではない。そして，正しくない理論にもとづいて実践していたがために，中に

は，むやみに瀉血したり，しばしば毒となる薬草や薬を投与するなど，全く害にしかならないことを行うこともあった。

偉大なる微生物学的発見がなされ始めて，抗生物質治療への熱狂が生じた。抗生物質治療の興隆期には，感染症を殲滅(せんめつ)できる日は近いと多くの者が考えていた。黎明期から人類に疫病を引き起こしてきた疾病を克服するような，長足の進歩が遂げられた。だが，それは「簡単」ではなかった。自然界には対抗する手段があったのだ。現在私たちは，感染媒介が時に応じて変異する傾向があり，根絶することは困難であること，そして普段の抗生物質処方に対して細菌はすぐに抵抗力を持ちやすいため，感染媒介に関していま取っている「焦土」作戦は長期的には危険な可能性があることを知っている。したがって，治癒につながるほかの因子を促進させる，また，疾病の温床となる外的因子を減退させるなど，感染に対して宿主が抵抗力を増すよう手を尽くすようになっているのである。

最近ではエイズなどのように，さまざまな疾病の流行や封じ込めにおいて社会的な因子が大きな役割を果たしていることが明らかになってくるにつれ，公衆衛生当局者はしばしば意に反して，政策，社会的価値，倫理の分野にまで足を踏み入れることを強いられることがある。民衆を病のくびきから解き放とうとして戦い半ばで，疾病プロセスと社会の病との間の関連を否認する文化の壁にぶちあたり，悪戦苦闘している者もいる。ヘルスケア分野が新世紀の新しいパラダイムに備える今，トラウマ理論は精神医学が医学とよりよい関係を持つための理論的枠組となる。トラウマ理論では，大部分の身体的，精神的，社会的障害は，トラウマ原となる外的媒介に直接または間接的に曝露されることによるものとする。トラウマは慢性，感染性，多世代性，そしてしばしば致死性の疾病を引き起こす。外傷性の出来事のなかには誰に対してもポストトラウマ反応を生じせしめる確率の高いものもあるが，大体普通は，ストレッサーの強さと持続性と，ストレスを受けた者の脆弱性とが相互に作用する。トラウマ受傷は，外的脅威を遮断するときに個人の連合する内的資源と外的資源が即応しきれない場合に起こる，とヴァン・デア・コルクは指摘している（van der Kolk, 1989）。特定の環境は他の環境に比べ，明らかにトラウマ原となる出来事の温床となりうる。

細菌やウイルスが一般的な感染媒介であるように，暴力加害者はトラウマ感

染の保因者である。加害者が破壊的であればあるほど，被害者側に逃れる術は少ない。接触レベルが密接であればあるほど，長期間に渡り加害者がもたらした悪疫の影響に被害者が苦しむ可能性が高くなる。被害者の健康状態——身体的，心理的，そして社会的健康状態——が悪ければ悪いほど，暴力に曝される可能性が高くなる。暴力の影響とパターンが親から子へと，悪いことをして，かつ，良いことはしないということを通して，擬似遺伝的な伝播形態でさえ感染が起こる。細菌に味方する人間はそういない。しかし，暴力の場合は伝統的に，女性やその子どもが愛し，必要とし，尊敬し，従う相手，男性が感染保因者であった。

　何百世代にも渡って，父親と母親は心を砕いて，種として生存競争を闘い身を守れるように，自分の息子を暴力保因者となるよう育て上げた。児童期に与えられた暴力は主に，成人期に避け得ない暴力の予防接種としての役割を果たした。男の子はホルモン的に暴力傾向があり，したがって比較的そうしつけやすいということは事実かもしれない。しかし，暴力の主な原因を生理に帰することは，現実逃避である。男の子の文化的なしつけは，非常に秩序だった普及したしつけであるし，ささやかな理由でしかない生理的傾向のみを暴力の原因と主張するのも，この文化的なしつけである。地球上に人間の数がそれほど多くなかった分には，そして，武器が石器や棍棒，せいぜいナイフに限られている分には，暴力的な人類——暴力の感染媒介——の大部分はその他の人間と比較的折り合って生きていられた。私たちの体内に，通常の状況では何千という細菌種が比較的お互い調和した状態で存在しているのと同様である。細菌と私たちの免疫機構のパワーバランスがとれているからである。私たちが生存し続けるにあたって有益な細菌も多数ある。暴力的な男性には，現在ではそれほど必要とされていない使い道があった。古には入植すべき開拓地があり，征服すべき原住民がいた。それと並んで，外界の危険から守らなければならない女・子どもたちがいた。しかし状況が変わり，バランスが失われると，それでは害がなかった，それどころか有益だった細菌が命取りとなることもある。エイズ感染者はエイズウイルスで命を落とすのではなく，エイズウイルスが身体内の細菌バランスに与える影響で命を落とすのである。

　私たちの「暴力細菌」による人類のパワーバランスも同様に失われている。暴力を伝達する感染媒介が変異して猛威を振るうようになって，もはや大鎌を

手にした死神の言うことしか聞かないのである。爆発的に感染力が高まる理由は複合的である。世界的な人口増加，資源の減少，未開拓地の消失，都市化，兵器の破壊力の増大，他の形態の疾病が増加に至るような状況なども挙げられる。理由が何であれ，私たちには感染を防ぐ手立てはないようである。治療が追いつかないほど感染は速く，多くの場合，損傷は深刻で，救おうとする私たちの努力も頓挫する。社会全体が，エイズのように暴力に抵抗する能力を破壊するウイルスに感染している。実際は，私たちがそれを望み，追い求め，そこから利益を得，楽しみ，欲情し，わざとわが子たちをそれに曝しているのである。以前は，暴力を押しとどめていた社会の抑止力は，今世紀中に崩壊してしまった。私たちの暴力に対する受容力は，暴力制限能力を上回ってしまった。感染は制御不能で，今や蔓延している。前にも増して強力な抗生物質を捜し求めるだけでは追いつかない。加害者の行動だけに注目するのであったら，加害者を隔離する必要があるだろう。だが，人口の大半を服役させたり死刑にするわけにはいかない。最大の致命的な損傷を防ぎ，まだ影響を受けていない者の発病を減らそうとする一方で，暴力感染に対抗する力を増進する状態を整えなければならない。公衆衛生の緊急事態なのである。

　トラウマ理論にめぐり合った者で公衆衛生の臨床家になろうという者はほとんどいない。そこが適切なセルフケアを行うにあたっての主に困難な点である。トラウマを基礎とするアプローチに向けた視点へと移行することでメンタルヘルス専門家が得られる数ある結果のひとつは，昔からのフェミニストの金言，個人的なことは政治的なことであると認めるという，すわりの悪い立場に私たちを位置づけることである。私たちの患者の問題は，ただ患者自身のものではないのである。仮に現在彼らが「病んでいる」のであれば，その病は彼らが受けた損傷から生じている。彼らは暴力の感染から身を守れなかったのであり，必要な保護を講じてくれる者が誰も満足にいなかったのである。今や彼らは私たちの保護を——現実としても象徴としても——必要としているようである。この認識の結果は，専門家としても個人としても紛らわしいし，混乱の元になるし，面倒を引き起こしかねない。「被害者は，サイコセラピーの基礎的な教義違反をするように誘いかける。例えば，価値判断や道徳的意味づけ，積極的な治癒的行動を停止するという，基本の違反である。道徳的でありたい，前向きな行動や対人関係やエンパワメントに積極的に肩入れしたいという欲求

は、受動的に傾聴する立場を取るという能力に大きな軋轢をもたらす。受動的に傾聴する立場を取ることは、患者が自分の内的世界や外部への表出にトラウマがどのように影響しているのかを理解していく助けとなっているというのに」(van der Kolk, 1994)。

　そして、私たちはどうなるのか。私たちは苦痛や喪失、絶望についての話を毎日聞いている。子どもや大人の、傷ついた患者が自分の過去の壊滅的な遺物に打ち克つべく奮闘する姿を見守っている。私たちは安全な人間接触の架け橋となるように、人に自然に備わった共感スキルを使うため、身も心も彼らの苦痛に影響される。私たちは病んだ者に回復をもたらすとされるセラピストである。しかし、私たちはまた、彼らが明かす出来事や、彼らが倒れ今も魂の内に持つ伝染病の証人でもあるのだ。私たちは環境を整え、それぞれのサバイバーが、痛みと破壊を意義と創造に変えるために必要とする共感やサポート、相談や教育を提供し、回復できるようにする。困難な作業の結果、彼らは暴力感染から解き放たれることも多く、今度は他者が同様に解き放たれるように他者を援助することも多い。

　だが、生きている者は痛みと感染から逃れることができない。私たちはみな、私たちの文化の特徴である虐待、抑圧、暴力が織り成す世界に属しているのである。このことは本質的で普通顧みられることがない、心理職そのものの矛盾である。痛みを乗り越えなければ生き延びることはできない。問題を患者個人の脆弱性、倒錯性、難治性、愚かさに帰することができるなら、私たちは自分の忍耐、不屈の努力、見識、同情心を誇ることができよう。さてこうなると、漠然とした罪悪感を感じずにはいられない。サバイバーギルトだけではなく、関係を持つことによる罪悪感、共犯であることによる罪悪感である。患者だけに専心していると、私たちは、少なくとも感染源、この場合は暴力加害者について人に告知するという公衆衛生の機能を果たし損ねてしまう。加害者は私たちを脅かし圧倒するが、私たちは加害者に関して何をしたらいいかわかっていない。加害者の近くに寄れば、私たちもまた暴力に感染する可能性は高い。結果として、暴力の「初めの保菌者」を野放しにしておく一方で、私たちはもぐらたたきのように感染者を治療するのである。ルイーズ・アームストロングは、絶大な影響力を持つ彼女の著書で性的虐待の政治学について述べている。

女性や子どもを信用する立場か信用しない立場かいずれにせよ，精神医学や心理学では患者として受け容れることで問題を骨抜きにしている。政治的な領域から個人病理の領域へと論点を移すことは，社会変化にとってではなく，問題処理にとって，すばらしい手段である。(中略) 治癒イデオロギーがすぐに導くのは変化ではなく，想像上の変化である。強姦の本質的な原因を糾弾しないで，苦悶に満ちた窮乏を公衆の面前にさらす，能力低下に苦しむ患者が果てしなく現れるとわかっていて，無限に治療センターを建てまくるのである——患者を適応させるために。(中略) 彼らの病が研究されるべきもの，議論されるべきもの，命名されるべきもの，そして改称されるべきものであり，彼らの欠陥が病巣だというのである (Armstrong, 1994)。

　トラウマモデルがやっかいなものである理由の一つは，担当する患者が患者自身の人生の真実に直面するときの助けとなるべきであるなら，私たちが自身の偽善，否認，合理化に直面せざるを得ないからである。彼らは被害を受けたという過去を変えることはできない。彼らは暴力的な加害者に病気を感染させられたのである。必ずしも致死的な感染ではないが，彼らが暴力の影響で落命することがないにしても，加害者に加えられた受傷か，彼らが暴力を内に向けて負った受傷かどちらかの直接の結果として，自身暴力的に振舞うことか，自分の身を守れないことかどちらかで，他者に感染を広げる可能性は高い。こういった恐怖を前に，私たちは毎週，毎日，時には毎時間選択を迫られるのである。望むなら，私たちは昔からある「見て見ぬふりの申し合わせ」への加担を選ぶことができる。「見て見ぬふりの申し合わせ」は元々，ホロコーストの体験が話題に出たときに，サバイバーやその子どもとサイコセラピストとの典型的な相互作用を表すために用いられた用語である。より広義では，人間による暴力の影響を社会全体が否認することを表すために用いられる (Danieli, 1994)。この黙して語らず見て見ぬふりをするという言外の申し合わせが暴力を蔓延するほどに野放しにし，私たちをかつてないほどの危険に曝しているのである。私たちが共謀して黙っていることをやめようと望むならば，治癒的な関係を損ねることなく，どのように私たちが見たこと知ったことの証人となるか決めなければならない。トラウマ原となるような環境——貧困，非識字，家

長制の支配，不適切なヘルスケア，貧しい保育環境，失業，体罰，人種差別，性差別，パワーの乱用，政府の汚職，犯罪的資本主義を作り出すほどに大きく寄与する社会的影響力を積極的に変化させる際の私たちの責務は何か。

　ついふらふらと加害者側に味方したくなるものである。すべての加害者が要求することは，傍観者は何もしないでくれということだけだ。加害者は，邪悪なものを見たくない，聞きたくない，口にしたくないという普遍的な願望に訴える。それに対して被害者は，傍観者に苦痛という重荷を共に負うことを強いる。被害者は傍観者に行動すること，関わりを持つこと，覚えていることを要求するのだ。(中略)加害者は犯した罪の責任から逃れようと，自分のパワーを総動員して，なかったことにしようとする。隠蔽に失敗すると，加害者は被害者の信用を失墜させようとする。被害者を完全に沈黙させられないとなると，被害者に誰も耳を傾けないように仕向ける。(中略)加害者にパワーがあればあるほど，現実を命名し定義する権力が大きいほど，加害者の言い分はより完璧にまかり通る (Herman, 1992)。

　トラウマモデルは精神科を他の医学から分け隔ててきた心身二項対立を解決するために大いに役立っている。危害の脅威・その脅威に対する身体反応と，これらの反応に対する長期にわたる感情的・認知的・身体的影響との間の多数の接点の理解方法や視覚化方法を，生理学研究者や臨床研究者から私たちは得ている。こういったことを行うなかで，公衆衛生システムを大きく拡充することの正当性もまた得られている。外傷性の体験，特に若年期のトラウマは非常に高い率で，若死，疾病，社会的不適応，心理的苦痛を人間に課す。成人患者一人に時間を割き，力を傾け，治療に資金を注ぎ込んでいる間に，何百人という子どもたちが成長の間に全く同じ問題の危機に曝されているのである (Garbarino et al., 1992; National Victim Center, 1992; Sherman, 1994)。これはもはや推論でも仮説でもない。私たちトラウマの壊滅的な影響を扱う者は，これが事実であるということを知っている。

　私たちほとんどにとってのジレンマはそこにある。私たちは休みを取り，自分をいたわり，必要なときは自分のためにセラピーを受け，逆転移問題を乗り

越える助けとなる定期的なコンサルテーションの機会を得，セルフケアのためにその他すべてのすばらしいガイドラインに従うことができる。だが，私たちがここまでで明らかになったことを知っていることの道徳的責務については何をすればよいのか。担当する患者との個々の取り組みにおいては，治療の軸を「倫理的非中立性」に置いても，彼らが受ける迫害の政治的状況はよく理解できるし，彼らが必要とするディスカッションの相手をするくらいには中立である余地もある（Agger & Jensen, 1994）。しかし，セラピストは現在，分を越えようとしている，家族のことに口を出す，実践においてセラピーと政治の境界を踏み越えている，と徹底的に非難されている。これらの批判の多くが「メンタルヘルス利用者保護法」の発足を支持している。この法は，公衆をメンタルヘルス実践家にふりまわされないよう保護することを目的とする。この法律の成り行きは部分的に「詐欺まがいや政治色の濃いサイコセラピストを酒気帯運転にたとえた法的分析」（Barden, 1994）と言える。患者にとっての解決策はただひとつ，自己エンパワメントであるのに，セラピストのなかには，患者個人を変化させようといれこみすぎて，深入りしすぎた挙句自ら損害を受ける者もいた。しかし多くの場合，これは道徳問題を誤って捉えたことによるものである。欠くことのできない信頼のきずな，守秘義務，個人の回復に必要な安全に損傷を与えずには，個人セラピーを通じて社会に変化をもたらすことはできない。かといって，私たちが立ち会ってきたことについて私たちの文化に対して証言するという道徳的義務を避けることもまたできないのである。

　患者個人，セラピスト，社会が交差する接点は，チリ右翼軍事独裁政権時代に働いていたセラピストのケースのように，テロリズム，拷問，政治的弾圧といった状況下で生じたトラウマの被害者を治療してきた者によって主に議論されてきたと言えよう。

　　セラピストと患者との間の「関与というきずな」という概念の発展は，私たちにとって重要であると言える。この様式においては，主観性は政治的な話に統合されていたし，逆転移は社会変化の手段とすることができた。例えば，セラピストが人権侵害を糾弾するという社会とのかかわりを通して社会変化の手段となり得たのである。（中略）このきずなは，患者に対して「倫理的に非中立的」な治癒的立場をとることを意味する。この

姿勢はセラピーを行う組織状況から自然に出てきた。セラピーは，政府やその人権侵害に反対する機関において提供されたものだったからである。この政治的かかわりなしには，基本的な信頼や共感を確立し得なかっただろう。（中略）チリでの体験は，傷ついた治療者の問題は，セラピストの精神内部のダイナミクスの視点からのみでは語れないということを体現しているように思える。人権侵害という文脈で，この問題はまた政治的文脈にも関連しなくてはならない。チリでのサバイバーに関わる使命には，個人の生き残りだけの問題でなく，民主主義の生き残りと人間の尊厳の生き残りもかかっていたのである（Agger & Jensen, 1994）。

　暴力被害者の治療，特に児童期の暴力の結果としての暴力被害者の治療において，私たちが扱っているのは個人の病理という安全な問題ではないことがすでにわかっている。誰のせいでもない何年にも及ぶ市民権の侵害，野放しの侵害がもたらしたものに私たちは直面している。虐待やネグレクトを受けないという子どもの権利を守るために，実際に行動しようとする社会全体の意志は不十分である。児童虐待とネグレクトに関するアメリカ合衆国諮問委員会の1990年委員会レポートから引用する。

　　アメリカ合衆国における児童虐待とネグレクトは今や国家的な緊急事態の様相を呈している。（中略）国による児童保護の公約にも関わらず，毎年何十万人もの子どもがいまだにろくに食事を与えられず，放置され，やけどを負わされたり激しく殴打されたり，強姦されたり性行為を強いられたり，無体に叱られたり罵られたりしている。（中略）国家が設置した児童虐待やネグレクト対応システムは役に立っていない。（中略）これはシステム構成要素ひとつの急性の欠陥が問題なのではない。問題なのは，児童保護システムが慢性で重大な複合的組織機能不全に蝕まれているということである（U. S. Advisory Board, 1990）。

　この惨事を前にして，私たちは何をすべきだろうか。なぜ私たち自身の子どもたちを食い物にしていることに気づく人がほどんどいないのだろうか。私たちが内情を告発しなければ，誰がするというのか。

セラピストという専門的役割をとるとき，私たちは担当する患者のため，そして自分自身のために，境界を守るという義務に拘束される。だが市民としては，児童虐待に関して見て見ぬふりをしていいという根拠はどこにもない。科学者であろうとサイコセラピストであろうと，道徳的に「中立」でいられる者はいない（Weaver, 1961）。そのような事実はどこにもない。もっと社会的にも政治的にも関わり組織化しないのならば，私たちはただの傍観者なのである。傍観者とはどんな者か。被害者でもなく加害者でもなければ，傍観者である。傍観者は見物人である。出来事の現場に居合わせ，ある行為に対して助力するかしないかのどちらかである。被害者と加害者はつながって図の部分を形成し，傍観者は地の部分を形成する。地の部分と対照をなす犯罪は，達成されるか，あるいは未然に終わる。これまで研究されてきた犯罪行為の多くでは，加害者がその行為をどの程度達成するかを決定するのは傍観者の行動であることにぜひ留意する必要があろう。

　　傍観者，すなわち，目撃しているが，加害者の行動に直接影響を受けない人間は，その反応により社会に寄与する。集団の規範が暴力を黙認するものであれば，傍観者は被害者になりうる。傍観者は往々にして出来事の重大性や自身の行動の招く結果を意識していなかったり，否認したりする。これらの出来事は彼らの生活空間の一部である。意識しないように，合理化や意図的な誤認といった防衛を使ったり，被害者の苦悩に関する情報を避けたりする。傍観者は強力な影響を及ぼすことができる。彼らは出来事を意味づけることができ，他の者を共感的にさせたり無関心にさせたりできる。彼らはケアの価値や基準を引き上げることができる。あるいは，システムにおける彼らの受動性や関与により，加害者を肯定することもできるのだ（Staub, 1989）。

この概念には，私たちの社会の安全を破壊する被害者-加害者の暴力のサイクルを断ち切る鍵がある。歴史上，いったん暴力が黙認され集団の規範として支持されると，どんどん傍観者が被害者や加害者になり，三者の区別をつけることがだんだん難しくなるという事実が立証されている。そろそろ被害者の病理や加害者の病理という独善的な先入観に見切りをつけ，私たち一人ひとりの

内部に存在する傍観者も含め，傍観者をどのように活性化させるかを考え始める潮時である。感染媒介に制限や抑制を加えられるように，全市民の健康と福利レベルを底上げする好機である。加害者は感染が許される場合にしか，つまり，攻撃を受けやすい者が無防備なときにしか感染媒体をまきちらすことができない。暴力はわが国が近年直面する最も重大な公衆衛生問題であり，それを知る臨床家として，私たちにはそれを伝える専門的，個人的，政治的，道徳的責務があるのだ。

セルフケアの重要な役割は，朝，鏡に映った自分を恥じることなく見ることができる状態でいることである。自分自身と担当する患者のために，生理的，心理的，社会的に安全というだけでなく，道徳的にも安全な雰囲気を作れるということである（Bloom, 1994）。しかし，これは危険をはらんだ行動方針である。ここでもまた，国家的テロリズムに直面していた臨床家たちは非常に差し迫った危険をはらんだ体験をしているのである。

　　セラピストは担当する患者と同種のトラウマに曝されているようだった。彼らは直接的・間接的弾圧に曝され，社会的・個人的に虫けら扱いされ，一次的・二次的・三次的トラウマに曝されていた。体制の敵を援助するという彼らの仕事は危険をはらみ，体制からの実力行使によりトラウマを引き起こしかねないものであった。十分に安全が保障された環境もなく，仕事それ自体がトラウマとなる可能性があった。しかしながら，高い目標を目指す信念であり，向社会的な変化と人権のための闘いでもあったため，仕事はセラピストにとっての回復としても体験されていた（Agger & Jensen, 1994）。

トラウマセラピストとして，私たちも平常，拷問の被害者を対象とする。時には政治的テロリズムや拷問の被害者，戦闘被害者，災害被害者の治療のガイドを示してくれと頼まれることがある。だが彼らはここ米国に難民として，安全な保護区を捜し求めてやって来たのだ。私たちは彼らを拷問した者に面識はないし，すでに敵とみなしていることも考えられる。私たちはこの加害者と価値を共有することがない。被害者の苦悩についての話が私たちの児童期の特定の記憶のトリガーになる可能性もそれほど高くない。しかし，その苦痛が一党

独裁主義政権で起こったのではなく，見知らぬ者から加えられたのではないとしたら，大人が耐え忍んでいるのではないとしたら，どうか。子どもは法で保護されるとされている，自由な民主主義の国で起こったのである。普通わが子のために愛憎を表すいちばん身近な保護者の膝元で起こったのである。しかも無力でよるべない児童期に続けられていたのである。私たちが日々見るような人びとの，机を並べて働いているような人びとの，同じに映画を楽しむような人びとの，同じ新聞を読んでいるような人びとの，同じスポーツを見ているような人びとの，私たちとほとんどの価値観を同じくするような人びとの手によって起こったのである。米国国民のかなりの割合の人間が児童期にトラウマを受けているという事実から，パワーの乱用という問題は，一党独裁主義体制の諸国における問題に匹敵するくらいであることが示唆される。パワー乱用の範囲が国内ではなく，家庭内であるという彼我の差はあるが。このような事情で，このパワーに対するどんな意義ある治癒的な試みも，諸手を挙げて受け容れられることはないであろうと予想できる。実際，これまでそうだった。増えつづけるセラピストのために，セルフケアは現在，常にある告訴の懸念や，監視されている心配，面接している相手がセラピストを相手取って訴訟を起こそうと密かに会話を録音しているのではないかという不安を抑える試みにまでその範囲を広げている（Doehr, 1994）。

　　患者のみならず外傷後の状態を研究する者の信憑性も繰り返し疑問視されている。トラウマを負った患者の話をあまりに長く，あまりに心を砕いて耳を傾けた臨床家は，親密な接触で悪影響を受けているのではないかと，しばしば同僚たちからも怪しまれるようになる。この分野を極めようと伝統的信念の枠からはみ出した研究者は，しばしば専門家の仲間うちで孤立してしまう傾向がある。トラウマという現実をしっかり意識するには，被害者を支持し守るような，そして，被害者と目撃者を結束した連帯関係にまとめあげるような社会的背景が不可欠である。（中略）大部分の社会で社会背景は，力を奪われてきた者の意見を汲み上げる政治的運動により設けられている。心理的トラウマの体系的な研究はしたがって，政治的運動の支えに依存するのだ（Herman, 1992）。

見渡せば，「敵」は海の向こうにいるわけではないことがわかる。敵は私たちの学校に，政府に，警察に，教会に，家庭にいる。敵と寝食をともにしている者も多いし，なかには毎朝鏡の中に見たり，朝餉の食卓をはさんでその姿を見る者もいる。敵とは私たち，自分自身のことであり，この敵は病んでいる。支配したい，優位に立ちたい，あらんかぎりの情動なんか体験したくない，感情を言葉で表さなくたっていい，気晴らしに他人を傷つけたい，他人の苦痛に対して高みの見物をきめこみたい，現実を見たくない，不法行為に目をつぶりたい——これらは悪性で生命に関わる伝染性の病，暴力というものである。直接暴力を行使していない者でさえもまた感染している。最もわかりやすい私たちの感染徴候は，不安であり，そして，致命的だとわかっている体制に唯々諾々として従うことである。粘り強く異議を申し立てることなく自由を放棄して行動の決定権を委ねてしまうことで，私たちは暴力と結託している。家庭内に暴力をはびこらせる状況に対して常に積極的に声をあげて抵抗もしないことで，私たちは暴力と結託している。暴力を減らすのでなく，暴力が増えることを保証するような多くの社会問題に対して，個人治療モデルで取り組めるであろうと言いつくろうたび，暴力と結託しているのである。

　私たちのセルフケアの一部は，まず声をあげること，私たち全員が口にすることを恐れていたことを言ってみることをめぐって展開されなければならない。長期間，幾世代にも渡るトラウマの影響は，人類が知る限りでは最悪の伝染病である。この伝染病を管理する術を学んでやっと人類は自由の身になれる。すでにひどく感染してしまった者が行使するパワーを制限することで，社会の根幹に健康のバランスを取り戻されなければならない。20世紀の暴力という悪疫は封じ込められなければならない。そして，この病の最期を見送る証人として，私たちは腹蔵なく意見を述べる必要がある。この公衆衛生の緊急事態では私たちが，組織的に，財政的に，非暴力的に，草の根的に，多民族的に，ジェンダーを問わず，社会的な異議申立ての声を積極的にあげる必要がある。セルフケアの一部が道徳を完全にする歓迎すべき手段ともなるのだ。そしてこれは一人ではできないことなのである。

参考文献

Agger, I. & Jensen, S. B. (1994). Determinant factors for countertransference reactions under state terrorism. In J. P. Wilson & J. D. Lindy (Eds.), *Countertransference in the treatment of PTSD*. New York: Guilford.

Armstrong, L. (1994). *Rocking the cradle of sexual politics*. Reading, MA: Addison Wesley.

Barden, R. C. (1994, August). A proposal to finance preparation of model legislation titled Mental Health Consumer Protection Act. Hoffman Estates, IL: Illinois FMS Society.

Bloom, S. L. (1994). The Sanctuary model: Developing generic inpatient programs for the treatment of psychological trauma. In M. B. Williams & J. F. Sommer, Jr. (Eds.), *Handbook of post-traumatic therapy: A practical guide to intervention, treatment, and research*. New York: Greenwood Publishing.

Burton Goldberg Group (1994). *Alternative medicine: The definitive guide*. Puyallup, WA: Future Medicine Publishing.

Danieli, Y. (1994). Countertransference and trauma: Self-healing and training issues. In M. B. Williams and J. F. Sommer, Jr. (Eds.), *Handbook of post-traumatic therapy: A practical guide to intervention, treatment, and research*. Westport, CT: Greenwood.

Davidson, J. R. T. & Foa, E. B. (1993). *Posttraumatic stress disorder: DSM-IV and beyond*. Washington, D.C.: American Psychiatric Press.

Doehr, E. (1994). Inside the false memory movement. *Treating abuse today*, 4 (6), 5–12.

Ellenberger, H. E. (1970). *The discovery of the unconscious: The history and evolution of dynamic psychiatry*. New York: Basic Books.

Friedman, M. J. (1990). Interrelationships between biological mechanisms and pharmacotherapy of posttraumatic stress disorder. In M. E. Wolf & A. D. Mosnaim (Eds.), *Posttraumatic stress disorder: Etiology, phenomenology and treatment*. Washington, D.C.: American Psychiatric Press.

Garbarino, J. H., Dubrow, N., Kostelny, K. & Pardo, C. (1992). *Children in danger: Coping with the consequences of community violence*. San

Francisco: Jossey-Bass.

Herman, J. L. (1992). *Trauma and recovery*. New York: Basic Books.

Janoff-Bulman, R. (1992). *Shattered assumptions: Towards a new psychology of trauma*. New York: Free Press.

Mender, D. (1994). *The myth of neuropsychiatry: A look at paradoxes, physics, and the human brain*. New York: Plenum Press.

National Victim Center (1992). *Crime and victimization in America: Statistical overview*. Arlington, VA: National Victim Center.

Porter, R. (1987). *A social history of madness*. New York: Weidenfeld & Nicolson.

Schwartz, M. (1995, January 24). Radio interview with Maxim Schwartz, Executive Director, Pasteur Institute. *BBC Worldwide Services*, National Public Radio.

Sherman, A. (1994). *Wasting America's future: The Children's Defense Fund report on the costs of child poverty*. Boston: Beacon Press.

Staub, E. (1989). *The roots of evil: The origins of genocide and other group violence*. New York: Cambridge University Press.

U.S. Advisory Board on Child Abuse and Neglect (1990). *Child abuse and neglect: Critical first steps in response to a national emergency*. Washington, D.C.: U.S. Government Printing Office.

van der Kolk, B. A. (1994). Foreword in J. P. Wilson & J. D. Lindy, *Countertransference in the treatment of PTSD*. New York: Guilford.

van der Kolk, B. A. (1989). The compulsion to repeat the trauma: Re-enactment, revictimization, and masochism. *Psychiatric clinics of North America*, 12 (2), 389–411.

van der Kolk, B. A. (1988). The trauma spectrum: The interaction of biological and social events in the genesis of the trauma response. *Journal of traumatic stress*, 1, 273–290.

van der Kolk, B. A., Greenberg, M., Boyd, H. & Krystal, J. (1985). Inescapable shock, neurotransmitters, and addiction to trauma: Toward a psychobiology of post traumatic stress. *Biological psychiatry*, 20, 314–325.

van der Kolk, B. A. & Saporta, J. (1993). Biological response to psychic trauma. In J. P. Wilson & B. Raphael, *International handbook of traumatic stress syndromes*. New York: Plenum Press.

Weaver, W. (1961). The moral un-neutrality of science. *Science 133*, 3448: 255–262.

Zilboorg, G. (1941). *A history of medical psychology*. New York: W. W. Norton.

訳者補遺

Wilson, J. P. & Raphael, B. (1993). *International handbook of traumatic stress syndromes*. New York : Plenum Press.

Wolf, M. E. & Mosnaim, A. D. (1990). *Posttraumatic stress disorder : etiology, phenomenology*, and treatment, 1 st ed. Washington DC : American Psychiatric Press.

第 16 章
人的資本の最大活用
——運営管理・政策機能を通じた二次的外傷性ストレスの緩和——

ジョゼフ M. ルドルフ
B. ハドノール・スタム

　二次的外傷性ストレスのことを知れば知るほど，われわれが援助しようとする者のニーズはもちろん，援助者（臨床家，教師，研究者を含む）のニーズも認識する重要性をわれわれはひしひしと実感している。これは一見簡単なようでいて，見極めたり理解したり，あるいは問題に取り組んだり解決策を得ることは必ずしも容易でない。そのうえ，二次的トラウマの影響は，対象としている人びとという恐怖からは遠くへだたっているスーパーバイザーや行政官，州や連邦政策担当者には見えにくい。しかし，何十年にもわたる縮小や予算削減を経て，組織の価値は商品とサービスのよしあしのみによるのではなく，被雇用者のよしあしにもよるという考えを法人や政府機関が受け容れつつある。これは，アメリカ，日本，欧州経済共同体で顕著である。これらの国では，就業者の仕事が就業者自身の生活全体に及ぼす影響に重点をおいた国家政策や企業の対策が増加している。企業では，モノだけでなく人も含む総資本の拡大の傾向が著しく，この傾向は「人的資本の最大活用」（Anderson, 1998 を参照）と呼ばれている。このようにケアの代償という知識が普及するにつれ，この分野に携わる者の福利をサポートするために，運営管理体制や，組織的政策・地域的政策・州や連邦の政策と相容れるような社会的・専門的支援ネットワークを発達させることがいよいよ重要となるだけではなく，現実的になってきたのである。

　本書や他著書（Figley, 1995 ; Pearlman & Saakvitne, 1995）では援助者が影響を受けるさまざまな点を記述しており，これらの著書が二次的外傷性スト

レスの衝撃に対抗する砦となりうる。情報の大部分は前線にいる者から寄せられたもので，行政分野から寄せられたものではない。皮肉なことに有望な解決策の多くは，運営管理レベルあるいは政策レベルで実効されて最も威力を発揮すると言える。確かに運営管理手続，政策決定，法や取締りに関する分野に学んできたことを応用することで，われわれが最も必要とする点をサポートする政策を意思決定者が作成するよう促すことができる。そうするためには，組織政策や国家政策，国際政策を決定する行政官や行政機関の公務員と「溝を越えて」手を携えることがわれわれには必要である（DeLeon et al., 1995）。

溝を埋めるもの

　ほとんどの行政官や政策決定者は，関係者全員のニーズをそれなりに満たすという決定をするとき，困難に直面する（Anderson, 1994；DeLeon et al., 1995；Lindbloom & Woodhouse, 1993；Patton & Sawicki, 1993）。政策決定者が十分な情報や情報収集の時間を与えられずに政策決定を迫られることもしばしばある。われわれが働いているシステムを体系的に聞き取るゆとりは，彼らには全くないであろう。彼らには，われわれがやっている仕事に政策がどれだけ影響するのか理解するための時間も裏づけもないであろう。肝に銘じておくべきことは，変更というものは往々にして実効性のないシステムを作るに終わること，そして問題を解決しようという重圧は，それが組織の下からであろうと上からであろうと，きわめて大きいことである。そのうえ，下された決定は，単になじみがないからというだけでは拒否できない。この決定に影響を受けるであろう人びとがこの決定に利点があると認めるように，「管理」されなくてはならない（Guba & Lincoln, 1989；Patton & Sawicki, 1993；Rossi & Freeman, 1993；Shadish, Cook & Leviton, 1991）。

　行政官や政策決定者は実利を重んじる。われわれが意識しようとしまいと，彼らは双方——彼らが影響を及ぼす就労者側はもちろん，彼らに影響を与える側（国会議員の先生なら有権者）——から，効率を最大限にして，各自の組織の払う犠牲は最小限にする，という過酷な要求をつきつけられている。たいてい彼らは，管理する分野の教育を受けた実践家ではないので，サービス提供，

教育，調査遂行における問題となっている点を実際に知っているわけではない。規制や法制手続きにおける意思決定では，ヘルスケア機関や教育機関との直接の接触は限られており，調査，専門家の意見，消費者の意見，有権者の関心に頼らざるを得ない（Anderson, 1994 ; DeLeon et al., 1995 ; Lindbloom & Woodhouse, 1993）。行政的舞台で活躍している研究者，教育者，実践家はそれほどいないので，情報を得ることは難しい。政策決定者は出来合いの情報に頼らざるを得ない。その情報も，その課題にじっくり取り組んでいる研究者からよりは，経営や財務の研究者から得られたもののほうが多い（Anderson, 1994 ; Lindbloom & Woodhouse, 1993）。

面倒なことに，外傷性ストレスを扱う就労者で，自分が働いている組織の上部にある運営管理機構をよく知っている者はほとんどいない（DeLeon et al., 1995）。政策決定者にとって科学的研究は錯綜していてわずらわしいのと同様，われわれにとって政策過程の複雑さはわずらわしい，ということは疑問の余地がない。おそらくこのために，世界レベル，連邦レベル，州レベルの法規則の変更に従う者がほとんどいないのである。われわれのほとんどはグローバル経済の出現と近年の国際的緊縮財政モードになじんでいるが，雇い主の財政や支払補償を動かすビジネストレンドに関心を持っている者がどれだけいるだろうか。多くのトラウマ・ワーカーにとっては，グローバル経済の有為転変が及ばぬ，戦乱や民族政治的紛争が，相談数やトラウマ内容，サービスを求める人びとと接触する機会を定めるのである。

さらなる前進

それぞれの分野が情報を見る姿勢というものが，まさにこの両者の溝の核心部分となっている。科学は確率を扱う。ヘルスケアや教育が等しく拠って立つ科学の分野では，解答とは統計的根拠が大きいあるいは小さい仮説を指す。行政では，解答とは実行に移せるように，定義可能で疑問の余地ない，曖昧さのないものでなければならない。したがって，科学はたとえ確率に基づくものでも進んで明確な態度を打ち出すようにしなければならないし，政策決定者は成果は必ずしも予測可能だとは限らないということを進んで認めなければならな

いのである。

　これは，溝を埋める絶好の機会である。千年紀の終わりにあたり，二次的外傷性ストレスの防止・治療と並行して，組織にとっての労働者の価値を問う取り組みが復活している。1997年の全米企業同盟第29回労働者年次大会のテーマは，「人的資本への投資」であった。同様に，ビジネストレンドの評価において，ますます多くの学者が労働者の生活の質や精神保健に焦点を絞るようになっている。例えばガディは，ロシアの市場改革分析の大部分を労働者の精神保健に基づき行っている。ロシアが成功するには，労働者の個人特性と労働をうまく適合させるよう支援することでロシアの人的資本を最大限活用しなければならないということを彼は論じている (Gaddy, 1996)。ロシア経済が確実に労働者とその労働の関係の質にかかっているとすれば，トラウマを負った個人の周辺で働く者が及ぼす影響や，この仕事が労働者に及ぼす影響に取り組む余地もある。

　運営面，政策面での変革を支えるために，まず，われわれ自身が政策の過程を身につけなければならない (DeLeon, et al., 1995)。2番目に，調査にしっかり基づき，慎重に練った政策目標を展開する必要がある (Guba & Lincoln, 1989 ; Patton & Sawicki, 1993 ; Rossi & Freeman, 1993 ; Shadish et al., 1991)。3番目に，これらの目標を行政官や政策決定者に協調的精神をもって提示する必要がある。われわれのニーズを意思決定者たちに理解してもらえるようにする必要があるのだ (Anderson, 1994 ; Lindbloom & Woodhouse, 1993)。組織内の人的資本を最大限活用することの前向きな財政的倫理的意味を，納得してもらえるように証明する必要がある。4番目に，何らかの変更は避け得ないということをわれわれは認識する必要がある (Kennedy, 1993 ; Reich, 1993)。予算削減をただ待つより，またわれわれの仕事に明るくない人間の手による行政政策を待つより，今行われている実践や機構に代わる革新的で実行可能な代替案をわれわれが発展させるべきである。5番目に，運営や政策の変革の性質を知っておく必要がある (Patton & Sawicki, 1993 ; Rossi & Freeman, 1993)。政策とは，無数の政治的，社会的，経済的重圧に影響される，緩慢で周期的な過程である。小さな変化に対する譲歩，不屈の努力，配慮が必須スキルである。われわれは戦いのきっかけを上手につかみ，いつ譲歩すべきかを知り，運営管理体制や政策を発展させていくことの困難を認識する必

要がある。

運営管理や政策変革のモデル

行政官や政策決定者には，科学者と同様，分野に特有の情報の系統化の方法や使用方法がある（Anderson, 1994 ; Lindbloom & Woodhouse, 1993）。科学の使う言葉と政策の使う言葉はますます重複している。「成果重視」のプログラムの蔓延ほどそれをはっきり表すものはない。こういったプログラムは，満たすべき結果にどれだけ近づいているかで評価される。われわれの多くが政策分析において使用されることが多い2つのスキル，プログラム評価法と費用便益分析法を叩き込まれる。政策過程の理解を促すために，政策分析に登場するいくつかのキーワードで表した簡単な概念モデルを示そう。

ここで例示する政策分析では，4つの一般的な用語が用いられている。1番目が，実効性である。この政策候補は二次的外傷性ストレスの危険性を軽減する可能性があるだろうか。2番目の用語は，効率，費用便益比である。3番目は，運営管理上の実現可能性，提案された政策の財政上，施行上の関連問題を検討するものである。最後の用語が，政治的実現可能性，政策に政治的現実性があるかを検討するものである。法制や規制の変更がやむにやまれぬものならば，その変更に対してどれだけの支持を得られるだろうか。それぞれの用語について下記で詳述する。

実効性

実効性は，大多数の臨床家，研究者，教育者にも認識されている政策上の概念である。二次的外傷性ストレスの場合，最も簡単に言えば，それはこの問題をどれだけ解決できるかを指す。提示された方策は，スタッフの二次的外傷性ストレスを緩和あるいは軽減する解決策となるであろうか。この問いに対する解答は普通，調査をすることで証明される。どんな調査にも言えるが，取り上げるべき問題を明確に示すこと，提案している介入方法やプログラムを正当とする根拠がきちんとあることが必要不可欠である。二次的外傷性ストレス研究

の基礎が固まるにつれ，われわれの政策の実効性を問う能力の質も向上している。同様に，政策が実施されたらその影響を調べ，適切な修正を行うことが重要である。

効率

効率は，この介入やプログラムの是非を問うものである。運営管理や政策の典型的な分析では，費用便益比に基づき分析する。金銭，設備，消耗品，従事時間において，組織やスタッフに対する建設的な利益や経費を検証する。どちらのカテゴリーも金額に換算されてから比較される。もし利益が経費を上回るならば，プログラムは採択されることになろう。この段階で特に重要なのは，すべての点を両面から検証することである。プログラムや介入の肯定的な面，否定的な面双方を論理的に評価した結果，組織にかかる経費を帳消しにするような利点が少なくともひとつはあることが理想である。利益を金額に換算して勘定することはさして重要ではなく，利益がきちんと理解されて説得性があることが大切である。これはプログラムが取りあげられる確率を上げるだけでなく，そのプログラムの本当の限界を理解する一助ともなる。利点を正当であると納得させる方法のひとつは，「コストオフセット」として知られている。コストオフセットとは，プログラムに投資した X 円あたり，すべての面で Y 円節約できるということを表す。予防医療は医療コストオフセット例の典型である。たとえば，平均して子どもの予防接種に1ドル投じると，その子どもの寿命を通じて26ドルの医療費を節約することができる。予防接種は申し分のない投資である。二次的外傷性ストレスにおいて，コストオフセットは比較的効果的な治療法や，人員の回転の減少，医療過誤保険などについて計算できよう。

運営管理上の実現可能性

検討すべき3つ目の分野は，提案された介入あるいはプログラムの運営管理上の実現可能性である。これには，組織に提言されたプログラムあるいは介入の評価できるすべての具体的側面を含む。この場合，財政面では，収入の増

減，プログラム施行や維持のための経費，プログラム運営に必要な資源の経費，プログラムに関わるスタッフの給料などに関わるものが挙げられる。細かい内容は，プログラムあるいは介入の種類，そして，組織の種類によりさまざまに異なるであろう。運営管理面の問題には，現行の運営管理体制についてのすべての変化――増減――が挙げられる。そのプログラムの施行や維持にどんな仕事が伴うのであろうか。そして，スタッフへの負荷には何があるのか。この例では財政面と運営管理面のカテゴリーしか挙げていないが，所属組織における任務，目標，達成基準によっては他多数のカテゴリーが挙げられることであろう。ここでもコストオフセット情報は有用であろう。

政治的実現可能性

政治的実現可能性には，組織の内部についての面と，対外的な面の，2つの側面がある。内部的な面としての政治的実現可能性とは，当該プログラムあるいは介入にまつわるさまざまな政策，手続き，実施基準のことを指す。この情報は，特殊な管理的，組織的用語によって施行や資金配分の正当性を主張するとき役に立つであろう。例えば，プログラムの変更に着手するまえに，変更に取り組むために組織的メカニズムがどのようになっているのかを知っておくことが重要である。これらのメカニズムを理解することは，提言を整理するための正しい道筋を見きわめる一助となり，所属組織の運営管理体制や機能の理解を深める助けにもなる。

対外的な面としての政治的実現可能性は，提案されたプログラムや政策で影響を受ける，種々の集団や問題点を見きわめるために用いられよう。政策を展開するとき，提案者たちの努力をどの集団が支援するのか，反対するのかを知ることは特に重要である。他のどの組織と協調するのだろうか，あるいは競合するのだろうか。関連分野の専門家，消費者グループ，第三者支払人や融資者のような財政上関連する組織など，このトピックに利害のある集団すべてをあたる必要がある。なかには法や規制の変更まで必要な場合もあり，そのような場合には検証すべき範囲は桁外れに広がる。

内部的なものにせよ対外的なものにせよ，政治的実現可能性に取り組む場合は，提言が及ぼすと思われる影響の範囲と衝撃の広がりを理解しておく必要が

ある。治療チームの微細な調整から連邦法あるいは国際政策の改正まで，どの領域にも変更は起こり得る。影響の見通しは，関与すると思われる集団を同定するために欠かせない。影響範囲が大きくなればなるだけ，考慮しなければならない集団の数が増える。なかにはメッセージを自分の意図したように伝えられるように，メディアとの相互作用を必須とすることで，注目を浴びるプロジェクトもある。

二次的外傷性ストレスへの取り組みのための方針目標

　本書のなかで提言されている6つの変更方針を表16-1に示し，上記で触れた4つの分野についてそれらを検討する。本書から要約した6つの変更方針とは，(a) ケース負荷量を減らす，(b) テレヘルスによる支援，(c) スタッフ用の時間を増やす，(d) 有給休暇を増やす，(e) メンタルヘルスケア，(f) スーパービジョン，である。これらの例はそれぞれ，本書で著者らが記している理論と調査に基づくものである。これらの章では，変更方針のために提唱された論理モデル展開の起点となる枠組みを規定している。ここに挙げた例の多くが，分析に用いたカテゴリー間にまたがっている。

　最初に挙げるのが，臨床ケース負荷量を軽減することである。クレストマン，カッサム=アダムス，パールマン，マンローが提示した理論では，負荷量を軽減することがトラウマを負ったクライエントへの全般的な曝露レベルの低下につながり，また，臨床家はクライエントを診る合間に運営管理業務を処理し完了するための時間のゆとりができるであろうとしている。この理論からすると，プログラムの利得は述べてきたように，曝露量の低減と時間のゆとりである。一方，組織にとっての損失は，クライエント件数の減少と収入の低下である。だが，ケース数を少なくすれば，保険金の請求も少なくなり，運営管理負担もまた減少するかもしれない。最後に政治的見地からは，米国心理学会のような専門団体の倫理ガイドラインや実践ガイドラインを用いることができよう。加えて，組織内の基準，約款，認定条件を理解しておく必要があろう。例えばもし，われわれの案では患者数を75人に引き下げたいが，その機関が連邦からの補助金を受け続けるためには100人診る必要があるというときは，こ

表 16-1

	実効性 1	効率 2		運営管理上の実現可能性 3		政治的実現可能性 4
		利得	損失	財政	経営管理	
ケース負荷量を減らす	軽減する：クレストマン、カッサム=アダムス、パール、マンロー	・ケース負担の減少・時間、資源、活力のゆとり	・クライエント減少・収入減少	・収入減少・異動減少	・異動の減少・ケア提供者余り・ケース数減少	・倫理的行為規準実践制限・機関の規準・機関の認定条件
テレヘルスによる支援	たぶん軽減する：スタム	・資源や専門家へのアクセス・利用しやすい	・訓練・ハードウェア/ソフトウェア	・ハードウェア/ソフトウェア・接続サービス・訓練経費・訓練時間	・機器に依存・能力に依存	・遠隔コミュニケーションテクノロジー利用の可否
スタッフ用の時間を増やす	軽減する：パールマン、カセロール、マンロー	・チームワーク・支援スタッフ・問題をともに考える	・面接時間の減少・クライエント減少	・週に数時間のスタッフ打ち合わせ時間	・スケジュール調整	・倫理的行為規準・スーパービジョン・機関の規準・機関の認定条件
有給休暇を増やす	軽減する：パールマン、マンロー	・満足感・それほど疲れない・余暇	・面接時間の減少・休暇中の賃金支払	・休暇中の賃金支払	・スケジュール調整	・機関の認定条件・州/連邦の労働基準法
メンタルヘルスケア	軽減する：カセロール、パールマン、マンロー	・ストレッサーが抑えられる	・烙印・メンタルヘルスケア経費	・メンタルヘルスケア経費	・照会先・全員利用可・守秘義務	・機関の規準・機関の認定条件・州/連邦の労働条件
スーパービジョン	軽減する：カセロール、マンロー、パールマン	・訓練・ソーシャルサポート・感情移入・資源	・スタッフの時間・対外勤務時間を侵食	・支援予算増	・週に数時間・スケジュール調整・照会先・守秘義務	・免許条件・倫理的行為規準・スーパービジョン・機関の規準・機関の認定条件

1 実効性：二次的外傷性ストレスを軽減するか。
2 効率：費用便益比は？
3 運営管理上の実現可能性：この政策の財務上の影響は？ この政策の運営管理上の影響は？
4 政治的実現可能性：どのような法制変更が必要か。

のような提案は支持を得られないだろう。

　2つ目の提言はテレヘルスによる支援である。テレヘルスを，資源へのアクセス機会を増やし，専門家の関わり合いを促進する一方法とするスタムの章から引用したものである。利点のひとつは，テレヘルスはアクセスしやすいということである。ヘルスケア機関が臨床所見や請求情報を格納するために用いている広大なコンピュータネットワークのおかげで，アクセスのしやすさは高まっている。経費がかかるのは，おおむね導入期であろう。テクノロジーのマイナーチェンジでも経費がかかり得る。管理面からは，機器の質，インターネットへのアクセス法，ネットワーク管理者の能力と労働負荷にもよるが，財政的には可能であろう。テレヘルスの追加で，その組織は本業のかたわら，記録やインターネットの使用にあたってのセキュリティを保証する対策や手続きを作ることを余儀なくされる。主な政治的問題として公共施設やインターネットへのアクセスに関連するものが挙げられる。

　スタッフ用の時間を増やすこととスーパービジョンは，概念としてはよく似ている。スタッフ用の時間を増やすことは，パールマン，カセロール，マンローの支持的な組織にするという考えに相通ずる。スタッフ用の時間を増やすということは，組織での日々の作業について定期的に討論する機会を設けるということである。これは，支え合う仲間のなかで，困難なケースについてコンサルテーションやデブリーフィングの機会を提供するということになる。スーパービジョンとは，経験あるスタッフから専門臨床的支援や運営管理的支援を定期的に受けることである。これは専門家としての発展向上に役立ち，また，困難なケースを実践的にも感情的にも扱う際に役立つ。打ち合わせ時間やスーパービジョンを増やすことでスタッフが享受できることは，継続的に訓練ができること，ソーシャルサポートの機会が増えること，困難なケースを解決する場があることである。スタッフ用の打ち合わせ時間を増やすことはまた，運営管理上あるいは臨床上の問題をはっきりさせ，それらの解決策をを見極める助けとなる。スーパービジョンはスタッフが専門家として成長しつづけることを促す。これらの介入の損失として，どちらも，患者件数の減少と，商売抜きの時間をとることに伴う賃金単価損失が挙げられる。運営管理上では，スケジュール変更を解決するため，そしてケースの守秘を保証するためのメカニズムの開発が必要となる。政治上は，おおよその専門組織では打ち合わせの時間

もスーパービジョンも両方ともスーパービジョンの一形態と捉えられている。これらを増加することで，組織内の質の向上のためのチェックを確実にすることができる。このような活動を制度として行い，ケア提供者が使える資源を増やすことが，ケアの質を高めることとなろう。

　有給休暇は被雇用者の福利厚生契約の一環とみなすこともできる。ここでマンローとパールマンが言う有給休暇とは，ケア提供者が適切な量のバカンス，傷病休暇，出産・育児・介護休暇を取れる機会があることを指す。ケア提供者は自身の生活において，仕事以外の場を持つなど，多様性を必要とする。主な利得は，被雇用者の福利の増進と，自分たちの仕事への満足である。もし働く者がリラックスでき，家族とともに過ごせるなら，それほど疲れることがないであろうし，そして概して仕事にもっと満足するであろう。主な損失は財政面——休暇の間も賃金が支払われるということである。運営管理面での課題は主として，休暇前後の調整と休暇消化日数の管理両方についての，スケジュールの調整である。政治面では，多くの休暇規定が法律や機関の総則で定められている。この場合，機関と，連邦あるいは州のガイドライン双方に通暁しておくことが特に重要である。

　最後になるが，カセロール，マンロー，パールマンの言うメンタルヘルスケアとは，雇用機関の外で専門的なメンタルヘルスサービスを受ける機会があるということを指す。これは福利厚生の一環とされていることも，それとは区別されていることもあるが，臨床スーパービジョンと似たようなものとみなされよう。これにより，ケア提供者は，仕事をこなす能力の妨げとなる問題に対処するために，短期のメンタルヘルスケアを受けることができる。この案では，ケア提供者の持つ問題は，仕事に関連する事態に限ることもあるし，あるいは，家族の精神疾患または配偶者間のセラピーにまで広がることもある。カセロール，マンロー，パールマンが述べている理論では，特に困難なケースあるいは状況に関わる人びとを，彼らの仕事環境で何かレッテルを貼られてしまうようなことがない方法で支えるべきだとしている。さらにワーカーを支えて，仕事の遂行能力に衝撃を及ぼす生活上の他のストレスを処理することができる方策であるとする。主なコストは経済的なもので，サービスへの支払いである。もうひとつのコストは，社会的なものである。カセロールが念を押しているように，多くの組織の文化は，ケア提供者がその仕事に影響を受けることを

認めようとしない因習に染まっている。そのうえ、こういった文化は個人の私生活が仕事に及ぼす影響を認めない。そのような組織で、この方針について承認を得ることは困難であろう。たとえその組織のメンタリティを変えられるとしても、連邦政策、州政策、機関政策と、福利についての規則を左右するものがまだまだある。

　上記6つの介入例についてほんの少し述べただけだが、その幅広い見通しと性質を示し、全体の考察では読者の所属組織での政治上・運営管理上の変化の起点となる考え方を例示した。推奨されていることそれぞれについては、個別の組織に即してよく検討し、変更方針として提案するまえに詳述しておく必要があろう。このモデルを目新しく感じる者もいるかもしれないが、優れた計画立案、よく練り上げられ論拠のある理論、完璧で正確な情報の呈示といった基本的な要素は、臨床を行う者、調査を行う者、教育に携わる者にとってなじみのものであるはずだ。政策に取り組むとき必要なのは、単にわれわれの手腕を少し異なる方向に、学生やクライエント、調査対象者ではなく、組織に向けることだけなのである。

むすび

　経験上、正常に機能しないケア提供者は、需要者にも、臨床家にも、組織の運営管理スタッフにも影響を及ぼすことが明らかになっている。二次的外傷性ストレスの衝撃を理解し認識することが有用かつ必要であるにもかかわらず、同僚や友人が厳しい状況にあるときの介入に生かされていない。残念なことに二次的外傷性ストレス概念はまだまだ目新しく、介入を支持するような既存の運営管理体制がないことがしばしばである。正常に機能しない専門家のためのセーフティネットがある体制を構築し始める必要と、仕事のすべての面について人びとを支える体制を調整し始める必要がある。トラウマを負った者を対象とする仕事によって受ける影響から就労者を完璧に守ることはできないであろうが、影響を受けたときに就労者を支えるよりよい環境を構築することはできる。影響を受けた者ができるだけ早く回復することを保証するために、生産的な就労者として機能しつづけるために、役立つ体制を構築することができるの

だ。そのような体制を構築するということは，二次的外傷性ストレスとその影響を単に個人的に理解するだけでなく，それを超えて未来像と行動力を持つということである。そのためには，ケアの代償，ケア提供における困難，そしてこれらの代償に見合うだけの支援を認識した，運営管理上，対策上の体制が欠かせないのである。

参考文献

Anderson A. (1998). *HR Director: The Arthur Andersen Guide to Human Capital.* New York: Author.

Anderson, J. E. (1994). *Public Policymaking: An Introduction.* (Second ed.). Boston: Houghton Mifflin.

DeLeon, P. H., Frank, R. G., & Wedding, D. (1995). Health psychology and public policy: The political process. *Health Psychology*, 14(6), 493–499.

Figley, C. R. (Ed.). (1995). *Compassion Fatigue: Coping with Secondary Traumatic Stress Disorder in Those Who Treat the Traumatized.* New York: Brunner Mazel.

Gaddy, C. (1996). No turning back market reform and defense industry in Russia: Who's adjusting to whom? *The Brookings Review*, 14 (3), 30–33.

Guba, E. G. & Lincoln, Y. S. (1989). *Fourth Generation Evaluation.* Newbury Park: Sage Publications, Inc.

Kennedy, P. (1993). *Preparing for the Twenty First Century.* New York: Random House.

Lindbloom, C. E. & Woodhouse, E. J. (1993). *The Policy-Making Process.* (3rd ed.). Englewood Cliffs: Prentice-Hall, Inc.

Patton, C. V., & Sawicki, D. S. (1993). *Basic Methods of Policy Analysis and Planning.* (2nd ed.). Englewood Cliffs: Prentice-Hall, Inc.

Pearlman, L. A. & Saakvitne, K. W. (1995). *Trauma and the Therapist: Countertransference and Vicarious Traumatization in Psychotherapy with Incest Survivors.* New York: W. W. Norton.

Reich, R. B. (1993). *The Work of Nations: Preparing Ourselves for 21st Century Capitalism.* New York: Alfred P. Knopf.

Rossi, P. H. & Freeman, H. E. (1993). *Evaluation: A Systematic Approach.* (5th ed.). Newbury Park, CA: Sage Publications, Inc.

Shadish, W. R., Cook, T. D., & Leviton, L. C. (1991). *Foundations of Program Evaluation.* Newbury Park, CA: Sage Publications, Inc.

二次的外傷性ストレスに関する文献

　以下の文献は，研究の便宜のために集め整理したものである。何点かは，何回か重複して引用されている。文献の全貌を示すために，この分野の主要な論文を挙げて適宜分類した。複数の分類にまたがる論文については，その都度掲載している。論文が（データを用いているいないにかかわらず）定義している領域別に分類した。ここでは主に，二次的外傷性ストレスにおける倫理問題について論じているものと，組織心理学——二次的外傷性ストレスを予防するには組織をどのようにするか——について論じるものである。ほかに，職種別に分類し，公共サービスや危機ワーカー，ヘルスケア提供者や児童保護司，研究者，教師，最後にその他の職種についての論文を挙げた。一般的な習慣にしたがって，救急医療スタッフ・救急救命士など救急医療ワーカーについては，ヘルスケア提供者ではなく保安ワーカーや災害対応員として分類した。難民や拷問の被害者を対象とする仕事は分類すべき既存のカテゴリーがないので，ワーカーの訓練を受けてきた履歴をできるだけ考慮してヘルスケア提供者か危機ワーカーに分類した。

包括的参考書

Figley, C. R. (Ed.). (1995). *Compassion fatigue : Coping with secondary traumatic stress disorder in those who treat the traumatized*. New York : Brunner/Mazel. トラウマを負ったクライエントや困難なクライエントを対象とするときに自然に起こる破壊的な副産物が共感疲労であるという概念を導入。評価や治療の理論を紹介し，共感疲労，PTSD，バーンアウトの相違について論じた。予防や治療についての情報もある。

Figley, C. R. (Ed.). (in press). *Treating compassion fatigue*. New York : Brunner/Mazel. 共感疲労への対応に焦点をあてている。

Paton, E. & Violanti, J. (Eds.). (1996) *Traumatic stress in critical occupations : Recognition, consequences & treatment*. New York : Charles C. Thomas. 警察官，消防士，救急医療ワーカーなどの，危険と隣り合わせの仕事が専門家集団の健康にどのような影響を及ぼし得るかについて述べた。職業上の外傷性ストレス反応の根拠となる過程とメカニズムについて考察した。

Pearlman, L. A. & Saakvitne, K. W. (1995). *Trauma and the therapist : Countertransference and vicarious traumatization in psychotherapy with incest survivors*. New York : W. W. Norton. 逆転移と代理トラウマ受傷の理論的根拠について考察し，構築的自己発達理論とトラウマ・セラピーについて説明する。近親姦サバイバーを対象とする治療，ジェンダー役割と逆転移，性的虐待患者を対象とする仕事，セラピストの代理トラウマ受傷の危険性，代理トラウマ受傷をめぐる専門的成長・スーパービジョン・コンサルテー

ションの問題について網羅している。

Saakvitne, K. W. & Pearlman, L. A. (1996). *Transforming the pain : A workbook on vicarious traumatization*. New York : W. W. Norton. 代理トラウマを取り上げた初のワークブック。援助者が自身の代理トラウマ受傷を評価し，働きかけ，変容させるためのワークブック。

Stamm, B. H. (Ed.). (1995/1999). *Secondary traumatic stress : Self-care issues for clinicians, researchers, and educators*. Lutherville, MD : Sidran Press. 二次的外傷性ストレスに関して，その定義，ケアの代償の理解，性的トラウマを治療する際の危険性，セルフケアモデルと提言，教室での二次的トラウマ，組織との関係，二次的外傷性ストレス緩和のための遠隔医療の利用，二次的外傷性ストレスの倫理的問題・理論・哲学など，幅広い問題を網羅している。

Wilson, J. P. & Lindy, J. D. (Eds.). (1994). *Countertransference in the treatment of PTSD*. New York : Guilford Press. トラウマを負った患者を相手に話を聞き治療するときに起こることと，われわれ自身の体験がどのように犯罪被害者や性暴力被害者の回復過程を促進または阻害するかについての書。逆転移や間接的トラウマの問題についても言及する。

全般的理論についての論文

Agger, I. & Jensen, S. B. (1994). Determinant factors for countertransference reactions under state terrorism. In J. P. Wilson & J. D. Lindy (Eds.), *Countertransference in the treatment of PTSD*. New York : Guilford Press. 投獄・拷問により反体制派に政治弾圧を加えていた国家テロリズムの状況下で職分を全うしようとしたチリ人セラピストらを対象とした調査記述。弾圧は精神保健の専門家にも及んだが，危険を冒しながらも，政府に危害を加えられた被害者の援助を地下活動として行っていた。

Bloom, S. L. (1995). The germ theory of trauma : The impossibility of ethical neutrality. In B. H. Stamm (Ed.), *Secondary traumatic stress : Self-care issues for clinicians, researchers, and educators*. Lutherville, MD : Sidran Press.

Catherall, D. R. (1995). Preventing institutional secondary traumatic stress disorder. In C. R. Figley (Ed.), *Compassion fatigue : Coping with secondary traumatic stress disorder in those who treat the traumatized*. New York : Brunner/Mazel. 暴力行為やその他の外傷性ストレスの影響を受けやすい組織に焦点をあて，ストレスに曝された場合に備えるにはどうすればよいかを論じた。

Dunning, C. (1994). Trauma and countertransference in the workplace. In J. P. Wilson & J. D. Lindy (Eds.), *Countertransference in the treatment of PTSD*. New York : Guilford Press. 職場におけるトラウマと逆転移，同僚・スーパーバイザー・運営管理従事者にも影響が及ぶ外傷性の出来事の「波及効果」について論じた。

Dutton, M. A. & Rubinstein, F. L. (1995). Working with people with PTSD : research implications. In C. R. Figley (Ed.), *Compassion fatigue : Coping with secondary trau-*

matic stress disorder in those who treat the traumatized. New York : Brunner/Mazel. トラウマ・ワーカーの二次的外傷性反応への理解を深めるための文献レビュー。トラウマ・ワーカーの二次的外傷性反応は，トラウマの被害者や加害者との接触で外傷性の出来事に曝露されることによる心理的影響であるとする。

Figley, C. R. (1995). Compassion fatigue as secondary traumatic stress disorder : An overview. In C. R. Figley (Ed.), *Compassion fatigue : Coping with secondary traumatic stress disorder in those who treat the traumatized*. New York : Brunner/Mazel. 共感疲労の構造，伴う症状，トラウマを負った人びとを対象に働く専門家に表れる共感ストレスと共感疲労の発現を説明し予測する理論モデルを紹介。

Figley, C. R. (1995). *Compassion fatigue : Coping with secondary traumatic stress disorder in those who treat the traumatized*. New York : Brunner/Mazel.

Figley, C. R. (1995). Compassion fatigue : Toward a new understanding of the costs of caring. In B. H. Stamm (Ed.), *Secondary traumatic stress : Self-care issues for clinicians, researchers, and educators*. Lutherville, MD : Sidran Press. 共感疲労や共感ストレスの理解の基礎となる知識の登場と，ケアを行う専門家にはケアの代償を克服するための援助が必要であることについて考察した。

Harris, C. J. & Linder, J. G. (1995). Communication and self care : Foundational issues. In B. H. Stamm (Ed.), *Secondary traumatic stress : Self-care issues for clinicians, researchers, and educators*. Lutherville, MD : Sidran Press.

Howard, G. (1995). Occupational stress and the law : some current issues for employers. *Journal of Psychosomatic Research*, 39 (6), 707-719. 職業上・外傷のストレスに関する法的問題のさまざまな解釈について，英米の異文化比較を通じて考察した。

McCann, I. L. & Pearlman, L. A. (1990). Vicarious traumatization : A framework for understanding the psychological effects of working with victims. *Journal of Traumatic Stress*, 3 (1), 131-149. 著者ら提唱の新しい構築主義自己発達理論のなかで，クライエントの視覚的で苦痛な外傷性の題材に対するセラピストの反応，クライエントに最善のサービスを提供するためにセラピストがこの題材を変容させ統合する方法，非常に害になる代理トラウマ受傷の影響からセラピストが自分の身をどうやって守るかについて考察した。

Munroe, J. F. (1995). Ethical issues associated with secondary trauma in therapists. In B. H. Stamm (Ed.), *Secondary traumatic stress : Self-care issues for clinicians, researchers, and educators*. Lutherville, MD : Sidran Press.

Pearlman, L. A. & Saakvitne, K. W. (1995). *Trauma and the therapist : Countertransference and vicarious traumatization in psychotherapy with incest survivors*. New York : W. W. Norton.

Richards, D. (1994). Traumatic stress at work : A public health model. *British Journal of Guidance & Counselling*, 22 (1), 51-64. 外傷後ストレスの有病率，歴史について概観し，職場での外傷性ストレス管理の枠組として有望な新しい公衆衛生の動きを述べた。

Shay, J. (1995). No escape from philosophy in trauma treatment and research. In B. H. Stamm (Ed.), *Secondary traumatic stress : Self-care issues for clinicians, researchers, and educators*. Lutherville, MD: Sidran Press.

Simon, B. (1993). Obstacles in the path of mental health professionals who deal with traumatic violations of human rights. *International Journal of Law and Psychiatry*, 16 (3-4), 427-440. 精神保健の専門家が人権侵害，特に子どもの人権侵害に入れ込むときに生じる障害について考察した。

Stamm, B. H. (in press). Measuring compassion satisfaction as well as fatigue: Developmental history of the Compassion Fatigue and Satisfaction Test. In C. R. Figley (Ed.), *Treating compassion fatigue*. Philadelphia : Taylor and Francis. トラウマを負った人びとを対象に働くときの否定的反応，肯定的反応の両方に着目する妥当性について考察し，共感疲労/満足尺度の心理尺度属性を検討した。

Stamm, B. H. (Ed.). (1995/1999). *Secondary traumatic stress : Self-care issues for clinicians, researchers, and educators*. Lutherville, MD: Sidran Press.

Valent, P. (1995). Survival strategies: A framework for understanding secondary traumatic stress and coping in helpers. In C. R. Figley (Ed.), *Compassion fatigue : Coping with secondary traumatic stress disorder in those who treat the traumatized*. New York : Brunner/Mazel. 外傷性ストレス反応を非常時戦略の性質と役割を理解するための背景とし，外傷性ストレス反応を分類し概念化するためのモデルを提示した。

Williams, M. B. & Sommer, J. F., Jr. (1995). Self-care and the vulnerable therapist. In B. H. Stamm (Ed.), *Secondary traumatic stress : Self-care issues for clinicians, researchers, and educators*. Lutherville, MD: Sidran Press.

職種別

非常事態サービスによる曝露

（警察官，救急医療スタッフ，危機ワーカー，軍葬儀部など）

Alexander, D. A. (1990). Psychiatric intervention after the Piper Alpha disaster. *Journal of the Royal Society of Medicine*, 84 (1), 8-11.

Bartone, P. T., Ursano, R. J., Wright, K. M., & Ingraham, L. H. (1989). The impact of a military air disaster on the health of assistance workers: A prospective study. *Journal of Nervous and Mental Disease*, 177 (6), 317-328. 248名が死亡したカナダニューファウンドランド州ガンダー国際空港付近での航空機墜落事故調査報告。①災害時における家族援助ワーカーの主要ストレス領域の同定，②健康とこれらのストレス曝露量との間の関連性の検証，③危険因子，あるいは曝露の有害な影響を緩和すると思われる対抗資源の同定を目的とする。

Beaton, R. D. & Murphy, S. A. (1995). Working with people in crisis: Research implications. In C. R. Figley (Ed.), *Compassion fatigue : coping with secondary traumatic stress disorder in those who treat the traumatized*. New York : Brunner/Mazel. 危機ワーカーには，二次的外傷性ストレスの危険があることを主張。二次的外傷性ストレスは，関係問題や物質乱用などの思わぬ影響や破壊的な影響を及ぼす可能性がある。

Beehr, T. A., Johnson, L. B., & Nieva, R. (1995). Occupational stress : Coping of police and their spouses. *Journal of Organizational Behavior*, 16 (1), 3-25. 自身のストレッサーに対する問題志向，感情志向，宗教性，男性的な個人主義の4つの対処行動についての警察官と配偶者の自己チェック結果を示す。これまでも非実証的文献では存在が示唆されていた警察官の3つのストレス，離婚を考えている，飲酒行動，自殺念慮に特に注意が必要である。

Bradford, R. & John, A. M. (1991). The psychological effects of disaster work : Implications for disaster planning. *Journal of the Royal Society of Health*, 111 (3), 107-110. 他に比べて心理的苦痛を受けやすいと思われる遺体身元確認スタッフの問題を含め，災害援助の心理的影響と，災害の影響に対する対策に着目する。

Burkle, F. M. (1996). Acute-phase mental health consequences of disasters : Implications for triage and emergency medical services. *Annals of Emergency Medicine*, 28 (2), 119-128. 心理的問題の認識と対応を目的として，災害直後のフェーズにおける救急医療サービスシステム枠組構築について論じた。

Cohen, R. E. (1989). Educacion y consultor'a en los programas de intervencion despues de desastres. [Education and consultation in post-disaster intervention programs]. In B. R. Lima & M. Gaviria (Eds.), *Consecuencias psicosociales de los desastres : La experiencia latinoamericana* [*Psychosocial consequences of disasters : The Latin American experience*]. Chicago : Hispanic American Family Center. 教育やコンサルテーションが災害地で組織やスタッフを支援するときに最も重要な活動であるとして述べた。

Davis, J. A. (1996). Sadness, tragedy, and mass disaster in Oklahoma City : Providing critical incident stress debriefings to a community in crisis. *Accident and Emergency Nursing*, 4 (2), 59-64. オクラホマ連邦ビル爆破事件後，全米被害者援助機構 NOVA ではクライシス・レスポンス・チームを派遣し，非常事態ストレスデブリーフィング，教育・危機介入，消防士・警察官・救急隊員に対する一対一サービス，市民・子どもと家族に対するサービスを提供した。クライシス・レスポンス・チームの目標と活動について述べ，デブリーフィング手順についての一般的なガイドラインを示す。

Dunning, C. (1988). Intervention strategies for emergency workers. In M. Lystad (Ed.), *Mental health response to mass emergencies : Theory and practice*. New York : Brunner/Mazel. ダニングは，災害地で働く警察官，消防士，救急医療スタッフに着目。組織的な構想は次の3点に着目しているべきとしている。① 災害地で最適に仕事を行うための，ワーカーの能力を把握する機構の開発，② 組織の今後の機能に影響を及ぼす災害地活動管理の負の衝撃の軽減，③ 災害地活動で受けた負の影響の緩和を組織の責務とする。

Durham, T. W., McCammon, S. L., & Allison, E. J. (1985). The psychological impact of disaster on rescue personnel. *Annals of Emergency Medicine*, 14(7), 664-668. アパート建物爆発事件で被害者に対応したレスキュー隊員・消防士・救急医療スタッフ・警察官79名を対象とした調査の報告。救助にあたった者のPTSD症状レベル，対処行動の種類，全般的な心理的衝撃を明らかにした。

Erasonen, L. & Liebkind, K. (1993). Coping with disaster: The helping behavior of communities and individuals. In J. P. Wilson & B. Raphael (Eds.), *International handbook of traumatic stress syndromes*. New York: Plenum Press. このハンドブックの他著者も述べる通り，災害はしばしば緊急ワーカーにとって外傷的な体験となる。しかし，災害援助組織が適切な準備，訓練，デブリーフ（ストレス回復増進の促進）を施していれば，感情的反応は効果的に軽減できる。

Evans, R. C. & Evans, R. J. (1992). Accident and emergency medicine II. *Postgraduate Medical Journal*, 68 (804), 786-799. 大規模死傷事故の際，心理的トラウマは生存者と救助者の有病率を高める主因である。災害の後には，危機介入が必要である。

Farberow, N. L., et al. (Eds.). (1978, 1986再版). *Training manual for human service workers in major disasters*. U. S. National Institute of Mental Health. Disaster Assistance and Emergency Mental Health Section. Washington: Government Printing Office. 取り扱いトピック：序/訓練を始める前に/教官を訓練する/対人援助ワーカーを訓練する/危険性の高い集団/自己確認セッション/ヘルス・サービス・ワーカーの情報用紙/訓練プログラム評価用紙/クライエント情報用紙/災害関連の感情的問題の例。

Follette, V. M. Polusny, M. M., & Milbeck, K. (1994). Mental health and law enforcement professionals: Trauma history, psychological symptoms, and impact of providing services to child sexual abuse survivors. *Professional Psychology: Research and Practice*, 25 (3), 275-282. 精神保健専門家と法執行官計558名を対象に，現在および過去のトラウマ体験，外傷性のクライエントの題材にどれだけ接しているか，私的・専門的トラウマ体験の後遺症について調査を行った。セラピストの29.8%，法執行官の19.6%が児童期に何らかのトラウマを体験していた。

Foreman, C. (1992). Disaster counseling. *American Counselor*, 1 (2), 28-32. 1989年カリフォルニア州北部で起きたロマ・プリエタ地震被災地に派遣されたトラウマ・チームのひとりが，PTSD発症防止のために救助ワーカー・復旧ワーカーを対象としてカウンセリングを行った苦労について語った。

Foreman, C. (1994). Immediate post-disaster treatment of trauma. In M. B. Williams & J. F. Sommer (Eds.), *Handbook of post-traumatic therapy*. Westport, Connecticut: Greenwood Press. 外傷性の出来事の特定の特質が，生存者と救助隊員においてPTSD発症の危険性に寄与している。

Genest, M., Levine, J., Ramsden, V., & Swann, R. (1990). The impact of providing help: Emergency workers and cardiopulmonary resuscitation attempts. *Journal of Traumatic Stress*, 3 (2), 305-313. 救急医療技術者は仕事ゆえの重篤なトラウマに対処しなけれ

ばならないということは贍炙しているが，これまでの実証的なデータはほとんどが災害活動に関するものだった。ここでは，蘇生を試みたが成功しなかったときの救急隊員の心理的影響について検証した。

Harris, C. J. (1995). Sensory-based therapy for crisis counselors. In C. R. Figley (Ed.), *Compassion fatigue : Coping with secondary traumatic stress disorder in those who treat the traumatized*. New York : Brunner/Mazel. 二次的外傷性ストレスあるいは二次的外傷性ストレス障害に苦しむ危機ワーカーの支援に適切なさまざまな査定・治療パラダイムを同定した。

Hartsough, D. M. (1985). Stress and mental health interventions in three major disasters. In D. M. Hartsough & D. G. Myers (Eds), *Disaster work and mental health : Prevention and control of stress among workers*. Rockville, MD : National Institute of Mental Health. ストレス理論を中心に編まれたモノグラフ。特定の外的出来事（ストレッサー）が個人に普段以上の要求（ストレス）を課すことがあり，それが心理的・感情的疲弊や破綻（精神的緊張）に至ることもある。緊急ワーカーは災害そのものから生じるさまざまなストレッサーや，死，その他職業に関連する時間的重圧や葛藤といったストレッサーに遭いやすい。

Hodgkinson, P. E. & Shepherd, M. A. (1994). The impact of disaster support work. *Journal of Traumatic Stress*, 7 (4), 587-600. 2つの大規模災害で被害者に心理的支援を提供した援助者に災害関連ストレスが及ぼした衝撃を検証することと，衝撃緩和に有効と思われる因子を同定することを目的とした研究。

Jiggetts, S. M. & Hall, D. P. (1995). Helping the helper : 528 th Combat Stress Center in Somalia. *Military Medicine*, 160 (6), 275-277. 大規模死傷者事故のケアで生じた心理的苦痛の軽減に使用した非常事態ストレスデブリーフィングについて述べた。

Kaufmann, G. M. & Beehr, T. A. (1989). Occupational stressors, individual strains, and social supports among police officers. *Human Relations*, 42 (2), 185-197. 中西部の州の警察官 121 名を対象に調査を行った。職業上のストレッサー（スキルをうまく使えない，労働負荷量，仕事に関する将来のあいまいさ）といくつかのタイプのソーシャルサポートに，個人の心理的緊張との関連があった。

Leach, J. (1994). *Survival psychology*. New York : New York University Press. 軍所属者，救急隊員，医療・健康ワーカー，設計技師，船員，航空機乗組員，海上・地上のワーカー，探検家・冒険家，災害・民間防衛立案者など，被害者を扱う者や被害者が出た場合の計画立案者向けの非常時心理学入門書。

Lesaca, T. (1996). Symptoms of stress disorder and depression among counselors after an airline disaster. *Psychiatric Services*, 47 (4), 424-426. 商用航空機の墜落事故に影響を受けた個人のカウンセリングにあたるセラピスト 21 名の心理的症状を，災害援助に関わっていない同精神保健センター所属のセラピスト 20 名の心理的症状と比較した。

Lum, G., Goldberg, R. M., Mallon, W. K., Lew, B., & Margulies, J. (1995). A survey of wellness issues in emergency medicine (part 2). *Annals of Emergency Medicine*,

25 (2), 242-248. 健康状態の問題と，その問題と救急医療実践との関連性についての注釈つき文献目録3部作の2作目。インターン・レジデント期間中のストレスの問題，ストレスとバーンアウト，ストレス管理，非常事態ストレスデブリーフィングに焦点をあてた。

Marmar, C. R., Weiss, D. S., Metzler, T. J. & Delucchi, K. L. (1996). Characteristics of emergency service personnel related to peritraumatic dissociation during critical incident exposure. *American Journal of Psychiatry*, 153 (7, Festshrift Supplement), 94-102. 非常事態に際したときの急性解離性反応を「周トラウマ期解離」と呼ぶが，この現象にかかわる救急サービス要員の特徴を同定することを目的とする研究。

Marmar, C. R., Weiss, D. S., Metzler, T. J., Ronfeldt, H. M., & Foreman, C. (1996). Stress responses of emergency service personnel to the Loma Prieta earthquake Interstate 880 freeway collapse and control traumatic incidents. *Journal of Traumatic Stress*, 9 (1), 63-85. ロマ・プリエタ地震で倒壊した880号線において援助を行った救援ワーカーを，心理的反応に応じて3群に分け比較した。

McCammon, S. L. & Allison, E. J. (1995). Debriefing and treating emergency workers. In C. R. Figley (Ed.), *Compassion fatigue: Coping with secondary traumatic stress disorder in those who treat the traumatized*. New York: Brunner/Mazel. 救急隊員にとって，トラウマの解消と健康的な対処戦略が重要であることを強調し，いくつかの戦略を提示した。

McCammon, S. L. & Long, T. E. (1993). A post-tornado support group: Survivors and professionals in concert. *Journal of Social Behavior and Personality*, 5, 131-148. 僻地での竜巻被災後のサポート・グループ結成過程について述べた。

McCammon, S. L., Durham, T. W., Allison, E. J., & Williamson, J. E. (1988). Emergency workers' cognitive appraisal and coping with traumatic events. *Journal of Traumatic Stress*, 1 (3), 353-372. 同じ郡で起こった2つの災害（アパート建物爆発，その1年後に起こった破壊的な竜巻）に関わった警察官，消防士，救急隊員，病院の救急医療スタッフについて調査を行った。

Mega, L. T. & McCammon, S. L. (1992). Tornado in eastern North Carolina: Outreach to school and community. In L. S. Austin (Ed.), *Responding to disaster: A guide for mental health professionals*. Washington, DC: American Psychiatric Press. 予期せぬ自然災害に対するコミュニティと専門家の対応についての記録。被災者への出前プログラムと評価プログラムについて述べた。

Miles, M. S., Demi, A. S., & Mostyn-Aker, P. (1984). Rescue workers' reactions following the Hyatt Hotel disaster. *Death Education*, 8, 315-331. カンザス市のハイアット・リージェンシー・ホテルの空中回廊崩落事故の救援活動に携わった救援ワーカーとボランティアは多数のストレッサーに曝され，それが身体的・心理的症状に至った。これらの救援ワーカーの身体的・心理的反応と，相談行動について述べた。

Miller, L. (1995). Tough guys: Psychotherapeutic strategies with law enforcement and emergency services personnel. *Psychotherapy*, 32 (4), 592-600. 警察官，消防士，医療補助者らが体験するストレスや問題のタイプについて述べ，援助者の支援に効果的と思われる心理療法的戦略について概説した。

Moran, C. C. & Britton, N. R. (1994). Emergency work experience and reactions to traumatic incidents. *Journal of Traumatic Stress*, 7 (4), 575-585. ボランティアの緊急援助の体験，性格，過去の外傷性の出来事に対する反応の間の関連性について検証した。緊急援助に携わる者ほど耐性があり特別な対処スタイルがあるという仮説は，データからは棄却された。

Myers, D. G. (1985). Helping the helpers : A training manual. In D. M. Hartsough & D. G. Myers (Eds.), *Disaster work and mental health : Prevention and control of stress among workers*. Rockville, Maryland : National Institute of Mental Health. 精神保健の専門家で地域の災害計画や派遣計画に関する訓練を行う教官向けのマニュアル。

Paton, D. & Violanti, J. (Eds.). (1996). *Traumatic stress in critical occupations : Recognition, consequences & treatment*. New York : Charles C. Thomas. 警察官，消防士，救急医療ワーカーなどの非常事態下での仕事が専門家集団の健康にどのような影響を与えるかについて述べた。職業上の外傷性ストレス反応の根拠となる過程とメカニズムについて検討した。

Raphael, B. (1986). *When disaster strikes : How individuals and communities cope with catastrophe*. New York : Basic Books. コミュニティが大規模災害に襲われると，大きく揺るがされる。災害の結果，全員が死，恐怖，喪失，破壊をある程度経験する。コミュニティの成員の多くが被災者であり，援助者である。被災者-援助者役割と体験は変化し，両者に差はなくなる。

Raphael, B., Meldrum, L., & O'Toole, B. (1991). Rescuers' psychological responses to disasters. *British Medical Journal*, 303 (6814), 1346-1347. 救援ワーカーに及ぶ災害の衝撃（PTSDを含む）を明確にするための調査を行い，検討した。長期的な症状を予防する方法について提言した。

Raphael, B., Singh, B. S., & Bradbury, L. (1986). Disaster : The helper's perspective. In R. H. Moos (Ed.), *Coping with life crisis : An integrated approach*. New York : Plenum Press. 「援助者」が体験するストレスと，彼らが心理的支援とストレス予防のために必要とするものに着目した。

Raphael, B., Singh, B., Bradbury, L., & Lambert, F. (1983-1984). Who helps the helpers? The effects of a disaster on the rescue workers. *Omega*, 14 (1), 9-20. グランヴィルの鉄道事故で救助活動にあたった95名を対象に事故の1か月後質問紙調査を行い，さらに1年後そのうちの13名について追跡調査を行った，その調査報告。

Shepherd, M. & Hodgkinson, P. E. (1990). The hidden victims of disaster : Helper stress. *Stress Medicine*, 6 (1), 29-35. 緊急サービスタイプ（救助，復旧，遺体身元確認スタッフ），心理的援助提供タイプ双方のタイプの援助者に災害が及ぼす影響について検討した。

Skolnick, A. A. (1995). First complex disasters symposium features dramatically timely topics. *Journal of the American Medical Association*, 274 (1), 11-12. ハーバード大学複合型災害シンポジウム（ボストン，1995）短報。学際的な専門家集団による，災害後の倫理的・後方支援的問題を検討するシンポジウム。

Sloan, I. H., Rozensky, R. H., Kaplan, L., & Saunders, S. M. (1994). A shooting incident in an elementary school : Effects of worker stress on public safety, mental health, and medical personnel. *Journal of Traumatic Stress*, 7 (4), 565-574. 小学校の銃乱射事件直後の緊急援助に携わった警察官，消防士，医療従事者，精神保健従事者計140名を対象に，出来事の衝撃の影響と援助者のストレス5つのカテゴリーについて調査を行った。

Stearns, S. D. (1993). Psychological distress and relief work : Who helps the helpers? *Refugee Participation Network*, 15, 3-8. 暴力，戦乱，飢餓，拷問が難民に及ぼす心理的な悪影響についてはこれまで注目されてきた。援助者が抱える心理的困難は，援助しようとする者と難民との相互作用で生じるといえる。災害救援についての文献から，ストレスとなる出来事や外傷性の出来事に対する方策の調査に役立つモデルを導いた。

Sutker, P. B., Uddo, M., Brailey, K., & Allain, A. N. (1992). *Operation Desert Shield/Storm (ODS) Returnee Evaluation, Debriefing, And Treatment Program report*. West Haven, Connecticut : Northeast Program Evaluation Center. ペルシャ湾に配備されたルイジアナ駐在の米軍予備兵と州兵6000人を対象とした治療プロジェクトについての報告。

Sutker, P. B., Uddo, M., Brailey, K., & Allain, A. N. (1993). War-zone trauma and stress-related symptoms in Operation Desert Shield/Storm (ODS) returnees. *Journal of Social Issues*, 49 (4), 33-50. 砂漠の嵐作戦に従事したことと心理的苦痛症状との関連性の研究。ペルシャ湾で従軍し帰還した陸軍州兵と陸軍予備兵で，帰還後特に精神保健治療を要していなかった215中隊と，同一大隊所属で召集はされたが外地に派遣されなかった60中隊を比較した。心理的悪影響は帰還後4～10か月後に3つの領域で見られた。

Sutker, P. B., Uddo, M., Brailey, K., Allain, A. N., & Errera, P. (1994). Psychological symptoms and psychiatric diagnoses in Operation Desert Storm troops serving grave registration duty. *Journal of Traumatic Stress*, 7 (2), 159-171. 砂漠の嵐作戦で戦闘地に葬儀部として配属された24人の陸軍予備兵の心理的・身体的苦痛と精神障害について記述した臨床レポート。

Sutker, P. B., Uddo, M., Brailey, K., Vasterling, J. J., & Errera, P. (1994). Psychopathology in war-zone deployed and nondeployed Operation Desert Storm troops assigned graves registration duties. *Journal of Abnormal Psychology*, 103 (2), 383-390. ペルシャ湾に葬儀部として配属された中隊の精神病理についての第1報。戦闘地派遣兵ともまた異なる。

Taylor, A. & James W. (1989). Survival and development. In A. Taylor & W. James, (Eds.), *Disaster and disaster stress*. New York : AMS Press. 知っておくと災害が起こった場合に災害被災者が応用できる知識。扱っているトピック：社会的な問題/サポート・グループ/救急サービス/救急隊員の反応/警察官のセルフヘルプグループ/専門家の関与/個

人のストレスのチェック。

Taylor, A. & James W. (1989). The matrix of human factors. In A. Taylor & W. James, (Eds.), *Disaster and disaster stress*. New York : AMS Press. 個人や環境といったさまざまな因子が絡み合った基盤によって災害ストレスは表れる。前もって十分に警戒し，被災経験者が多く，災害後の物資を適切に補給できるならば，この基盤により災害から肯定的な経験を引き出すこともできる。

U. S. National Institute of Mental Health. Emergency Services Branch. (1987). *Prevention and control of stress among emergency workers : A pamphlet for workers*. Rockville, MD : National Institute of Mental Health. 援助者が災害関連のストレスを扱う際役に立つアプローチについてのパンフレット。災害の前，最中，後に介入があることが役に立つとしている。

Ursano, R. J., Fullerton, C. S., Wright, K. M., McCarroll, J. E., Norwood, A. E., & Dinneen, M. M. (1992). *Disaster workers : Trauma and social support*. Bethesda, MD : Department of Psychiatry, F. Edward Hebert School of Medicine, Uniformed Services University of the Health Sciences. 1989年に起こった，アイオワ州スー市近郊のユナイテッド航空232便墜落事故，戦艦アイオワの砲塔爆発の2つの大災害の初期データを収集し検証した書。これらの惨事後援助に携わった援助者の短期・長期反応を中心に述べた。

Violanti, J. M. (1995). Survivors' trauma and departmental response following deaths of police officers. *Psychological Reports*, 77 (2), 611-615. 警官が殉職したとき，警察が支援的な対応をすることに対する満足感が遺族となった配偶者の外傷性ストレスを緩和するのではないかとの仮説を立てた。殉職警官の配偶者162名からデータを得，分析した。その結果，配偶者が示した警察に対する満足感は，外傷ストレス評点の低さと有意に関連していた。

Violanti, J. M. (1996). The impact of cohesive groups in the trauma recovery context : Police spouse survivors and duty-related death. *Journal of Traumatic Stress*, 9 (2), 379-386. 警官の殉職後，遺族である配偶者の社会的相互関係が心理的苦痛に及ぼす影響について検証した。

Wagner, D., Heinrichs, M., & Ehlert, U. (1998). Prevalence of symptoms of posttraumatic stress disorder in German professional firefighters. *American Journal of Psychiatry*, 155 (12), 1727-1732. ドイツの消防士のPTSD有病率と併発症状について調査を行った。また，被験者の一次的外傷性ストレス障害，他者の苦痛に曝されることによって受ける二次的外傷性ストレス障害についても検証した。

Weaver, J. D. (1995). *Disasters : Mental health interventions*. Sarasota, Florida : Professional Press. 災害精神保健分野，災害援助を志す者に有益な実践的な概説書。大量の参考文献を検証。特に精神保健サービスセンター（現CMHS，元NIMH）の出版物を重点的に紹介。危機介入，スクリーニング，支援，コンサルテーション，準備のための計画，死別，スーパービジョン，メディアとの協同，PTSD，バーンアウト，被災者・援助者双方に関連する非常時テクニックなどについて網羅している。

Weiss, D. S., Marmar, C. R., Metzler, T. J., & Ronfeldt, H. M. (1995). Predicting psychosomatic distress in emergency services personnel. *Journal of Consulting and Clinical Psychology*, 63 (3), 361-368. 緊急サービス要員が外傷性の非常事態に曝されたときに起こる心身の苦痛の予測因子を同定した。2グループに追試を行った。

ヘルスケア, ソーシャルサービス提供者
(セラピスト, 医師, 看護師, 他)

Acker, K. H. (1993). Do critical care nurses face burnout, PTSD, or is it something else?: Getting help for the helpers. *Clinical Issues in Critical Care Nursing*, 4 (3), 558-565. 適応過程現象とは, ストレス状況下での一連の行動パターンや反応のことをいう。意識的あるいは無意識に, ストレスへの反応として害になるような行動を起こしてしまうこともある。危篤患者のケアを行う看護師にとって, 害になるような反応は, 患者や家族をケアする能力を損ねる可能性がある。

Agger, I. & Jensen, S. B. (1994). Determinant factors for countertransference reactions under state terrorism. In J. P. Wilson & J. D. Lindy (Eds.), *Countertransference in the treatment of PTSD*. New York: Guilford Press.

Astin, M. C. (1997). Traumatic therapy: How helping rape victims affects me as a therapist. *Women & Therapy*, 20 (1), 101-109.

Barker, P., Reynolds, B., Whitehill, I., & Novak, V. (1996). Working with mental distress. *Nursing Times*, 92 (2), 25-27. スタッフの「健康チェック」という概念は混乱を招きやすい。「不健康」な看護師を隔離するわけにはいかないし, 評価することで看護師は心理的な問題を持っていてはいけないと思うかもしれない。重要なのは, 看護師と看護師のケア対象者の治癒的な関係が脅かされる可能性があるということである。

Bills, L. J. (1995). Trauma-based psychiatry for primary care. In B. H. Stamm (Ed.), *Secondary traumatic stress: Self-care issues for clinicians, researchers, and educators*. Lutherville, MD: Sidran Press.

Blanchard, E. A. & Jones, M. (1997). Care of clinicians doing trauma work. In M. Harris & C. L. Landis (Eds.), *Sexual abuse in the lives of women diagnosed with serious mental illness*. India: Harwood Academic Publishers. 重篤な精神障害を負う女性性的虐待サバイバーを対象とする臨床家の二次的外傷性ストレスの問題について論じた。

Booth, E. W. (1991). Compassion fatigue [letter; comment]. *Journal of the American Medical Association*, 266 (3), 362.

Brende, J. O. (1991). When post traumatic stress "rubs off." *Voices*, 27 (1-2), 139-143. 12地点での外来プログラムについて概観した。このプログラムはもともと, 患者が呈するさまざまPTSD症状に苦しめられる著者を含む退役軍人局病院のスタッフの必要に迫られ立ち上げたものである。

Brown, D., Carn, J., Fagin, L., Bartlett, H., & Leary, J. (1994). Mental health: Coping with caring. *Nursing Times*, 90 (45), 53-55.

Carbonell, J. L. & Figley, C. R. (1996). When trauma hits home : Personal trauma and the family therapist. *Journal of Marital & Family Therapy*, 22 (1), 53-58.

Catherall, D. R. (1995). Coping with secondary traumatic stress : The importance of the therapist's professional peer group. In B. H. Stamm (Ed.), *Secondary traumatic stress : Self-care issues for clinicians, researchers, and educators*. Lutherville, MD : Sidran Press.

Cerney, M. S. (1995). Treating the "heroic treaters." In C. R. Figley (Ed.), Compassion fatigue : Coping with secondary traumatic stress disorder in those who treat the traumatized. New York : Brunner/Mazel. トラウマを負った患者を対象として働くセラピストは，特に二次的外傷性ストレスと二次的外傷性ストレス障害になりやすい。

Charney, A. E. & Pearlman, L. A. (1998). The ecstasy and the agony : The impact of disaster and trauma work on the self of the clinician. In P. M. Kleespies (Ed.), *Emergencies in mental health practice : Evaluation and management*, 418-435. New York : The Guilford Press. 災害援助やトラウマワークが災害/危機介入分野の専門援助者の自己に及ぼす衝撃や自己に課す特有の困難に着目した。

Chrestman, K. R. (1995). Secondary exposure to trauma and self reported distress among therapists. In B. H. Stamm (Ed.), *Secondary traumatic stress : Self-care issues for clinicians, researchers, and educators*. Lutherville, MD : Sidran Press.

Cohen, L. M., Berzoff, J. N., & Elison, M. R. (Eds.). (1995). *Dissociative identity disorder : Theoretical and treatment controversies*. Northvale, NJ : Aronson.

Courtois, C. A. (1993). Vicarious traumatization of the therapist. *Clinical Newsletter*, 3 (2), 8-9. クライエントの外傷的題材に曝されることで生じる逆転移の特殊な形を代理トラウマ受傷という概念とした。

Courtois, C. A. (1997). Healing the incest wound : A treatment update with attention to recovered-memory issues. *American Journal of Psychotherapy*, 51 (4), 464-496. セラピストに及ぶ影響などの治療の問題について述べた。

Coyle, A. & Soodin, M. (1992). Training, workload and stress among HIV counsellors. *AIDS Care*, 4 (2), 217-221.

Creagan, E. T. (1993). Stress among medical oncologists : The phenomenon of burnout and a call to action. *Mayo Clinic Proceedings*, 68 (6), 614-615.

Crothers, D. (1995). Vicarious traumatization in the work with survivors of childhood trauma. *Journal of Psychosocial Nursing and Mental Health Services*, 33 (4), 9-13. 患者が入院している間に呈する苦痛と同様の苦痛をスタッフが呈する問題について扱う。

Cunningham, M. (1997). Vicarious traumatization : Impact of trauma work on the clinician. *Dissertation Abstracts International Section A : Humanities & Social Sciences*, 57 (9-A), 4130.

Davidson, P. & Jackson, C. C. (1985). The nurse as a survivor : Delayed posttraumatic stress reaction and cumulative trauma in nursing. *International Journal of Nursing Studies*, 22 (1), 1-13. 看護師の長期にわたって続く表面に出ないトラウマ症状にはほとんど注意が払われてこなかった。ベトナム帰還兵・自然災害被災者・ホロコーストサバイバーについての近年の研究結果から,遅延外傷後ストレス反応の症状が明らかになっている。これらの症状すべてが,ストレスがかかりやすく,病院関連の外傷性エピソードに対して不適応的対処戦略をとった看護師に見られていた。

de Jonge, J., Janssen, P., & Landeweerd, A. (1994). Effecten van werkdruk, autonomie en sociale ondersteuning op de werkbeleving van verplegenden en verzorgenden. [Effect of work stress, autonomy and social support on the work experience of nurses and caregivers]. *Verpleegkunde*, 9 (1), 17-27. 249人の各種ヘルスケア専門家を対象に,職業の性質,健康,福利の間の関連性を検討した。

Deiter, P. J., Pearlman, L. A. (1998). Responding to self-injurious behavior. In P. M. Kleespies (Ed.), *Emergencies in mental health practice: Evaluation and management*. New York: The Guilford Press. クライエントとセラピストに及ぶ影響の最適な治療について考察した。外傷性ストレッサーを体験した家族を対象に働くときにセラピストが外傷性ストレス障害を起こすことを理解し,防止し,治療するモデルについて述べた。

Dutton, M. A. (1992). *Empowering and healing the battered woman: A model for assessment and intervention*. New York: Springer.

Editor's post script (1993). Thoughts on therapist self-care from Jacob Lindy, Christine Courtois, Janet Yassen, Joe Ruzek, Matthew Friedman, and Dudley Blake. *Clinical Newslett*, 3 (2), 20.

Everett, S. R. (1997). Stress, vicarious traumatization, and coping: Therapists' efforts to manage the stress of treating sexual trauma. *Dissertation Abstracts International: Section B: the Sciences & Engineering*, 57 (10-B), 6568.

Figley, C. R. (1995). Systemic traumatization: Secondary traumatic stress disorder in family therapists. In R. H. Mikesel, D. D. Lusterman, & S. H. McDaniel (Eds.), *Integrating family therapy: Handbook of family psychology and systems theory*. Washington, DC: American Psychological Association.

Figley, C. R. & Kleber, R. J. (1995). Beyond the "victim": Secondary traumatic stress. In R. J. Kleber, C. R. Figley, & B. Gerson (Eds.), *Beyond trauma: Cultural and societal dynamics*. New York: Plenum Press. 家族,友人,援助者など,社会システム構成員としてトラウマを体験した者と関わるときに受ける影響について紹介した。

Follette, V. M., Polusny, M. M., & Milbeck, K. (1994). Mental health and law enforcement professionals: Trauma history, psychological symptoms, and impact of providing services to child sexual abuse survivors. *Professional Psychology: Research and Practice*, 25 (3), 275-282. 精神保健の専門家と法執行官計558名を対象に,現在と過去のトラウマ体験,クライエントが持つ外傷性の題材への曝露量,私的・専門的トラウマ体験の影響について調査を行った。セラピストの29.8%,執行官の19.6%が児童期に何らか

のトラウマを体験したという報告を得た。

Fox, R. & Cooper, M. (1998). The effects of suicide on the private practitioner: A professional and personal perspective. *Clinical Social Work Journal*, 26 (2), 143-157. 慢性的自殺企図患者の心理療法における，自殺の衝撃，バーンアウト，代理トラウマ受傷について考察した。

Friedman, M. J. (1996). PTSD diagnosis and treatment for mental health clinicians. *Community Mental Health Journal*, 32 (2), 173-189. PTSD 査定，治療アプローチ，セラピストの問題，近年の争点の4つについて論じた。

Funk, J. R. (1995). Burnout among "healers." *American Journal Hospital Palliative Care*, 12 (3), 27-30.

Gabriel, M. A. (1994). Group therapists and AIDS groups: An exploration of traumatic stress reactions. Special Issue: The challenge of AIDS. *Group*, 18 (3), 167-176. グループ構成員が AIDS 関連で何人も死亡することでグループセラピストにどれだけ外傷性の影響が及ぶか，どれだけ代理トラウマを受けるかについて検証した。グループセラピストが何人もの死に対処するための治療的介入法について調査した。

Garside, B. (1993). Physicians mutual aid group: A response to AIDS-related burnout. *Health & Social Work*, 18 (4), 259-267. AIDS 患者を最初に診るプライマリケア医は他の AIDS ケア提供者と同様のストレスとなる体験に曝されている。相互援助グループが全般的に AIDS ケア提供者にとってストレスの軽減に役立つと証明されているが，専門家集団としての医師には相互援助にアクセスしにくいという特殊な問題がある。本論では著者が促進する医師の相互援助グループの端緒と機能を述べる。

Good, D. A. (1996). Secondary traumatic stress in art therapists and related mental health professionals. *Dissertation Abstracts International Section A: Humanities & Sciences*, 57 (6-A), 2370.

Haley, S. A. (1974). When the patient reports atrocities: Specific treatment considerations of the Vietnam veteran. *Archives of General Psychiatry*, 30 (2), 191-196. 虐殺を申告したベトナム戦闘体験者のセラピーには特殊な困難がある。セラピストの逆転移と，患者の体験という現実に対する生々しい自然な反応に関しては，継続的にチェックし，直面する必要がある。

Harbert, K., & Hunsinger, M. (1991). The impact of traumatic stress reactions on caregivers. *Journal of the American Academy of Physician Assistants*, 4 (5), 384-394. トラウマは被害者にもケア提供者にも影響を与える。ケア提供者が外傷性の出来事の話を聞き，それに対して重篤な内的混乱を起こすことも多い。ケア提供者の反応はさまざまで，出来事が起きて数日から数週間で大半の者は全快するが，なかには圧倒されて仕事をこなす能力や家族や友人との関わりが脅かされることもある。

Harris, C. J. (1995). Sensory-based therapy for crisis counselors. In C. R. Figley (Ed.), *Compassion fatigue: Coping with secondary traumatic stress disorder in those who treat the traumatized*. New York: Brunner/Mazel.

Hartman, C. R. & Jackson, H. C. (1994). Rape and the phenomena of countertransference. In J. P. Wilson & J. D. Lindy (Eds.), *Countertransference in the treatment of PTSD*. New York: Guilford Press. 強姦と逆転移について述べた。

Hartsough, D. M. & Myers, D. G. (1985). *Disaster work and mental health: Prevention and control of stress among workers*. Rockville, MD: National Institute of Mental Health. 緊急ワーカーが必要とするものに着目したモノグラフ。とくに，①緊急ワーカーが直面する問題への理解とともに，ワーカーの健康やメンタルヘルスに及ぶ衝撃の理解を深めること，②緊急援助団体がこれらの必要性に対してあらかじめ・緊急時の最中・後にも取組むように促すこと，③緊急援助団体とワーカー向けに，緊急ワークで生じるメンタルヘルスの問題をどのように防止し，緩和し，治療するかという教育訓練パッケージの雛型を提供することに着目する。

Hollingsworth, M. A. (1993). Responses of female therapists to treating adult female survivors of incest. *Dissertation Abstracts International*, 54 (6-B), 3342.

Hover-Kramer, D., Mabbett, P., & Shames, K. H. (1996). Vitality for caregivers. *Holistic Nursing Practice*, 10 (2), 38-48. 重篤患者の増加，入院日数の短縮，職場の再編，看護役割の改編，ホームケアサービスの開発などの変化はすべてヘルスケアワーカーにとって高いストレスとなる。それぞれ心理療法，包括的看護，気功の教育を受けた3人の看護専門家から，精神活力についての調査結果を得た。

Johnson, C. N. E. & Hunter, M. (1997). Vicarious traumatization in counselors working in the New South Wales Sexual Assault Service: An exploratory study. *Work & Stress*, 11 (4) 319-328. カウンセラー2群を種々の評価項目において比較した。性暴力被害カウンセラーは感情的疲弊をより多く感じ，対処戦略として逃避・回避を用いることが多かった。

Joinson, C. (1992). Coping with compassion fatigue. *Nursing*, 22 (4), 116, 118-119, 120.

Kassam-Adams, N. (1995). The risks of treating sexual trauma: Stress and secondary trauma in psychotherapists. In B. H. Stamm (Ed.), *Secondary traumatic stress: Self-care issues for clinicians, researchers, and educators*. Lutherville, MD: Sidran Press.

Kinzie, J. D. (1994). Countertransference in the treatment of Southeast Asian refugees. In J. P. Wilson & J. D. Lindy (Eds.), *Countertransference in the treatment of PTSD*. New York: Guilford Press. 共産ポル・ポト政権（クメール・ルージュ）下のカンボジア人被害者，ベトナム難民，その他を対象とするオレゴン健康科学大学（オレゴン州ポートランド）での精神科治療プログラムについて述べた。対象集団の70%以上がPTSDに罹患し，併発症も見られた。

Kluft, R. P. (1994). Countertransference in the treatment of multiple personality disorder. In J. P. Wilson & J. D. Lindy (Eds.), *Countertransference in the treatment of PTSD*. New York: Guilford Press. 解離性障害，特に多重人格障害（MPD）の臨床治療における逆転移現象について広く検証した。

Lansen J. (1993). Vicarious traumatizaton in therapists treating victims of torture and persecution. *Torture*, 3 (4), 138-140. セラピストが外傷性の「題材」に曝されることがセラピストにとって外傷となること，すなわち代理トラウマ受傷の危険があることが近年明らかになってきた。拷問被害者を対象に働くセラピストに起こるこの現象の広がりを見るために，拷問被害者の治療にあたる世界各国のセンターにあてて質問紙を送った。セラピストの約 10% が影響を受けていると見られる。

Lindy, J. D. & Wilson, J. P. (1994). Empathic strain and countertransference roles : Case Illustrations. In J. P. Wilson & J. D. Lindy (Eds.), *Countertransference in the treatment of PTSD*. New York : Guilford Press. 逆転移の役割と反応の広がり，治療プロセスのさまざまな時点におけるその管理を検証し示した。

Lyon, E. (1993). Hospital staff reactions to accounts by survivors of childhood abuse. *American Journal of Orthopsychiatry*, 63 (3), 410-416. 入院患者が訴える虐待経験に対するスタッフの反応は，PTSD 症状に似ていることが明らかになった。

Maltz, W. (1992). Caution : Treating sexual abuse can be hazardous to your love life. *Treating Abuse Today*, 2 (2), 20-24.

Marvasti, J. A. (1992). Psychotherapy with abused children and adolescents. In J. R. Brandell (Ed.), *Countertransference in psychotherapy with children and adolescents*. Northvale, NJ : Aronson. 被虐待・ネグレクト児とその家族を対象とする臨床場面でのさまざまな逆転移反応と対応について述べた。

Matsakis. A. (1994). Other professional and therapeutic concerns. In A. Matsakis, *Post-traumatic stress disorder : A complete treatment guide*. Oakland, California : New Harbinger Publications. セラピスト‐クライエント関係の様相について網羅し，私人として及び精神保健専門家としてのセラピスト特有の問題について触れた。トラウマ・サバイバーを対象とする治療における転移と逆転移の主な問題，臨床治療目的でない PTSD 査定，偽記憶の問題についても触れた。

Maxwell, M. J. & Sturm, C. (1994). Countertransference in the treatment of war veterans. In J. P. Wilson & J. D. Lindy (Eds.), *Countertransference in the treatment of PTSD*. New York : Guilford Press. 米国退役軍人局（VA）医療センター，退役軍人社会復帰センター（VA カウンセリングセンターまたは「退役」センター）や開業臨床機関で集積された，第二次世界大戦，朝鮮戦争，ベトナム戦争，湾岸戦争の退役軍人に関する臨床経験から得られた知識について述べた。

McCann, I. L. & Colletti, J. (1994). The dance of empathy : A hermeneutic formulation of countertransference, empathy, and understanding in the treatment of individuals who have experienced early childhood trauma. In J. P. Wilson & J. D. Lindy (Eds.), *Countertransference in the treatment of PTSD*. New York : Guilford Press. まず，児童期に虐待を受けたという患者に対する逆転移反応の管理の重要性について調査し整理した。児童期にトラウマや虐待を受けた者を治療するときの逆転移，共感，理解の間の関係の論理的解釈法について述べた。

Meyers, T. W. (1997). The relationship between family of origin functioning, trauma history, exposure to children's traumata and secondary traumatic stress symptoms in child protective service workers. *Dissertation Abstracts International Section A : Humanities & Social Sciences*, 57 (11-A), 4931.

Munroe, J. F., Shay, J., Fisher, L. M., Makary, C., Rapperport, K., & Zimering, R. T. (1995). Preventing compassion fatigue: A team treatment model. In C. R. Figley (Ed.), *Compassion fatigue : Coping with secondary traumatic stress disorder in those who treat the traumatized*. New York : Brunner/Mazel. 共感疲労とPTSDの症状表現の類似性と，接するクライエントの重篤度と接触時間が反応を予測することを示唆した。どんなセラピストも影響を受けることを確認した。トラウマトロジーにおける厄介な倫理問題である，セラピスト集団における共感疲労に関連する告知義務，教育，法令についても扱う。

Nader, K. (1994). Countertransference in the treatment of acutely traumatized children. In J. P. Wilson & J. D. Lindy (Eds.), *Countertransference in the treatment of PTSD*. New York : Guilford Press. 急性トラウマを負った子どもの治療における逆転移について考察した。

Neumann, D. A. & Gamble, S. J. (1995). Issues in the professional development of psychotherapists: Countertransference and vicarious traumatization in the new trauma therapist. *Psychotherapy*, 32 (2), 341-347. 児童期に慢性的なトラウマを負ったサバイバーを対象とする心理療法において，セラピストには独特の困難が課される。サバイバーを対象とするときに共通して見られる逆転移反応について述べた。

Occupational Health Safety. (1993). Workplace stress rated for AIDS caregivers [news] . *Occupational Health Safety*. 62 (1), 12-14.

Op den Velde, W., Koerselman, G. F., & Aarts, P. G. H. (1994). Countertransference and World War II resistance fighters: Issues in diagnosis and assessment. In J. P. Wilson & J. D. Lindy (Eds.), *Countertransference in the treatment of PTSD*. New York : Guilford Press. オランダで第二次世界大戦下のナチによる迫害を受けたサバイバーの治療，心理療法，法医学的検証に携わった専門家に起こった逆転移現象について考察した。

Parson, E. R. (1994). Inner city children of trauma : Urban violence traumatic stress response syndrome (U-VTS) and therapists' responses. In J. P. Wilson & J. D. Lindy (Eds.), *Countertransference in the treatment of PTSD*. New York : Guilford Press. 児童の回復を促すためにセラピストの個人力動的反応を利用するという見地から，都市部在住の児童の日常生活における暴力的な外傷性ストレスの現状に特に注目し，こういった児童を治療するときの複雑性について調査した。

Pearlman, L. A. & Mac Ian, P. S. (1995). Vicarious traumatization: And empirical study of the effects of trauma work on trauma therapists. Special Section : Trauma, disaster planning, and psychological services. *Professional Psychology : Research & Practice*, 26 (6), 558-565. トラウマ・セラピストを自認する188人のセラピストを対象に，代理トラウマ受傷について検証した。

Pearlman, L. A. & Saakvitne, K. W. (1995). Treating therapists with vicarious traumatization and secondary traumatic stress disorders. In C. R. Figley (Ed.), *Compassion fatigue : Coping with secondary traumatic stress disorder in those who treat the traumatized*. New York : Brunner/Mazel. 児童期に性的虐待を体験した成人を対象とする治療者に特に注目した。パールマンとソックウィトニーは，これらのセラピストは「自己」や「他者」についてのさまざまな内的経験がトラウマ・サバイバーの経験と同じように変容していることに気づいているとしている。

Pearlman, L. A. (1995). Self-care for trauma therapists : Ameliorating vicarious traumatization. In B. H. Stamm (Ed.), *Secondary traumatic stress : Self-care issues for clinicians, researchers, and educators*. Lutherville, MD : Sidran Press. サバイバーが負った心理的トラウマの影響の解消を援助するために自ら共感的にサバイバーと関わる者は，自らの重大な個人的変容にも向き合うことになる。この変容には，個人的な成長，人とのつながりや人知とのつながりが深まること，人生のすべての側面に関わる自覚の向上が挙げられる。変容には負の面もあり，サバイバーが経験するような自己の変化などがある。

Pickett, M., Brennan, A. M., Greenberg, H. S., Licht, L. & Worrell, J. D. (1994). Use of debriefing techniques to prevent compassion fatigue in research teams. *Nursing Research*, 43 (4), 250-252.

Pilkington, P. (1993). Who cares for the carers? [editorial]. *Journal of Advanced Nursing*, 18 (12), 1855-1856.

Riordan, R. J. & Saltzer, S. K. (1992). Burnout prevention among health care providers working with the terminally ill : A literature review. *Omega*, 25 (1), 17-24. 死期が迫った患者にケアを提供する者のバーンアウトとその防止についての文献レビュー。

Roberts, G. L., O'Toole, B. I., Lawrence, J. M. & Raphael, B. (1993). Domestic violence victims in a hospital emergency department. *Medical Journal of Australia*, 159 (5), 307-310. ロイヤル・ブリスベーン病院救急部に来院した患者のドメスティック・バイオレンスの被害率と予測因子を得るための1991年の調査。

Rosenbloom, D. J., Pratt, A. C., & Pearlman, L. A. (1995). Helpers' responses to trauma work : Understanding and intervening in an organization. In B. H. Stamm (Ed.), *Secondary traumatic stress : Self-care issues for clinicians, researchers, and educators*. Lutherville, MD : Sidran Press.

Rozelle, D. (1997). Trauma and the therapist : Visual image making, countertransference, and vicarious traumatization. *Dissertation Abstracts International : Section B : Sciences & Engineering*. 58 (4-B), 2136.

Ruzek, J. (1993). Professionals coping with vicarious trauma. *Clinical Newsletter*, 3 (2), 12-13, 17. 援助を専門とする者が援助に付随する困難に対する反応として起こす適応的対処方法と不適応的対処方法について考察した。

Saakvitne, K. W. & Carnes, B. A. (1992). Caring for the professional caregiver : The application of Caplan's model of consultation in the era of HIV. *Issues in Mental Health Nursing*, 13 (4), 357-367. HIV感染患者から衝撃を受ける看護スタッフ向けの心理社会的支援プログラムの開発と施行について述べた。このプログラムは,カプラン (1973) のメンタルヘルスコンサルテーションのモデルに基づいている。

Saakvitne, K. W. & Pearlman, L. A. (1996). *Transforming the pain : A workbook on vicarious traumatization.* New York : W. W. Norton.

Saakvitne, K. W. (1995). Therapists' responses to dissociative clients. Countertransference and vicarious traumatization. In L. M. Cohen, J. N. Berzoff, & M. R. Elison (Eds.), *Dissociative identity disorder : Theoretical and treatment controversies.* Northvale, NJ : Aronson.

Schauben, L. J. & Frazier, P. A. (1995). Vicarious trauma : The effects on female counselors of working with sexual violence survivors. *Psychology of Women Quarterly*, 19 (1), 49-64. 性暴力被害サバイバーを対象として働くカウンセラーに及ぶ影響を評価することを主な目的とした研究。担当ケース中,サバイバーが占める割合が大きいカウンセラーは,信念(特に他者の善性に関する信念)が混乱することが多く,PTSD症状が多く,代理トラウマの自己申告も多い。

Simonds, S. L. (1997). Vicarious traumatization in therapists treating adult survivors of childhood sexual abuse. *Dissertation Abstracts International : Section B : Science & Engineering*, 57 (8-B), 5344.

Slover, C. A. (1998). The effects of repeated exposure to trauma on volunteer victim advocates. *Dissertation Abstracts International : Section B : Sciences & Engineering*, 58 (8-B), 4473.

Sorrells-Jones, J. (1993). Caring for the caregivers : A wellness and renewal project. *Nursing Administration Quarterly*, 17 (2), 61-67.

Spellmann, M. E. (1993). Direct and vicarious trauma and beliefs as predictors of PTSD. *Dissertation Abstracts International*, 54 (5-B), 2773.

Stamm, B. H. (1999). Creating virtual community : Telehealth and self care, updated. In B. H. Stamm (Ed.), *Secondary traumatic stress : Self-care issues for clinicians, researchers, and educators.* Lutherville, MD : Sidran Press. 交友関係を築くためと,クライエント・患者・自分自身・同業の専門家に対するケア提供を促進するためのコミュニティに働きかける手段としての遠隔医療について考察した。

Steele, K. (1991). Sitting with the shattered soul. *Treating Abuse Today*, 1 (1), 12-15. 重度の虐待のサバイバーを対象に働くことに対する反応として,セラピストは自身,PTSDを体験する可能性がある。

Terry, M. J. (1995). Kelengakutelleghpat : An Arctic community-based approach to trauma. In B. H. Stamm (Ed.), *Secondary traumatic stress : Self-care issues for clinicians, researchers, and educators.* Lutherville, MD : Sidran Press. アラスカ先住民ヘルスケアプログラムの経過について記述する。このプログラムは,米国の僻地・貧困地区

から開発途上国の辺境に至るまでのヘルスケア提供システムのモデルとなっている。現地での圧倒されるような一次的，二次的外傷性ストレスに際しては，協調と伝統的な先住民価値観を尊重するよう非常事態ストレス管理プログラムを改変した。

Truman, B. M. (1997). Secondary traumatization, counselor's trauma history, and styles of coping. *Dissertation Abstracts International Section B : Sciences & Engineering*, 57 (9-B), 5935.

Vachon, M. L. S. (1987). Team stress in palliative/hospice care. In L. F. Paradis (Ed.), *Stress and burnout among health care providers caring for the terminally ill and their families*. New York : Haworth Press. 職業上のストレスについての大規模調査で得られたデータのうち，ホスピスのヘルスケア提供者についてのデータを解析した。仕事上のストレッサーとストレス症状を検証した。

Valent, P. (1995). Survival strategies : A framework for understanding secondary traumatic stress and coping in helpers. In C. R. Figley (Ed.), *Compassion fatigue : Coping with secondary traumatic stress disorder in those who treat the traumatized*. New York : Brunner/Mazel. 非常時戦略の性質と役割を理解するための背景として，外傷性ストレス反応の分類，概念化に役立つモデルを提示した。PTSDでは外傷性ストレス反応として再体験と回避を挙げているが，互いに矛盾するような反応（度胸と恐怖など）も含め，他に種々の反応をも挙げる枠組みが必要であるとしている。

Van De Water, R. C. (1996). Vicarious traumatization of therapists : The impact of working with trauma survivors. *Dissertation Abstracts International Section B : Sciences & Engineering*, 57 (3-B), 2168.

van der Veer, G. (1992). *Counselling and therapy with refugees : Psychological problems of victims of war, torture and repression*. Chichester, England : John Wiley & Sons. 難民が抱える心理的問題の治療の実践ガイド。難民が抱える問題の理論的な知識と臨床実践の橋渡しとして著者の経験と科学的文献を挙げている。

Vesper, J. H. (1998). Mismanagement of countertransference in posttraumatic stress disorder : Ethical and legal violations. *American Journal of Forensic Psychology*, 16 (2), 5-15. PTSD患者を対象とするセラピスト，セラピー関係における逆転移の管理の倫理的，法的解釈について考察した。

Walton, D. T. (1997). Vicarious traumatization of therapists working with trauma survivors : An investigation of the traumatization process including therapists' empathy style, cognitive schemas and the role of protective factors. *Dissertation Abstracts International Section B : Sciences & Engineering*, 58(3-B), 1552.

White, G. D. (1998). Trauma treatment training for Bosnian and Croatian mental health workers. *American Journal of Orthopsychiatry*, 68 (1), 58-62. 1995年，旧ユーゴスラビアで行われた2つの訓練プログラムについて述べた。このプログラムの目標は，①現地のメンタルヘルス従事者の訓練，②二次的外傷後ストレスの評価と治療，③定期的に行われるピア・スーパービジョンやコンサルテーションのグループを作る，であった。

Williams, M. B. & Gindlesperger, S. (1996). Developing and maintaining a psycho-educational group for persons diagnosed as DID/MPD/DDNOS. *Dissociation : Progress in the Dissociative Disorders*, 9 (3), 210-220. セラピストに及ぶ影響などの治療上の問題について考察した。

Yassen, J. (1995). Preventing secondary traumatic stress disorder. In C. R. Figley, (Ed.), *Compassion fatigue : Coping with secondary traumatic stress disorder in those who treat the traumatized*. New York : Brunner/Mazel. 予防という概念の理解について述べ，二次的外傷性ストレスの衝撃に備える枠組みとして，環境的モデルを提言。二次外傷性ストレスに対して備えや計画やその影響への対応がなければ，自分自身や近しい者に害になるばかりか，仕事上ケアをする対象にまで害が及ぶ可能性があるとしている。

調査研究による曝露

Armstrong, J. G. (1996). Emotional issues and ethical aspects of trauma research. In E. Carlson, (Ed.), *Trauma research methodology*. Lutherville, Maryland : Sidran Press. トラウマには伝染力があるため，外傷性の出来事の被害者が起こす破壊的な反応の研究で起こす調査者の主観的反応も調査法として考慮すべきだとしている。トラウマ調査において起こりそうな一般的倫理問題についても考察した。

Derry, P. & Baum, A. (1994). The role of the experimenter in field studies of distressed populations. *Journal of Traumatic Stress*, 7 (4), 625-635. 臨床的訓練を受けていない健康心理調査者向け大学院セミナーと，そこで行った訓練プログラムについての報告。距離を置き影響力を持たないような相互関連スタイルを維持するには，定石通りの行動様式ではなく，逆説的だが，柔軟な行動様式を取ることが必要である。関連するスキルには，価値の解釈，かかわりを持つスキルとコミュニケーションのスキル，外傷後ストレス症候群についての訓練が挙げられる。このように実験者の役割を再定義することで，心理的苦痛を負う対象の実地調査に導入された倫理的・実践的考慮は，実験室での価値観を補うことができよう。

Pickett, M., Brennan, A. M. W., Greenberg, H. S., Licht, L., & Worrell, J. D. (1994). Use of debriefing techniques to prevent compassion fatigue in research teams. *Nursing Research*, 43 (4), 250-252. 重篤で感情的負荷が高いような外傷性の出来事を体験した者を対象に看護師が研究をすることが多い。そのような被験者から聞き取り調査でデータ収集にあたる者の問題を緩和するために，危機デブリーフィング手順をどのように用いることができるかについて述べた。

教育，訓練による曝露

Danieli, Y. (1994). Countertransference, trauma, and training. In J. P. Wilson & J. D. Lindy (Eds.), *Countertransference in the treatment of PTSD*. New York : Guilford

Press. PTSD 治療にあたる精神保健の専門家向けの訓練モデルを提示。逆転移反応をどのように同定し管理していくかについての段階式指導を掲載する。

Felman, S. (1991). Education and crisis, or the vicissitudes of teaching. *American Imago*, 48 (1), 13-73. 2 冊にわたる特集号「精神分析，文化，トラウマ」の第 1 冊。フェルマンがエール大学で行った大学院セミナー「文学と証言」講義録。参加者はカミュ，ドストエフスキー，フロイト，マラルメ，ツェランの作品を読み，エール大学ホロコースト証言ビデオアーカイブ収録の証言集を視聴した。

McCammon, S. L. (1995). Painful pedagogy : Teaching about trauma in academic and training settings. In B. H. Stamm (Ed.), *Secondary traumatic stress : Self-care issues for clinicians, researchers, and educators*. Lutherville, MD : Sidran Press.

非常事態サービス，ヘルスケアサービス，教育，訓練に関わらない職業による曝露

Bricker, P. L. & Fleischer, C. G. (1993). Social support as experienced by Roman Catholic priests : The influence of vocationally imposed network restrictions. *Issues in Mental Health Nursing*, 14 (2), 219-234. 質的記述研究による，4 人のローマ・カトリック司祭のソーシャルサポート体験の調査。これらの司祭は，役割関連のストレッサーを受けやすいコミュニティ・ケアの提供者でありながら，ソーシャルサポートのネットワーク利用に関しては職業上の限界がある。

Carr, K. F. (1997). Crisis intervention for missionaries. *Evangelical Missions Quarterly*, 33 (4), 4450-458. 宣教師の直接・間接的な外傷性の曝露に対する介入について述べた。

Farmer, R., Tranah, T., O'Donnell, I., & Catalan, J. (1992). Railway suicide : The psychological effects on drivers. *Psychological Medicine*, 22 (2), 407-414. 日常業務の間に利用者の死傷事故を体験した運転士の反応の範囲を特徴づけることを目的とした調査。事故後 1 か月の聞き取り調査では，事故車両の運転士の 16.3% が PTSD と診断され，39.5% が抑うつや恐怖症状態などと診断された。

Freinkel, A., Koopman, C., & Spiegel, D. (1994). Dissociative symptoms in media eyewitnesses of an execution. *American Journal of Psychiatry*, 151 (9), 1335-1339. サン・クエンティン刑務所のガス室で，カリフォルニア州では 1976 年以来の死刑が執行され，ジャーナリスト 18 名がメディア証人として招待された。この死刑執行の目撃は心理的外傷となり，参加ジャーナリストには解離症状と不安症状が体験されるであろうということを仮説とする。

Hafemeister, T. L. (1993). Juror stress. *Violence and Victims*, 8 (2), 177-186. 裁判のとき，証拠が特に視覚的で陰惨なときに陪審員が感じると思われる強度の重圧とストレスについての調査。

Janik, J. (1995). Correctional compassion fatigue : Overwhelmed corrections workers can seek therapy. *Corrections Today*, 57, 162-163.

McCarroll, J. E., Blank, A. S., & Hill, K. (1995). Working with traumatic material : Effects on Holocaust Memorial Museum staff. *American Journal of Orthopsychiatry*, 65 (1), 66-75. 米国ホロコースト記念館で働く職員とボランティアは，ホロコースト犠牲者の遺品やその他ホロコーストの恐怖を思い出させるようなもので感情を乱される可能性がある。職員やボランティアの心理的コンサルテーションの過程と介入について述べた。

訳者あとがき

関心の高まり

　二次的外傷性ストレスの概念への関心は，日本でも急速に高まっている。専門家向けの講演でこの話題を取り上げると，いつも積極的な反応があるし，実際に調査をしてみても，多くのケア提供者がこのことで悩んでいることが，調査への反応のよさからわかる。自分だけで悩んでいたものが，誰にでも生じるもので反応に名前が与えられていることを知って安心するという構図である。医師，カウンセラー，ソーシャルワーカー，警察官，消防士，看護師，教師，NPOの活動家……私が出会うケアにかかわる多職種の人たちが，同じ思いを持っている。

　考えてみれば，これはPTSDの概念が導入され始めたころの被害の当事者の状況と同じである。「私だけが弱いために，このような苦痛から逃れられないのではないだろうか」「このような苦痛を感じていると，もう生活が続けられなくなっていくのではないか」。少し前まで，いや今でも，トラウマティックな出来事を経験した多くの人は，誰にも相談することもなくそのように感じてきた。トラウマを持つ人に出会うケア提供者も，実は同じように「私の無能さのために役に立つケアができないのではないか」「このようなつらい話を聞き続けると，もう自分は仕事をやっていけないのではないか」と考えているのである。特にここ1〜2年，私のところには，対応しきれないほどの講演や研修の依頼が舞い込んでくるが，そのなかのかなりの部分が「現場に元気が出るような話を」「これからケアをやっていくためのエンパワメントを」という要請を多かれ少なかれ含んでいる。

　私の知り合いのPTSD治療の専門家の多くが，ある時点で，典型的な代理トラウマの症状があったと話しているし，私自身も思い当たることがある。またこういう人たちが時には職業的に破綻したりすることも実際に経験する。また司法や医療のなかで，仕事の身体的な過酷さだけではなく，おそらくバーンアウトと二次的外傷性ストレスと職場ストレスの複雑な影響によって転職していく人たちの話も聞く。専門家にとって，この本に書かれていることは現実の

危険なのである。

本書の特徴

トラウマの概念を導入してみると，多くのメンタルヘルスの領域にケアの対象とすべき人たちや子どもたちがいることがわかる。切実なニーズに混乱しながらも，現場は対応しようとする。児童虐待や事件や事故のトラウマのケアに関わる専門職やボランティアが増え，そのなかでケア提供者の傷つきの問題がはっきりしてくるという展開は，米国でも日本でも同様である。

二次的外傷性ストレス，共感疲労の概念を提唱したフィグリー，代理トラウマの概念を提唱したパールマンなどの研究がこの分野での基本となっている。フィグリーは早くから戦闘体験のトラウマを扱い，パールマンは性的虐待を中心として扱ってきた臨床家，研究者である。このほかにも逆転移という古典的な言葉や，バーンアウトという聞きなれた言葉も含めて，似たような現象に多数の概念が提唱されていて，やや混乱気味である。特に90年代後半には多くの研究も発表されるようになっているが，概念の統一ができているわけではないし，実証的研究もまだ不十分である。概念の的確な整理は本書の内容に譲ることにしよう。本書は，フィグリーもパールマンも重要な一章そのほかを持ちながら，他の研究者の概念や研究とも比較することができるという点で，入門書としては好適であろう。1995年に初版が，1999年には第2版が出版されている（本訳書は，第2版である *Secondary traumatic stress : Self-care issues for clinicians, researchers, and educators*. second edition, 1999, Sidran Press. の全訳である）。

またごく実践的な章もある。この本の読者の多くは，仕事として何らかのケアの提供を行っている人が多いと考えると，読みやすく，役に立つということは大事なことである。実際に自分はどのような状況にあるか知りたい，組織のなかでできることを知りたいという要請に本書は応えてくれるだろう。チェックリストやアルゴリズムが——少し文字が小さくなって申し訳ないが——実際の状況の把握に役に立つだろう。またいくつかのインターネット情報や親切な説明のついた文献リストは，研究者や研究をこれから始めようとする人には大いに役に立つだろう。

全体としては，地方で一人で途方にくれている臨床家にも役に立つように意

図したような親切な構成である。おそらくこれは編者スタムがルーラルヘルス研究所にいることにも関係しているのだろう。アラスカでのコミュニティ・メンタルヘルスの実践の話は，トラウマや解離の一見派手な研究とは遠く隔たったところにある。けれども，日本でも地方での長期にわたる実際のケアの提供が行われていて，事件や事故は全国のどこにでも起こりうるから，そういうところではアラスカほどではないにせよ，それほど大きくは違わないような地道な実践が行われているのである。

事件や事故の現場で，被害者の心身のケアを行うときにも，いつもついて回って臨床家を悩ませるのは組織やシステムやコストの問題である。けれどもこういう問題を無視しては実際に役に立つ介入は行えないことを私はここ数年の経験で知った。最後の章を見ても，編者のスタムは現場の臨床をよく知っている人だと思う。

スタムも述べているように，全体としてはここ数年で，PTSDの概念を拡張的に捉えて，それに対応したSTSD（二次的外傷性ストレス障害）という一つの精神障害として二次的外傷性ストレスないし代理トラウマの影響を捉えるという視点は減少し，ケア提供者がケアを行うことによって生じる不可避のストレス反応を心理反応として扱っていくという視点になってきている。

概念の受け入れやすさという点で言えば，当事者であるアメリカの臨床家，ケア提供者たちは共感疲労（compassion fatigue）という言葉がお気に入りのようである。「passionを共にする」のだからsympathyという言葉とも似ているが，compassionのほうがより強い感情を感じさせる。本文中でフィグリーが述べているようにcompassionとは「苦痛や逆境に見舞われた他者に対する深い共感や悲嘆の感情で，その人の苦痛やその原因を取り除き癒したいという強い希求を伴うもの」なのである。先日，自ら虐待被害の当事者であり有能な治療者でもあるカナダの臨床家リンダ・ジンガロとこの話題について話す機会があったが，彼女も共感疲労という言葉が好きだと言っていた。それぞれの言葉に固有の含意があり，それによって対応が異なるのだと彼女は言う。「二次的外傷性ストレスという言葉を使うならストレスコーピングを行う必要があるし，代理トラウマならば，傷が癒える必要がある。バーンアウトなら燃えつきてしまわないように，燃焼を小さくしなくてはならないし，共感疲労ならば基本的には休養が必要だ」というわけである。なるほど，と思わせられた。

私にとって

　実際，困難なトラウマを持つクライエントに対して，深く共感していくのには気力が必要である。私自身の言葉で言えば，深く鋭く共感できる敏感さとともに，状況や自分の感情を正確に分析する論理的な力，それからトラウマティックな世界観——不信や恐怖に満ちた——に直面しても，常に希望を持ち続けられるタフさのすべてがトラウマケアには要求されると思うのだが，それらを鼎立させ続けることは，かなり困難な作業である。

　自分でできていると思っていると知らないうちに罠にはまっているということが，このような過程にはつきものである。パールマンがルワンダから帰ってきて感じたことは，私にも他人事ではない。知らないうちに頭の中は被害を受けた人のことでいっぱいになり，何かを楽しむことができず，疲労感と罪責感が去来する。かといって自分の経験は誰にも話せばわかってもらえることではなく，たまった仕事も進まずという状況になることがある。後から思えば，二次的外傷性ストレス反応そのものである。

　共同翻訳者の金田ユリ子さんは，トラウマケアに関わる私のさまざまな状態を，私の近くで長年にわたり，見てきてくれた人である。彼女の鋭い目は，私自身がトラウマの臨床のなかで二次的外傷性ストレスに影響され，それによって翻弄されている実態をいつも正確に見通している。それによって私はこれまでずいぶん助けられてきた。今回の翻訳にあたっても，彼女の正確な訳出，細部まで手を抜かない仕事ぶりは，大変ありがたかった。また，第1章の共感満足／共感疲労自己診断の日本語訳にあたって和文の検討にご協力いただいた「ヒューマンサポート研究会」の稲本絵里さん，土井真知さん，野坂祐子さん，渡辺弥生さん，バックトランスレーションにご協力いただいた北田祐子さん，エリック・プリドーさん（Mr. Eric Prideaux），そして，本書の翻訳企画を誠信書房に働きかけてくださった西澤哲先生，誠信書房編集部の松山由理子さん，長林伸生さんに感謝したい。翻訳が最初に周囲の方に約束したよりも大幅に遅れたのは，ひとえに私の責任である。できたら，これも多忙な私の二次的外傷性ストレスを悪化させないためだということにしたいが，研究したり論文を書いたりすることは，二次的外傷性ストレスの悪化防止策のひとつであるとして本文でも取り上げられているから，そうもいかない。

戦争，飢餓，差別，犯罪——トラウマの原因が世界には無数にあり，ケアなどとは無縁のままの傷ついた人たちのほうが圧倒的に多いに違いないことに思いをはせると，めまいにも似た感覚に襲われる。しかし，私はそこでシニカルになっているのかと考えてみると決してそうではない。心の中では，私にできることの小ささが，私にできることの確実な意味を与えるのである。私の世界観はトラウマケアとともに確かに変更されてきたが，それは暗闇のほうへ向かうばかりではない。スタムの取り上げている「共感満足」も，またトラウマケアをする者にとって重要な要素である。

　この仕事に伴う喜びや建設的な自己の変革もまた自然な反応であり，だからこそ多くの専門家が困難な仕事を続けるのだと私も思う。

　2002年12月

小　西　聖　子

第4刷刊行にあたって
　訳注で言及されているURLは本書が執筆された1999年当事の情報に基づくため，2018年6月現在ほとんどが移転・消滅している。

索 引

あ行

ICD-10 238
アイデンティティ 51
アメリカ心理学会 203
アメリカ心理学会規程 208, 211, 213
アメリカ心理学会倫理規定 206
アラスカピアヘルパープログラム 164
アリストテレス 237
アルゴリズム 127-136
暗号化 185
安全 57, 58, 66, 67, 230
安全プロトコル 121
一般的仕事関連ストレス 40, 41, 43
一般的な職業上のストレス症状 38
因果分類 97
InterPsych 192
インターネット 171, 186-189, 273
インターネット皮膚科協会 182
インフォームド・コンセント 204, 210, 242
ヴィレッジレスポンスチーム 162, 163
運営管理上の実現可能性 268, 269, 272
遠隔医療 181-183, 191
オンラインデータベース 172

か行

外傷後ストレスの精神生物学的展開 154
外傷後セラピーの基礎となる三つの原則 81
外傷性ストレス xiii, xv, 9, 10, 141
外傷性ストレス障害 xiii-xv
外傷の体験 20, 118, 226, 254
外傷の出来事 5, 20, 104
解離 xxvi, 118, 122, 229
加害者 246, 247, 249-254, 257, 258
家族/配偶者支援プログラム 150
家族からの支援 78, 79
家族内トラウマ 7
価値パターン 240, 241
神の恩恵 239
環境 xvi, xvii, xxviii, 76, 80, 82, 84, 226, 275
患者教育 123, 137

感情移入 xi, 13, 19, 20
感情を封じる 55
カント，イマヌエル 239, 242
寛容性 98, 99
キアズマ的効果 8
キアズマ的トラウマ 7
危機介入カウンセリング 102, 109
基準指標切替分類 96
気分障害 117, 118
義務 237, 242, 243
逆転移 xxi, 12-14, 73, 77, 83, 213, 228, 232, 248, 254, 255
急性ストレス障害 xiii, xv
共感ストレス 4, 18, 19
共感疲労 xvi, xxii, xxvi, 4, 12, 18, 19, 21, 22, 177, 228
共感疲労/満足診断 xxix
共感疲労自己診断 xxii
共感疲労自己診断心理尺度 xxvi
共感疲労専門家認定プログラム xxxiv
共感満足 xxviii
共感満足/疲労診断 xxx
キリスト教 239
均衡 51-53, 231
クゥヴァード現象 6
クライエントの福利 203, 206, 207
クライエントへの曝露量 202
グループダイナミクス 82, 83
ゲイ・バッシング 106
警告義務 203
携帯ヘルスケアテクノロジー 181
ケース負荷量 271, 272
ケーレンガクウテレフパット 141, 157, 158, 165
権威分類 96
健康プロトコル 121
健康保険 74
検索エンジン 172
研修 31-33, 62
抗退行プロトコル 122

索引

構築主義自己発達理論　49, 64, 72, 73
肯定/否定分類　95
肯定的な影響　112
肯定的な自己感覚　55
行動に関する契約　120
効率　265, 268, 269, 272
功利的倫理　242
国際多重人格・解離研究学会（ISSMP & D）　30
国際トラウマ・カウンセラー協会（IATC）　222, 224, 233
国際トラウマティック・ストレス研究学会（ISTSS）　xi, 30, 38, 220, 224, 233, 236
告白　104-107, 110
個人治療モデル　248, 260
個人の分類様式　92, 95
コストオフセット　269, 270
コミュニティ・ヘルスエイド・情報ネットワーク　161
コミュニティ・ヘルスエイド・プログラム　142-144, 151, 160
孤立　xviii, 68, 77, 170, 177, 182, 244, 259
孤立感　33, 57, 59, 70, 161, 177
混乱　51, 57, 58, 66-71, 101

さ行

罪悪感　xxxviii, 252
サポート・グループ　124, 125
CHIN（コミュニティ健康情報ネットワーク）　180, 185
シェーマ　230
ジェンダー　42, 44
視覚的イメージ　xxxvi
自我の資源　56
時間分類　95
自己感覚　49, 51
自己緩和　229
自己犠牲　242
自己虐待尺度　122
自己同一性　65, 66
仕事関連のストレス　53, 54
自傷プロトコル　121
実効性　265, 268, 272
児童期の外傷的出来事　42
児童期のトラウマ　44

児童虐待とネグレクトに関するアメリカ合衆国諮問委員会　256
児童性的虐待　110
集団研修　159-161
収入　31-33, 204, 269, 272
授業用改変版非常事態ストレスデブリーフィング（CISD）　110
主徳　238
守秘義務　57, 58, 84, 211, 255, 272
準拠の構造　51, 53, 54, 65
証人　246, 252, 253, 260
情報科学　171
職務関係ストレッサー　155, 156, 160
職務関連の曝露　xxiii, xxiv
身体性反応　xxvi
身体的虐待　136
身体的愁訴　116, 117, 119, 229
人的資本　264, 267
侵入的イメージ　58, 72
親密　57, 66, 69, 70, 230
信頼　57, 58, 66, 68, 230
心理教育　85
心理士のための倫理基準　203
心理セラピストのための共感疲労自記式テスト　18
心理的欲求　56, 57, 65, 66, 71
スウィノミッシュ民族精神保健プロジェクト　164
スーパーヴィジョン　xiii, xvii, xxxvi, 21, 33, 39, 42, 56, 57, 62, 64, 72, 73, 77, 100, 144, 145, 170, 171, 174-178, 207, 231, 271-274
ストア学派　238
ストレス管理技法　125
ストレッサー　xiii
スピリチュアリティ　49, 51, 54, 65, 229
生活上のストレス　124, 145
生活ストレス体験スクリーニング　xxix
生活の質検査　xxix
政治的　248, 251, 255-259
政治的実現可能性　268, 270, 272
『精神疾患の診断・統計マニュアル第3版』　233
性的虐待　104, 117, 118, 136
性的虐待の政治学　252
性的虐待の被害者　102

性的トラウマ 202
性的トラウマ・クライエントへの曝露 38, 42-44
性的トラウマ問題への曝露量 39, 41
性的引きこもり 59
性的暴力 117, 118
性暴力被害 104
生理学的アプローチ 248
世界観 49, 51, 54, 65, 149
責任の共有 126
セキュリティ 184-186, 273
Secondary-Traumatic-Stress (二次的外傷性ストレス関連トピック) 192
積極的要因究明プロジェクト xxxiv
接近/回避分類 96
セラピストについての調査 29
セラピストの福利 214
セルフ・ヘルプ・グループ 124
セルフ・ヘルプ・プロトコル 120, 124, 126
セルフケア xxii, 34
セルフケア戦略 51, 55-58
全体/末梢分類 95
戦闘体験 44, 45, 104, 136, 202, 213, 225, 226
専門家フォーラム 175, 179, 180
専門教育 56, 74
ソーシャル・サポートの構成要素 78
『ソクラテスの弁明』 238

た行
胎児性アルコール作用 153-155
対人援助者のための共感満足/共感疲労自己診断 16
対立反応分類 97
代理トラウマ xxi, xxvi, xxxvi-xxxviii, 7, 12, 29, 43, 45, 49-51, 57, 59, 63-65, 68, 71-74, 202, 228, 232
多重関係 207
脱感作 xxxiv
中核の感覚 93-95
チリ右翼軍事独裁政権 255
治療理論 224
DSM 247
DSM-III 4, 5
DSM-III-R xiii, xvi, 5, 233
DSM-IV xiii, xiv, xvi, 5, 6, 202, 223, 233, 238

哲学 236, 237, 239, 240, 244
テレヘルス 170, 271-273
電子ジャーナル TRAUMATOLOGYe xxxv
電子メール 173-179
伝染病 246, 247, 252, 260
伝統的価値観 142, 157-159, 163, 164
同時的トラウマ 7
道徳 (morals) 237, 238, 242, 244, 248, 251, 255, 257, 258, 260
「特定不能の極端なストレス障害」(DESNOS) 238
どっちつかずの患者 116, 117, 119, 120
ドメスティックバイオレンス 147, 154
トラウマ訓練カリキュラム xxvi, xxxix
トラウマサポートサービスプログラム 147, 160, 161
トラウマ支援補助員 222, 223
トラウマ受傷歴 71, 119
トラウマ体験 40, 42, 44
Traumatic-Stress (外傷性ストレス関連トピック) 192
トラウマティック・ストレス研究所 xvi, xxvi, xxxvi, 55, 62, 64, 72-74
トラウマティック・ストレス専門員協会 (ATSS) 222
トラウマトロジー研究所認定プログラム xxxiv
トラウマの再構成 79
トラウマモデル 253, 254
トラウマ理論 247, 249, 251
トラウマ歴 42, 100, 203, 207, 225, 228

な行
内的/外的分類 97
ニコマコス倫理学 237
二次的外傷性障害 156
二次的外傷性ストレス (STS) xi, xii, xv, xvi, xviii, xxi, xxiv, xxvi, xxvii, 4, 7, 9, 10, 14, 18, 19, 116, 141, 156, 170, 171, 228, 264, 267-269
二次的外傷後ストレス障害 (STSD) 7, 10, 14, 18, 19
二次的外傷性ストレッサー 153, 161
二次的トラウマ 7, 29, 30, 32, 37, 39, 41, 43-45, 212

索引 311

二次的破局的ストレス反応　6
二次的曝露　31-34
二重関係　208, 209, 228
任意/順次分類　97
認知シェーマ　57
認定トラウマ・カウンセラー　222, 223
認定トラウマ対応員　222, 223
ノートン湾健康法人　144, 145, 147, 161

は行
バーンアウト　xxii, 12, 14, 15, 18, 21, 177, 202, 212, 213, 228
PILOTSデータベース　189
「破局的体験後の持続的人格変化」　238
曝露　19, 43
ピア・グループ　76-81, 83, 174
ピアカウンセラープログラム　150
ピアサポート専門家会議　162
PTSD（外傷後ストレス障害）　xiii-xvi, xxi, xxvi, xxxiv, 4, 5, 10, 11, 38, 40-44, 64, 117, 147, 202, 231, 233, 238
PTSDクライエントへの曝露　202
被害者　246, 247, 250, 251, 254-259
被害者つるしあげの防止　83
被雇用者援助プログラム　206
被雇用者の福利　274
非常事態サービス要員　xxiii, xxiv
非常事態ストレス管理プログラム　142, 145, 147, 148, 151
非常事態ストレスデブリーフィング　74, 146-149, 157, 160, 164
非難　83, 85, 86, 155, 206, 226
否認　205, 206, 208, 210, 212, 253, 257
評価　57, 66, 69, 230
費用便益分析　242, 268
非臨床活動　33
不安障害　117
フェニックス研究所　xvi, 76, 86
フェミニスト理論　xviii, 246
複雑性PTSD　xxvi, 238
婦人科症状　118
二人組精神病　6
プライマリ・ケア医　115-122, 124-126, 136, 137
プラトン　238
ブリーフ・セラピー　125
プログラム評価　268
文化的トラウマ　151
米国心理学会（APA）　190, 271
米国夫婦・家族セラピスト協会（AAMFT）　30
「ヘルスエイドの抑うつ：その感知・容認・治療セミナー」　153
傍観者　254, 257, 258
暴力　246, 247, 250-253, 256-258, 260
ホロコースト　105, 151, 201, 253

ま行
慢性的な痛み　118
「見て見ぬふりの申し合わせ」　253
メーリングリスト　173, 177, 179, 188
目撃者　259

や行
抑うつ　xxvi, 147, 155

ら行
リラクゼーション　xxxiv
倫理（ethics）　237, 238, 242-244, 249
倫理ガイドライン　220, 221, 271
倫理的位置づけ　242-244
倫理的問題　xviii, 183, 201, 203, 225, 228
倫理哲学　239
類似/差異分類　96
Rural-Care（僻地におけるケア関連トピック）　177, 192
ルワンダ　xxxvii, xxxix
歴史的トラウマ　151, 152, 155
労働衛生　156
労働環境　206
労働災害　50, 64
労働負荷　42, 161, 273

わ行
ワーク　226, 227, 229

原著者紹介

Lyndra. J. Bills, M. D.
The Sanctuary Unit at
  Northwestern Institute of
  Psychiatry and The Alliance
  for Creative Development
Quakertown, PA

Sandra L. Bloom, M. D.
The Sanctuary Unit at
  Northwestern Institute of
  Psychiatry and The Alliance for
  Creative Development
Quakertown, PA

Don R. Catherall, Ph. D.
The Phoenix Institute, Ltd.
Chicago, IL

Kelly R. Chrestman, Ph. D.
Dept. of Veterans Affairs
  Medecal Center
National Center for PTSD
Boston, MA

Charles R. Figley, Ph. D.
Psychosocial Stress Reserach
  and Treatment Program
Florida State University
Tallahassee, FL

Chrys J. Harris, Ph. D.
Linder, Waddell and Harris, PA
Greenville, SC

Nancy Kassam-Adams, Ph. D.
Philadelphia Child
  Guidance Center Philadelphia, PA

Jon G. Linder, M. E.
Linder, Waddell and Harris, PA
Greenville, SC

Susan L. McCammon, Ph. D.
Dept. of Psychology
East Carolina University
Greenville, NC

James F. Munroe, Ed. D.
National Center for PTSD
Dept. of Veterans Affairs
  Outpatient Clinic
Veterns Improvement
  Program (VIP) Boston, MA

Laurie Anne Perlman, Ph. D.
Traumatic Stress Institute
South Windsor, CT

Anne C. Pratt, Ph. D.
Traumatic Stress Institute
South Windsor, CT

Dena J. Rosenbloom, Ph. D.
Traumatic Stress Institute
South Windsor, CT

Jonathan Shay, M. D., Ph. D.
Dept. of Veterans Affairs
  Outpatient Clinic and
  Dept. of Psychiatry,
  Tufts University
Boston, MA

John F. Sommer, Jr.
The American Legion
Washington, DC

B. Hudnall Stamm, Ph. D.
Institute of Rural Health Studies
Idaho State University
Pocatello, ID

Michael J. Terry, R. N., A. N. P.
Trauma Support Program
Norton Sound Health
Corporation Nome, AK

Mary Beth Williams, Ph. D.
Trauma Recovery Education
  Counseling Center
Warrenton, VA

訳者紹介

小西聖子(こにし　たかこ)

1954年　愛知県に生まれる
1977年　東京大学教育学部卒業
1988年　筑波大学医学専門学群卒業
1992年　筑波大学大学院博士過程医学研究科修了，博士号取得
　　　　東京都庁（心理判定員），東京医科歯科大学難治疾患研究客員助教授などを経て，
現　在　武蔵野大学人間関係学部教授。精神科医，臨床心理士
著　書　『ドメスティック・バイオレンス』（白水社，2001），『心的トラウマの理解とケア』（共著，じほう，2001），『臨床精神医学講座Ｓ６巻　外傷後ストレス障害（PTSD）』（共著，中山書店，2000），『トラウマティック・ストレス』（分担翻訳，誠信書房，2001）など

金田ユリ子(かねだ　ゆりこ)

1965年　東京都に生まれる
1988年　東京都立大学人文学部卒業
現　在　武蔵野大学心理臨床センター研究員

B. H. スタム編
二次的外傷性ストレス
――臨床家，研究者，教育者のためのセルフケアの問題

2003年2月20日　第1刷発行
2018年6月30日　第4刷発行

訳　者	小　西　聖　子
	金　田　ユリ子
発行者	柴　田　敏　樹
印刷者	日　岐　浩　和

発行所　株式会社　誠信書房

〒112-0012　東京都文京区大塚3-20-6
電話　03 (3946) 5666
http://www.seishinshobo.co.jp/

中央印刷　協栄製本　　落丁・乱丁本はお取り替えいたします
検印省略　　無断で本書の一部または全部の複写・複製を禁じます

Ⓒ Seishin Shobo, 2003　　　　　　Printed in Japan
ISBN 978-4-414-40295-7 C 3011

トラウマ関連疾患
心理療法ガイドブック
事例で見る多様性と共通性

**ウルリッヒ・シュニーダー／
マリリン・クロワトル 編
前田正治・大江美佐里 監訳**

トラウマ治療の実際にフォーカスし、多くの事例を通じて、エビデンスに根差した各種療法の特徴やストレングス、課題を浮き上がらせた決定版。

主要目次
第1章　イントロダクション
第2章　トラウマ曝露による身体的影響
第3章　外傷後早期介入
第4章　持続エクスポージャー療法
第5章　PTSDの認知療法
　　　　──記憶の上書きとトラウマの意味づけ
第6章　認知処理療法
第7章　トラウマ関連障害のためのEMDRセラピー
第8章　ナラティブ・エクスポージャー・セラピー(NET)──トラウマティック・ストレスや恐怖、暴力に関する記憶の再構成

A5判上製　定価(本体5000円＋税)

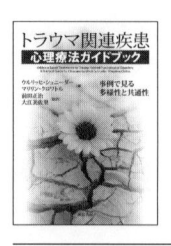

トラウマティック・
ストレス
PTSDおよびトラウマ反応の臨床と研究のすべて

**ベセル・A. ヴァン・デア・コルク他 編
西澤 哲 監訳**

トラウマ，PTSDについて，これまでの研究と治療を集大成した決定版。トラウマ性の体験は，PTSDの症状のみならず，行動パターンや人格形成に深い影響を与えるという視点に貫かれており，虐待・事故などでトラウマを抱えた人を援助するすべて臨床家必携の書。

主要目次
1　トラウマというブラックホール
3　精神医学におけるトラウマの歴史
4　ストレス対トラウマ性ストレス
6　回復力, 脆弱性, およびトラウマ後反応の経過
8　記録する身体
10　トラウマと記憶
12　幼少期・思春期のトラウマ性ストレス
14　外傷後ストレス障害の治療に関する概略
16　外傷後ストレス障害の認知行動療法
18　外傷後ストレス障害の精神分析的心理療法

A5判上製　定価(本体8500円＋税)

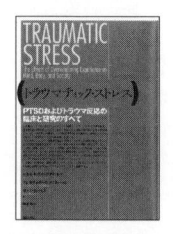

関係するこころ
外傷、癒し、成長の交わるところ

フィリップ・M・ブロンバーグ 著
吾妻 壮・岸本寛史・山 愛美 訳

痛切な外傷経験にさらされ解離した自己の状態からいかに一歩を踏み出すか。二者心理学の立場から、内容からプロセスに焦点を移した関係論的精神分析の実際を提示する。

目次
第Ⅰ部　情動調整と臨床的プロセス
　　第1章　津波を収める
第Ⅱ部　不確実性
　　第2章　「私の心には決して入らなかった」
　　第3章　「この気持ち、分かりますか！」
　　第4章　解離のギャップに気をつけて
第Ⅲ部　躓きながら耐え抜くこと
　　第5章　真実と人間の関係性
　　第6章　これが技法であるならば、最大限活用せよ！
　　第7章　「大人の」言葉──無意識的空想についてのパースペクティヴ
第Ⅳ部　間主観性の領域
　　第8章　「あなたの近しさ」──個人的な終章

A5判上製　定価(本体4000円＋税)

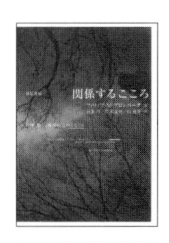

あいまいな喪失とトラウマからの回復
家族とコミュニティのレジリエンス

ポーリン・ボス 著
中島聡美・石井千賀子 監訳

悲惨な非日常やありふれた日常において出会うあいまいな喪失の治療と援助に携わる専門家に向けて書かれた包括的なガイド。

目次
はじめに──喪失とあいまいさ
第Ⅰ部　あいまいな喪失の理論の構築
　　第1章　心の家族
　　第2章　トラウマとストレス
　　第3章　レジリエンスと健康
第Ⅱ部　あいまいな喪失の治療・援助の目標
　　第4章　意味を見つける
　　第5章　支配感を調節する
　　第6章　アイデンティティーの再構築
　　第7章　両価的な感情を正常なものと見なす
　　第8章　新しい愛着の形を見つける
　　第9章　希望を見出す
エピローグ──セラピスト自身について

A5判上製　定価(本体4400円＋税)

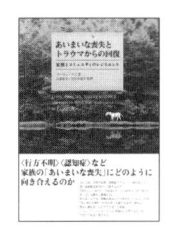

子ども虐待への挑戦
医療、福祉、心理、司法の連携を目指して

子どもの虐待防止センター 監修
坂井聖二 著 + 西澤哲 編著

児童虐待の早期発見をうながす、医療職・心理職・福祉職の3分野の連携について解説し論じた書。親による虐待の否定にどう対処するかなど、同僚との連携から弁護士の立場まで幅広い観点から虐待防止を考える。

目 次
第Ⅰ部　小児科医から見た子どもの虐待（坂井聖二）
　①子どもの虐待における小児科医の役割／②「高い高い」は脳に障害を与えるか／③揺さぶられっ子症候群／④民間組織の児童虐待予防にむけた役割と支援／⑤「児童虐待の防止等に関する法律」は医療現場にどのような影響を及ぼすか⑥ある障害児のヒストリー／他
第Ⅱ部　小児科および臨床心理領域の子ども虐待への取り組みと連携
　⑫裁判事例を通して見る坂井先生／⑬子ども虐待と小児科医の役割／⑭スーパーバイザーとしての坂井先生／⑮坂井聖二先生と子どもの虐待防止センターが果たしてきた役割／他

A5判上製　定価(本体3800円+税)

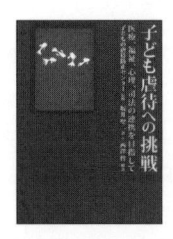

PTSDの伝え方
トラウマ臨床と心理教育

前田正治・金吉晴 編

PTSDの被害者に、治す・援助するという介入モデルでなく本人の本来の力が引き出せるような支援や情報提供を行うための手引き。

主要目次
● どう伝えるのか ──病いとしてのPTSDモデル（前田正治）
● 心理教育の目指す地平（前田正治）
● 解離治療における心理教育（岡野憲一郎）
● ポストトラウマティック・グロース
　　　──伝えずしていかに伝えるか（開 浩一）
● 衝動性を持つ当事者を対象とした心理教育プログラム（大江美佐里）
● トラウマ例に対するサイコセラピーと心理教育（前田正治）
● 災害現場における心理教育（大澤智子）
● 救援者のトラウマと心理教育（重村 淳）
● 交通外傷患者に伝えること（西 大輔）
● 学校現場における心理教育（松浦正一）
● 犯罪被害者に対する心理教育（中島聡美）
● 加害者に対する心理教育（藤岡淳子）

A5判上製　定価(本体3600円+税)

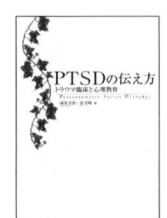

犯罪被害者のメンタルヘルス

小西聖子 編著

臨床の場で犯罪被害者と出会ったときの援助の指針を詳細に解説した総合的な解説書。

主要目次
第Ⅰ部　犯罪被害者支援に関する基礎知識
　第1章　犯罪被害者支援とメンタルヘルス
　第2章　精神医療現場での治療と対応/他
第Ⅱ部　メンタルヘルス領域における犯罪被害者の治療と対応の実践
　第5章　犯罪被害者治療の実践的組み立てと連携/他
第Ⅲ部　犯罪被害者の心理治療各論
　第8章　遺族のメンタルヘルスと対応
　第9章　性暴力被害者のメンタルヘルスと治療/他
第Ⅳ部　地域精神保健における犯罪被害者の支援
　第14章　精神保健福祉センターにおける犯罪被害者の支援/他
第Ⅴ部　どのように司法とかかわるか
　第16章　犯罪被害者と刑事司法/他

A5判上製　定価(4800円+税)

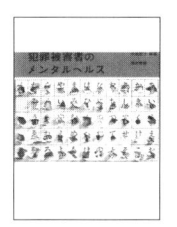

性暴力被害者への支援
臨床実践の現場から

小西聖子・上田　鼓 編

性暴力被害者の支援に携わっている各領域の専門家が、そうした支援経験の少ない臨床家に向けてその実際について、事例を交えつつ最新の知見を具体的に提示する貴重な書。

目次
第1章　性暴力被害者のメンタルヘルスと心理的支援
第2章　警察における臨床実践
第3章　民間支援団体における臨床実践
第4章　性暴力被害者への中長期的ケア
　　　　——大学の心理臨床センターおよび開業心理相談室での臨床体験を中心に
第5章　援助者のストレス
第6章　アンケート調査にみられる心理臨床家の意識
第7章　性暴力被害者支援の歴史と展望

A5判並製　定価(本体2800円+税)

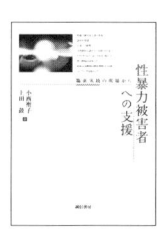

子どものトラウマ治療のための絵本シリーズ

「どうすれば良いか」が分かってくる

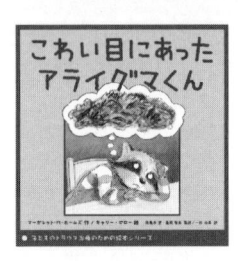

こわい目にあったアライグマくん

M. ホームズ 作　キャリー・ピロー 絵 / 飛鳥井 望・亀岡智美 監訳

酷い出来事を目撃して苦しむアライグマくんのお話。暴力事件、DV、事故、自然災害などによる二次被害の影響に苦しむ子どものために。

A4変形判上製　定価(本体1700円+税)

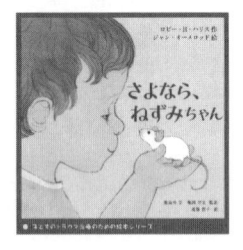

さよなら、ねずみちゃん

R. ハリス 作　ジャン・オーメロッド 絵 / 飛鳥井 望・亀岡智美 監訳

少年とペットのねずみちゃんの別れを優しい絵と文章で綴る絵本。死別という避けて通れない人生の現実を学ぶための大切なレッスン。

A4変形判上製　定価(本体1700円+税)

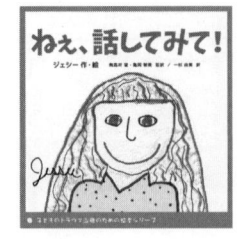

ねぇ、話してみて！

ジェシー 作、絵 / 飛鳥井 望・亀岡智美 監訳

性虐待を受けた少女が自分の体験と気持ちを絵本にした。子どもに読み聞かせることで、性虐待の発見と理解、援助、未然防止が可能になる。

A4変形判上製　定価(本体1700円+税)